JN191549

18世紀大西洋世界の医療と無知学

奴隷たちの秘密の薬

ロンダ・シービンガー
小川眞里子＋鶴田想人＋並河葉子＝訳

工作舎

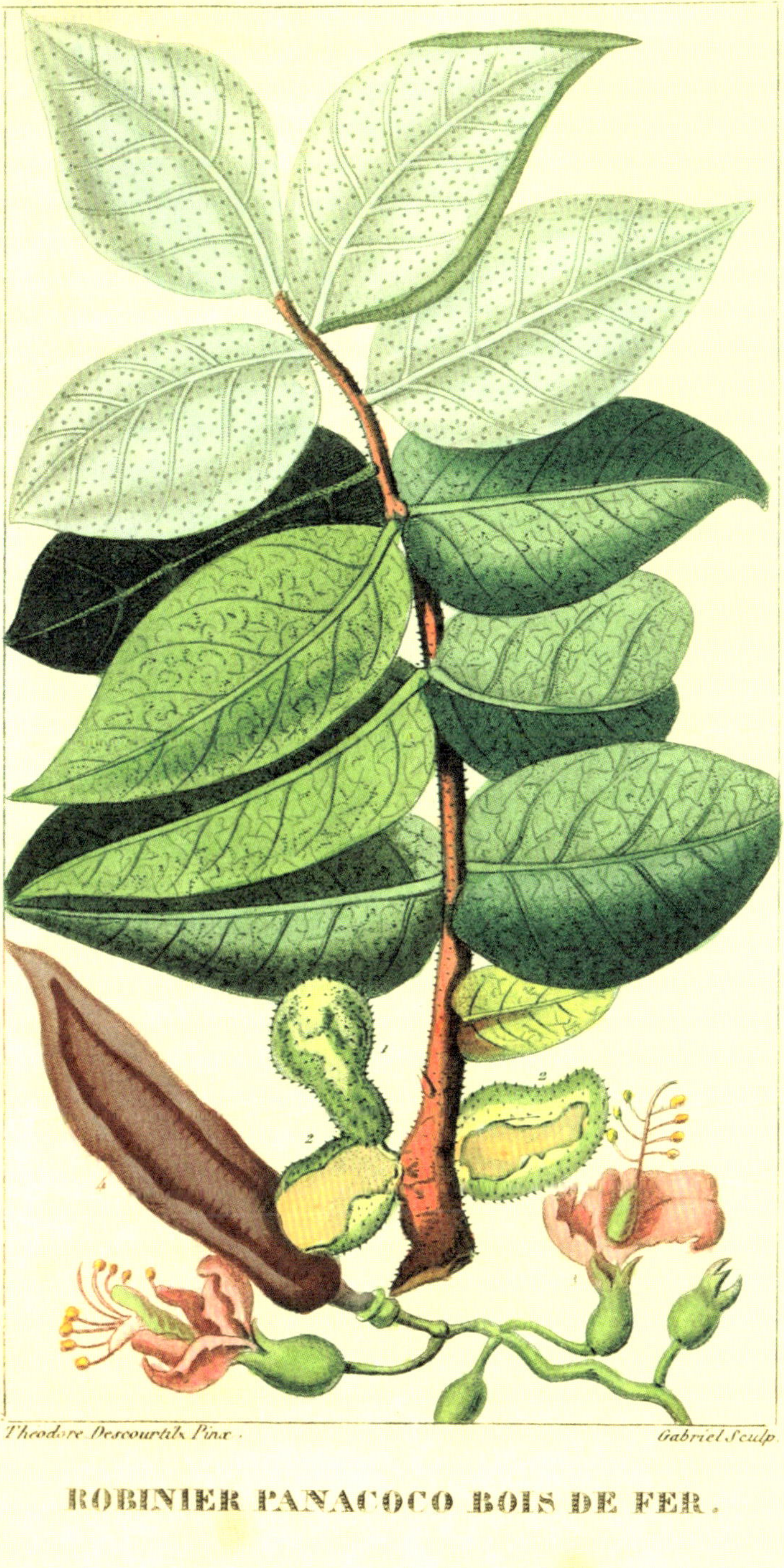

Theodore Descourtilz Pinx. Gabriel Sculp.

ROBINIER PANACOCO BOIS DE FER.

奴隷たちの秘密の薬

SECRET CURES OF SLAVES
By
Londa Schiebinger

"Secret Cures of Slaves: People, Plants, and Medicine in the Eighteenth-Century Atlantic World"
published in English by Stanford University Press.
Copyright © 2017 by Londa Schiebinger. All rights reserved.
This translation is published by arrangement with Stanford University Press, www.sup.org.
Japanese edition © 2024 by Kousakusha, Tokyo.

ロバートに

目次

第4章 搾取的な実験

第5章 植民地という坩堝《るつぼ》 奴隷制をめぐる議論

図版一覧

凡例

一　「　」は原書の引用符を表す。

一　傍点は原書における強調（イタリック体）を表す。

一　引用文中の［　］は著者による補足、［…］は著者による中略である。

一　〔　〕は訳者による補足である。

一　*のついた数字は原注番号である。原注は巻末にまとめた。

一　〈　〉内の数字は訳注番号である。訳注は該当箇所のページ左側、または近いページの左側にまとめた。

歴史の書き方は変わった。本書に取り組んできた年月の間に、膨大な資料がオンラインで利用可能になった。本のページを複写する際に、指先が匿名的に写り込んでしまうこともあった勤勉な人たちに、そしてそうした資料との接点《インターフェース》を長年にわたって改良してきたウェブデザイナーたちに、感謝する。私のパソコンには今やほぼ一世紀半にわたる稀覯《きこう》本が取り込まれており、二五〇〇年前の文書を印刷して、それらに線を引いたり書き込んだりすることができる。パリやエクス＝アン＝プロヴァンス、ロンドン、エディンバラ、ジャマイカなどまではるばる足を運ばずとも、今日の研究者は貴重な文書をいつでもどこでも利用できるのだ。文書は何度でも参照でき、大量の手書きメモをとることもなく精読でき、検索でき、普通に読んで楽しめる。図像も印刷できる。「一八世紀英語圏刊行物全文データベース（Eighteenth-Century Collections online）」を調べると多くのことが学べる。なんという情報の宝庫だろう。一八世紀の紙や革装に触れる楽しみは失われるが、黴《かび》や埃、時差ボケ、閲覧室の机に資料が運ばれてくるまでの長い待ち時間は、なくなってよかったものだ。今ではジャン＝バルテルミ・ダジールを読みながら合間に洗濯をすることができる（肩の凝る研究・執筆に日常の雑事を織り交ぜることの身体的・知的恩恵は過小評価されてはならない）。歴史が作られたその場所を訪ね、人々や風景、音や熱、そして多様な環境の複雑さを直《じか》に体験することは、もちろん何にも代えがたい。さらに文書館での調査や、博識な図書館員や文書館員《アーキヴィスト》との会話も、かけがえのないものだ。

本書の執筆に際しては多くの方々のお世話になった。スタンフォード人文学センターでのサバティカル休暇の一年で、私の想像力は刺激され、研究は捗《はかど》った。同センターでのこれまでの十年間で、私は歴史的データを視覚化する新しい方法を思いついたのだった。そこでの同僚——とりわけキャロライン・ウィンタラー、ニコル・コールマン、ポーラ・フィンドレン、ダン・エデルスタイン——からは大いに恩恵を受けた。彼らは学芸共和国の地図を作成する新しい方法を考案したのだった。データが「見える」ようになることは心踊るものだ。本書は大西洋世界における人々、植物、医学の循環の地図を作成する私の最初の試みに当たる。スタンフォード大学の空間・テクスト分析センター（CESTA）で空間史プロジェクトの共同ディレクターを務めるエリック・スタイナーとの協働なくしては、この仕事はまったく不可能であった。エリックは私の思いつきを洗練された図に仕上げてくれた。この作業の全体を通じて、彼は厳密な専門的技能、枠組み、助言を気さくに提供してくれた。美しく何層にもなったカラー図版でもありえたものを、紙面に印刷するために二次元のモノクロに落とし込むのは心苦しかった。完全にウェブ上の作品にしてもよかったのだが（https://genderedinnovations.stanford.edu〔ジェンダード・イノベーションのウェブサイト〕のように）、これは歴史学のプロジェクトなので、私は伝統的な知の伝達方式を選んだ。書物はやはり、手にとってみるにはよいものだ。

アレクサンダー・フォン・フンボルト財団の支援のおかげで、このプロジェクトを始める研究の自由が得られたことにも感謝している。私がマックス・プランク科学史研究所に滞在している間のロレイン・ダストンの寛大なもてなしと、素晴らしい「自然の道徳的権威」研究会のおかげで幸先のよいスタートを切ることができた。米国国立科学財団（課題番号0723597）と米国国立衛生研究所の国立医学図書館（課題番号1162326）にも、この仕事を支援してくれたことを感謝する。本書の結論はすべて私自身のものであり、必ずしも同財団や同図書館の見解を反映したものではない。ジャマイカ国立文書館のマーセラ・フィリップス、非常に便利な生物多様性遺産図書館、ウェルカム図書館、スタンフォード医学史センターのレイン医学図書館の歴史学芸員ドルー・バーン、そしてスタンフォード大学図書館の相互貸借専門家メアリー・マニルに、心からの感謝を申し上げる。

ジェイムズ・デルバーゴー、ジェイムズ・マクレラン、フランソワ・ルグールは、本書の草稿に素晴らしいコメントをくれた。他の同僚や聴衆もまた、本書執筆の過程で私とともに考えてくれた。その中には以下の人々が含まれる。大学院以来の親友メアリー・ピッカリング。ハロルド・クックと、彼のUCLウェルカム財団医学史センターでの「大西洋世界における近世の薬物貿易」会議。バーナード・ベイリンと、ハーヴァード大学での大西洋世界の歴史に関する国際セミナー。ミシシッピ大学で「科学、医学、人種の形成」に関するポーター・フォーチュン・シンポジウムを企画運営したテレサ・レヴィットとディアドラ・クーパー・オーウェンズ。フランクフルトのヨハン・ヴォルフガング・ゲーテ大学での歴史学ゼミナール。そしてスタンフォード大学でのワークショップ「知識の帝国——近世世界における科学のネットワーク」を仕切ったポーラ・フィンドレン。ゼミで本書の大部分を読み、有益なコメントをくれた多くの辛抱強い学生たち、注と参考文献を手伝ってくれたハンナ・ルブラン、パリで私のために最終段階での調べごとをしてくれたハリー・バーネットに、心からの感謝を申し上げる。

本書の一部のより初期のバージョンは以下で発表されている。"Human Experimentation in the Eighteenth Century: Natural Boundaries and Valid Testing," in *The Moral Authority of Nature*, ed. Lorraine Daston and Fernando Vidal (Chicago: University of Chicago Press, 2003), 384–408; "Scientific Exchange in the Eighteenth-Century Atlantic World," in *Soundings in Atlantic History: Latent Structures and Intellectual Currents, 1500–1825*, ed. Bernard Bailyn (Cambridge, MA: Harvard University Press, 2009), 294–328, reprinted in Waltraud Ernst, ed. *Ethik—Geschlecht—Medizin: Körpergeschichten in politischer Reflexion* (Berlin: LIT, 2020), 41–69; "Medical

Experimentation and Race in the Eighteenth-Century Atlantic World," *Social History of Medicine* 26, no.3 (2013): 364–82, reprinted in *The History of Science*, ed. Massimo Mazzotti (London: Routledge, 2015); and "The Atlantic World Medical Complex," in *Empires of Knowledge: Scientific Networks in the Early Modern World*, ed. Paula Findlen (New York: Routledge, 2018). これらの雑誌や編者、出版社に、本書に関心を持ってくれたことを感謝する。

最後にロバート・プロクター、ジェフリー・シービンガー、ジョナサン・プロクターに、いつもと変わらぬ愛を。

序章

これらの観察から私はいくつかの実験をしてみることを決意した。

――A・J・アレクサンダー、グレナダ島バコレットの農園主、一七七三年

一七七三年、南米沖のバルバドスの南にある小さな島グレナダで、奴隷の治療薬とされたものをヨーロッパの治療法と対決させる前代未聞の実験が行われた（図1）。農園主《プランター》アレクサンダー・J・アレクサンダーが「黒人医師《ニグロ・ドクター》」の「薬物学《マテリア・メディカ》」と呼んだもので行った実験は、ヨーロッパ人が奴隷の治療薬とみなしたものをどのように試験し評価したのかを明らかにしてくれる。対象となったのはイチゴ腫（フランベジア）という病気で、患者におそろしい潰瘍や病変を生じさせ、病状が進行すると特に手足に耐えがたい痛みを生じさせる細菌感染症であった。イチゴ腫は、人口稠密で不衛生な環境の広がる多湿な熱帯地域で流行する。西インド諸島全域の奴隷がこの病気に冒されたことは言うまでもない。このことが農園主たちの注意を引いたのは、イチゴ腫に脚をやられた奴隷はしばしば歩けなくなり、したがって働けなくなったからだ。ジャマイカの医師ジェイムズ・トムソンはこう記している。「黒人《ニグロ》所有者なら誰でも、イチゴ腫から被《こうむ》る損害についてはよく知っている。［…］最も健康そうに見えた奴隷も［…］数か月のうちに、奴隷自身にとっても主人にとってもお荷物となるのだ[★01]」。

　本書は英領および仏領西インド諸島に確固たる実験文化が登場した一七六〇年代から、奴隷貿易ひいては奴隷制そのものの禁止をめぐる論争が盛んになった一八〇〇年代初頭にかけての、一八世紀大西洋世界の医療複合体（medical complex）〔18頁を参照〕を分析する。本書は三つの問いに動機づけられている。第一の問いは大西洋世界における知の循環を探究する。A・J・アレクサンダーが彼の奴隷の医療を試したとき、彼が探究していたのは実際のところ何だったのだろうか。南北アメリカ大陸に運ばれたアフリカ人の治療法だろうか。アメリカ先住民――アラワク人、タイノ人、ガリビ人またはカリーナ人――によって開発され、アフリカ人奴隷の手に渡った治療法だろうか。アフリカ人奴隷はヨーロッパ人とは異なり、今日我々が熱帯医学と呼ぶものに精通していた。南北アメリカ大陸のプランテーション（大農園）奴隷が開発した治療薬だろうか。あるいは大いに皮肉な巡り合わせで、プランテーション複合体を経てフランス人から奴隷へと伝わった治療薬だろうか。

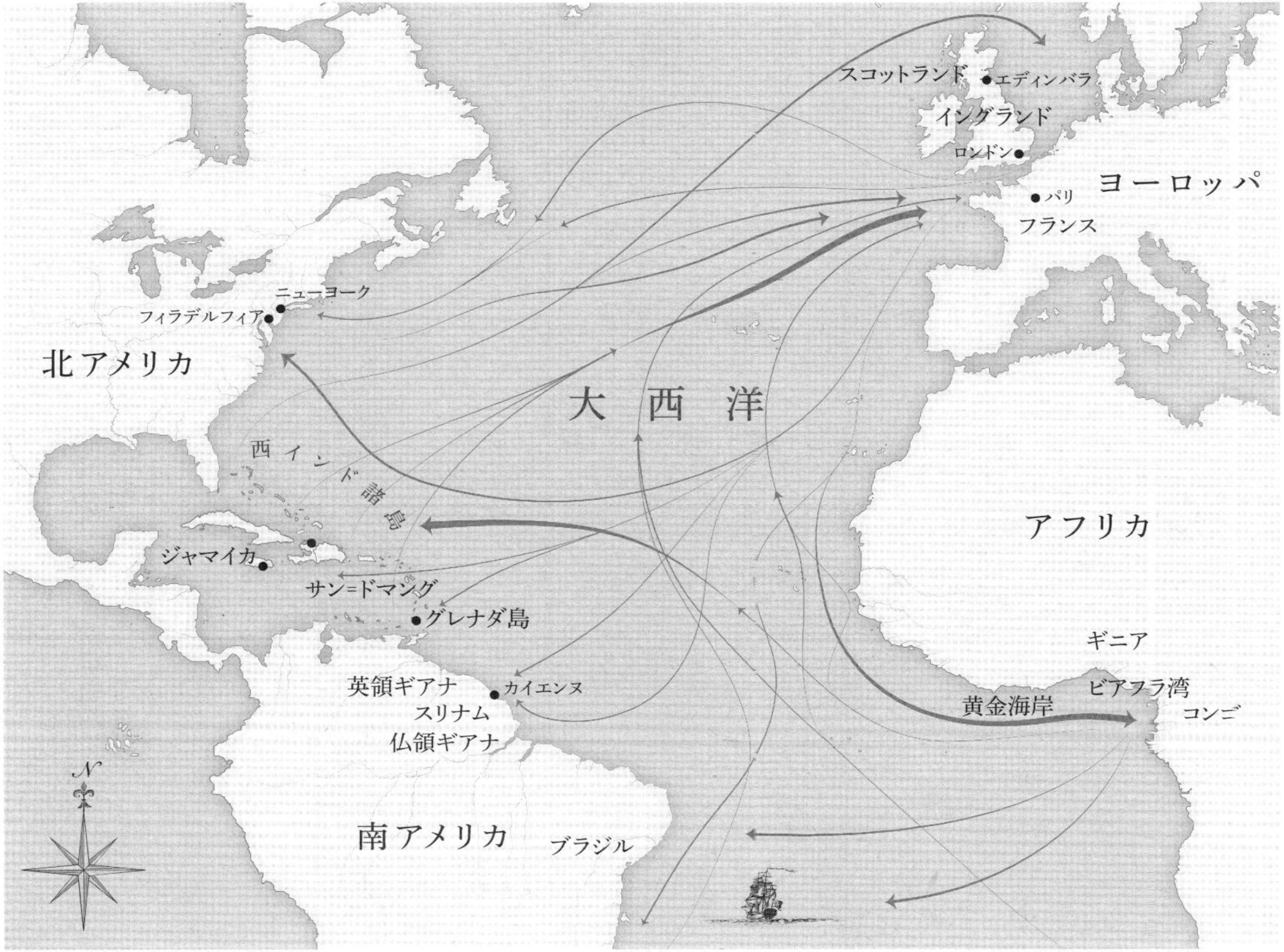

図1　一七七四年頃の大西洋世界。大西洋は空白地帯ではなく、風や潮の流れに満ち、それらが商船の航路、奴隷貿易の型、ひいてはその沿岸域での知の循環に影響した。潮の流れは大きく円を描いており、ヨーロッパの船にアフリカへの航行を可能にし、さらにそれらの船をブラジル、カリブ海地域、北米へと運んでからヨーロッパに送り還した。西インド諸島から直接アフリカに渡ることは不可能に近かった。

本書の要となる第二の問いでは、奴隷の身体を用いる実験の倫理を掘り下げる。被験者はいかにして実験に選ばれたのか。科学的熱狂によって弱い立場の人々が虐げられることを、どのような倫理的抑制が防いだのか。

第三の問いは人種、および身体の互換性を探究する。生体間の斉一性と可変性に関するどのような概念が、新しい薬と医療技術の試験を駆動したのだろうか。白人の身体でなされた試験は黒人の身体にもそのまま当てはまる（そしてその逆も然り）と考えられたのか。男性と女性の身体もこの点で互換可能とみなされたのか。留意すべきは、これらは純粋に科学的な問いではなくて、征服、奴隷制、暴力、秘密主義の混じり合う植民地という坩堝《るつぼ》の中で発された問いであったということだ。

陽光降り注ぐ西インド諸島の砂糖諸島〈1〉は、本研究のために魅力的な舞台を与えてくれる（図2）。一八世紀にもなお、アメリカ先住民とアフリカ人とヨーロッパ人の病気、医療、医療者は執拗に入り混じり競い合っていた。西インド諸島——大小アンティル諸島をなすカリブ海地域の一連の島々——は私が大西洋世界の医療複合体と呼ぶものの中に埋め込まれていた。ここで私はフィリップ・カーティンの「プランテーション複合体」の概念を借りている。カーティンにとってプランテーション複合体——ブラジルのバイーアから（米国）サウスカロライナのチャールストンにかけて広がっていた——とは、「新世界の熱帯地域における奴隷プランテーションを中心とした経済的・政治的秩序」であった。[★02] 我々はカーティンの分析に、大西洋世界において人々と植物、そして彼らの知識を混ぜ合わせた医学的秩序を付け加える。ヨーロッパはプランテーション複合体を経済的、政治的、軍事的に支配したのと同様に、医療複合体を支配した。しかし人々、商品、労働、食料、木材——我々はそこに病気や知識、医学的治療法を付け加える——は諸大陸、主人と奴隷、そして帝国的支配圏の間を気まぐれに移動した。

〈1〉——砂糖諸島　プランテーションで砂糖の生産を担う島々。

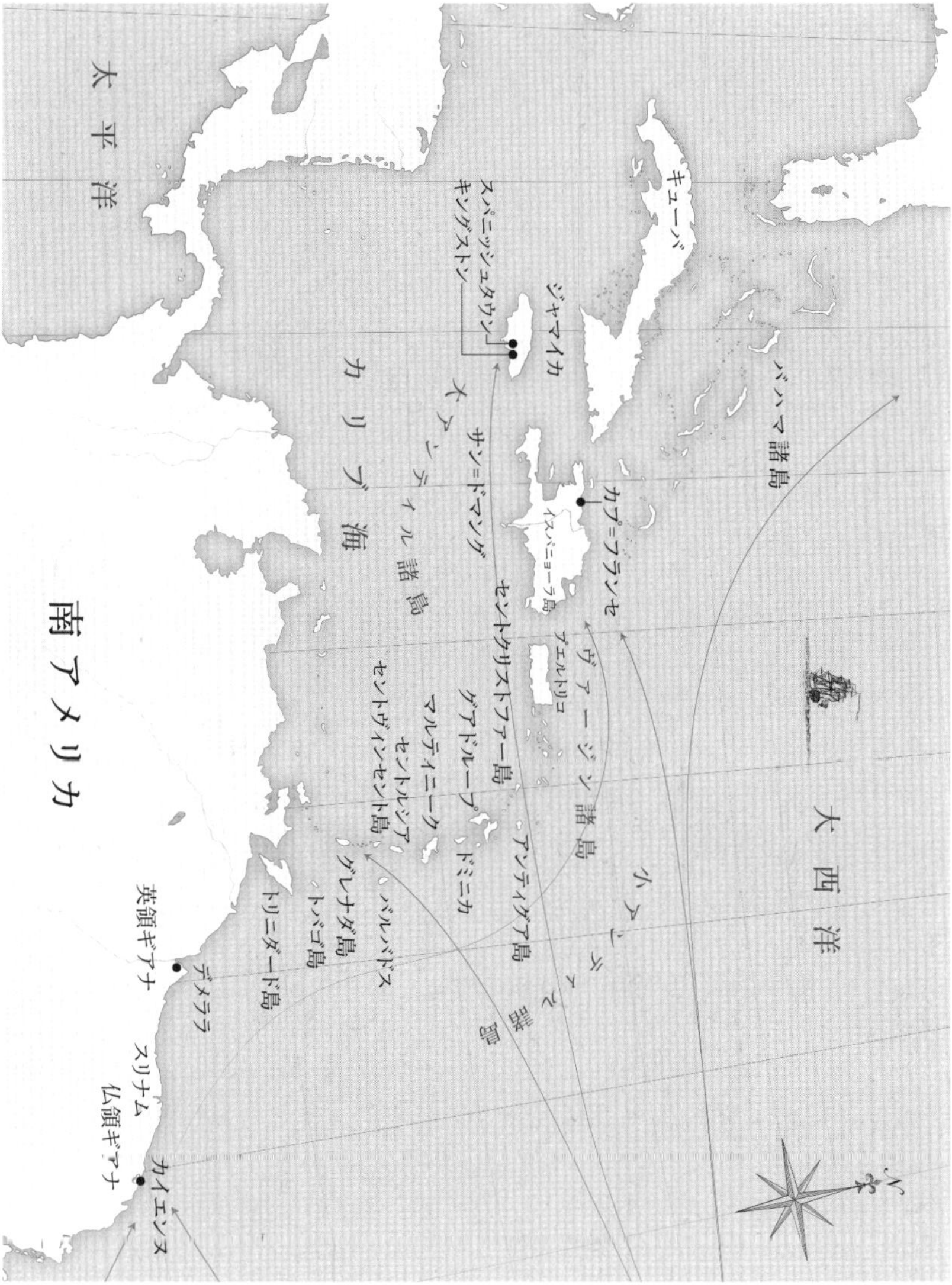

図2　一七七四年頃の西インド諸島。本書はジャマイカ、グレナダ島、セントクリストファー島などの英領と、サン＝ドマング（一八〇四年にハイチ共和国に改名）、グアドループ、マルティニーク、仏領ギアナのカイエンスなどの仏領に焦点を当てる。ジャマイカとサン＝ドマングは最も貴重な一八世紀の砂糖諸島であり、したがってプランテーション医学と実験の中心地でもあった。

以下で我々は大西洋世界のダイナミクスに加え、このより広大な医療複合体がカリブ海地域の現場でいかに実験的実践を形作ったのかを検討する。

大西洋世界における医学実験

一七、一八世紀にヨーロッパ全域で生じたより広範な実験主義の文化と歩調を合わせて、ヨーロッパとその植民地双方の医師たちは、医学における観察と実験の新しい標準を開発した。古代よりあらゆる種類の医師や治療者《ヒーラー》は、患者の日常的な世話や管理の中で、またとりわけ絶望的な状況下で、未試験の新しい治療薬を試してきた。しかし一八世紀後半までには、歴史家アンドレアス＝ホルガー・メーレが示したように、医学的治療はますますヨーロッパの医学コミュニティ全体で合意された一連の手順——我々が今日実験手順《プロトコル》と呼ぶもの——に従って試験されるようになった。当時の医師は自覚的に、それらの手順を「試行（trial）」や「実験（experiment）」、〔フランス語では〕試行（essai）や証明（épreuve）や実験（expérience）、さらには「対照実験《コントロール》[2]」（〔ドイツ語で〕Regeln [sic] Versuche）と呼んだ。王室付き内科医にしてエディンバラ大学教授のフランシス・ホームは、彼の『臨床実験』の中でこう記した。「実際の実験によって〔…〕医学は他のほとんどの科学に劣らず確かなものになる[*03]」。

近代医学の体制には深い歴史的根源《ルーツ》があるものの、一八世紀の実験的実践は今日のそれとは著しく異なっていた。近世の実験的試行はランダム化されておらず、医学史家ウルリヒ・トレーラーがいくつかの治療的な盲検試験を報告しているとはいえ、それらは二重・三重の盲検試験ではなかった。やがて「プラセボ（偽薬）効果」と呼ばれることになるものはよく理解されていたが、実験で偽薬《プラセボ》が用いられることはほとんどなかった（第5章）。医師は統計的、あるいは確率統計的な方法を慎重に用いた[*04]。

歴史家は一八世紀の実験を徹底的に探究し始めている。典型的な実験はよく知られている。一七二一年のニューゲート監獄実験はイギリスにおける天然痘の人痘接種実験の端緒をひらいた。ジェイムズ・リンドが一七四七年に一二人の水兵を用いて行った対照〔実験〕研究では、オレンジとレモンが壊血病を予防し治癒する可能性が示された。ジョン・ハンターが一七六七年に淋病の膿《うみ》を用いて行った自己接種では、この病気が伝染性であることが証明された。そしてエドワード・ジェンナーが一七九八年に行った実験は、天然痘に対する種痘の価値を確立した。歴史家ロルフ・ヴィナウは、一八世紀の実験的実践がどの程度まで対照実験にされ再現可能であったかを検討した。[*05]

本書では仏領および英領西インド諸島の植民地における人間を用いた医学実験について検討する。植民地での薬物検査や人体実験は、科学的医学を作り出そうとする医師たちの欲望に駆り立てられていた。熱帯病――この時期に登場した用語だが――はヨーロッパ人にとって新しいものであり、医師はその恐ろしく高い致死率を目の当たりにして治療法を見つけようと奮闘した。[*06]長年ジャマイカで医師を務め、島の植物学者でもあったトマス・ダンサーは、ヨーロッパから輸入された医学書がいかに優れていようとも、それらの成果は「熱帯地域〔…〕にはあまり当てはまらない。そこでは病気は〔ヨーロッパとは〕異なる様相や特徴を帯びており、一般により短い経過をたどり、より致死的な傾向を持つ」と警告した。[*07]ヨーロッパの優れた教育も、熱帯地域での実地の成功を保証しえなかったのだ。

私は別の著作〔『植物と帝国』〕の中で、アメリカ先住民とアフリカ人の治療薬を求めて西インド諸島に赴いたヨーロッパ人の生物資源探査について広範に記述した。[*08]ヨーロッパ人は一六世紀から一八世紀末にかけて、アフリカ人やアメリカ先住民など世界中で遭遇した民族の医療知識を尊重する傾向があった。カリブ海地域におけるアメ

〈2〉――対照実験　他の条件をすべて揃えることで、ある条件の効果の有無を調べる実験。

リカ先住民の人口減少に伴って、奴隷の医学は予期せぬ重要性を獲得した。一八世紀前半には、大砂糖諸島のアフリカ人はヨーロッパ人以上にその土地の生まれであるわけではなかった〔八割以上はアフリカ生まれだった〕。しかしアフリカ人はヨーロッパ人とは異なり、熱帯病とその予防法や治療薬を知っていた。以下で我々はさまざまな新しい治療法がどのように試験されたのかを掘り下げる。

心に留めておくべきは、カリブ海地域で新しい治療法を開発しようとする医師の欲望は、たいがいヨーロッパ諸国の政治的・経済的野望によって突き動かされていたということだ。「温帯」ないし「熱帯」地域の医学は、西インド諸島のプランテーションで奴隷を——権力を持つ奴隷主の貴重な商品として——生かしておくために必要だった。熱帯医学は兵士や水兵の大集団を健康でいつでも戦える状態にしておくためにも必要とされた。ジャマイカの軍医ベンジャミン・モーズリーは、その『熱帯病あるいは軍事作戦について』の中で、ヨーロッパの治療薬の失敗がいかに政治的敗北につながったかを強調した。「英領の島々がもっと早くに侵略されなかったのは、もっぱらフランス陸軍で猛威を振るった赤痢のおかげだった」とモーズリーは書いた。「そしてイギリス軍が多くの場合に敵を打ち負かすことができなかったのも、それと同じ理由からであった」。モーズリーは西インド諸島駐在中に赤痢の治療法を開発した。その治療法は、イギリスが軍隊を擁するいたるところで用いられた。イギリス人が一七九〇年代の革命〔3〕に乗じてサン＝ドマング〔現在のハイチ〕に侵攻し征服しようとしたときも、黄熱病が大惨事を引き起こした。侵攻は兵士たちの銃や銃剣によってではなく、〔黄熱病の〕七割にも達した致死率によってもっぱら阻まれたのだった★09。

人間の被験者

効果的な新しい治療薬を見つけるには、新薬を生体で試験する必要がある。医者と患者、倫理学者にとっての永遠の問いは、誰で最初に実験するかということだ。危険かもしれない未知の薬を誰の身体で試すのか。誰が、誰の利益のためにか。今日このような問いは入念に作られた患者の権利規定によって調停されている（第3章）。以下で我々は一八世紀において薬がどのように試験されたのか、特に人間の被験者がいかにして実験に選ばれたのかを検討する。

近世ヨーロッパでは多くの気の毒な人たちが医学実験の被験者にされた。薬物検査は囚人、入院患者、孤児などの国の被後見人から被験者を過剰に選びがちであった。実験の被験者のほとんどは解剖に用いられるのと同じ集団から来ていた。すなわち、（死亡した場合）キリスト教式の埋葬をしてくれと言ってきたり、治療中の場合、高価な治療薬を探し出して支払いをしてくれたりする近親者のいない人々である。これらの被験者は健康と幸福《ウェルビーイング》を国家に負うと考えられていたため、医学実験に用いられることでその借りを返し、より広く社会の役に立つべきだという考えは一般的に受け入れられていた。たとえば一七八〇年代には、ピティエ病院からの九人の子供が「かゆみ」の治療法の実験に用いられた。記録された実験によくあることだが、全員が「完治」した（前向きな結果のみを記録する出版バイアスが横行していたのだ）[10]。そうした慈善患者[4]に加えて、医師は治療薬に対する自信を誇示するために自らの身体を用いたし、天然痘の人痘接種などの公衆衛生対策を推進するために、稀に王族の身体を用いることもあった。実験主義者は一般に身体の互換性を想定しており、慈善患者でなされた試験は、富裕な人々の間での医師の個人診療のために貴重なデータを提供すると考えられていた。

ヨーロッパでは利用できなかったものの植民地での実験では用いられた集団の一つに、奴隷があった。医学実験で代表されにくいマイノリティの問題は今日でもなお予断を許さない。マイノリティ、特に米国におけるアフ

〈3〉——革命　一七九一年にサン＝ドマングで黒人奴隷が蜂起し、一八〇四年に初の黒人共和国ハイチを成立させた。ハイチ革命と呼ばれる。

〈4〉——慈善患者　国の被後見人で、無料で診療を受ける患者。

リカ系アメリカ人は、医学研究で代表されにくいと同時に、歴史的にも実験で搾取されがちであった。[*11] 倫理学者ロバート・ベイカーが書くように、現代の生命倫理は「人種的マイノリティ、経済的に恵まれない人々、重病者、施設収容者」などの弱い立場の主体を保護する必要から生じてきた。それらの人々は、その「依存的な地位」と「しばしば妥協を余儀なくされる自由な同意能力」のため、あるいは「病気や社会経済的条件ゆえに言うことをきかせやすいため」、研究の被験者として採用されやすかった。一九七九年のベルモント・レポートは研究者が弱い立場の集団を搾取することへの対応として出版された。特に米国公衆衛生局のタスキギー梅毒研究（一九三二〜七二年）では、当局によって六〇〇人の貧しいアラバマ在住のアフリカ系アメリカ人の小作人が採用された。この研究は田舎のアフリカ系アメリカ人男性において未治療の梅毒の自然な進行を追跡調査したが、そのうち三九九人がこの病気を患っていながら、ペニシリンが広く利用できるようになってからでさえ、未治療のまま放置されたのであった。[*12]

タスキギーやその他の非人間的な扱いに関する〔負の〕遺産は、今日でも多くのアフリカ系アメリカ人の間に根強く残っているため、彼らが臨床試験に参加したがらないのも無理はない。アフリカ系アメリカ人の中には、研究者（その大半が白人）が自分たちを不要なリスクにさらすと信じる者もいれば、自分たちが集団としてその研究から利益を得ることを疑う者もいる。にもかかわらず、米国連邦法はマイノリティ集団の健康と幸福を支援するために、彼らを臨床研究に包摂することを要求しているのだ。[*13]

アメリカ南部を専門とする歴史家は、奴隷が医学実験や解剖において搾取されてきたことを強調してきた。歴史家トッド・サヴィットの見事な著作は、アメリカ南部の医師がとりわけ一九世紀に、しばしば新しい技術や治療法を試すためにアフリカ系アメリカ人を利用したことを丹念に記録した。サヴィットいわく、そのいくつかの例では、医師は「実験という目的のためだけに」黒人を購入したのであった。白人の被験者が含まれる実験もあったが、黒人が圧倒的多数を構成していた。奴隷主の権力が医学者の権威と相まって、奴隷を弱い立場に置きがちであった。「この白人優位の社会では、黒人は〔白人よりも〕より利用しやすく入手しやすいとみなされていた」とサヴィットは結論づけた。「彼らは肌の色によって身体的には可視化されていたが、奴隷という身分のために法的には不可視化されていた」[14]。

実験と人間の被験者の使用は特定の時代と場所とに限られていた。本書は一八世紀後半の大西洋世界における医療実践を探究する。本書の主要な成果は、多くの事例において、英領および仏領西インド諸島のヨーロッパ人医師は――そう期待されるように――奴隷を実験用動物《モルモット》として用いたのではなかったということだ。奴隷は、医師が奉仕すべく雇われた、権力を持つプランテーション所有者の貴重な所有物とみなされていた。奴隷主の意志が医者の助言よりも優先され、植民地医師は科学的な問いに答えるために好きなように医学実験を考案できたわけでは必ずしもなかった。主要な動機は経済的なものだった。プランテーション複合体の収益性は奴隷労働に依存していたからだ（第5章）[15]。さらに重要なことに、以下で見るように医学校の臨床病棟――ヨーロッパとアメリカ南部での医学実験の中心地――は、この時期にはカリブ海地域には設置されていなかった（第1章）。

カリブ海地域のアフリカ系の人々は、解放されると、医師が従うべき奴隷主がいなくなるためにより弱い立場になった可能性もある。ジャマイカのロバート・レニーは有色自由人の法的地位を論じるなかで、「彼らは保護してくれる主人のいる奴隷よりもさらにひどい状況に置かれ」たと述べている[16]。しかしレニーの所感の大部分は、イギリス国王と植民地事業に対する忠誠心で満たされていた。

また、以下で見るように、一八世紀における奴隷を用いた実験には搾取的なものもあった（第4章）。しかし一八世紀の西インド諸島において、奴隷と兵士と水兵の間には――資源の少ない経済における大集団という――強力な並行関係があったことを強調しておくことは重要である。医学者はその両方の集団に奉仕した――戦時は兵士と水兵に、平時は奴隷に。健康は〔状況に左右される〕不安定なものであった。絶望的な状況下では、それらの大集団に奉仕した医師は最後の手段として新しい治療法で実験することが多かった。

実験の分類学

一八世紀西インド諸島の実験において奴隷はどの程度搾取されたのだろうか。この問いに答えるために、私は一八世紀の医療倫理の文脈におけるさまざまな実験の分類法を開発した。搾取的（人命を不当なリスクにさらす）か非搾取的（治療薬から利益を得ることになる集団で注意深く試験する）か。侵襲的〔身体に負担を与える〕か非侵襲的か。対象者にとって治療的か非治療的か。今日ではインフォームド・コンセントも、実験の搾取的性質を判断するうえで鍵となる考慮対象だろう。しかし一八世紀の実験〔に用いられた〕集団――貧者、兵士、水兵、そして奴隷にとってはそうではなかった。その治療が被験者にとって最善だと医師が判断するだけで充分であった。〔ただし患者の同意は必要なかったとはいえ、医師は患者や親たちの願いを聞き入れることも多かった（第3章）。

第1章では二組の実験と、その各々で人種がいかに探究されたかに焦点を当てる。人種間の解剖学的・生理学的差異を特に探ったジャマイカの医師ジェイムズ・トムソンによる実験と、英領西インド諸島の軍隊の監察長官であり、さまざまな温度帯における黒人と白人に共通する人間定数を調べたコリン・チザムによる実験である。

ジェイムズ・トムソンは複雑な人物である。歴史家リチャード・シェリダンは、彼をアフリカとヨーロッパの文化の「最良の要素」を混ぜ合わせようとしたことで称賛した。そして本書を通じて見てゆくように、トムソンはアフリカ人とその医療知識の力強い擁護者であった。彼は奴隷との親密さを仄めかしながら、医師は「現在の病状に実質的に干渉しないときは、患者の願いを」考慮すべきだと主張した。[*17] にもかかわらずトムソンは、アフリカ系の人々を解剖することで肌の色を理解しようとするグロテスクな実験に関与していた。私がこの実験――

本書で我々が探究する時代の後半に行われた——に焦点を当てるのは、まさにこれこそが我々が見つけようとしていたものだからだ。ヨーロッパで行われていた人種差をめぐる論争に動機づけられたトムソンは、人間の皮膚における黒さの究極の生理学的原因を突きとめるべく研究を行った。トムソンの実験は当時のカリブ海地域において、人種差の理解を目指した最も詳細な実験の一つであった。

南米沿岸のデメララ（後に英領ギアナの一部）の海軍監察官にしてプランテーション所有者であったコリン・チザムは、トムソンのように人種差を明らかにするためではなく、人間の基本性質を理解するために実験を設計した。チザムの研究は人種を変数として含んではいたが、彼の焦点は「場所」、特に患者の出身地と移住の状況にあった。ヨーロッパ生まれなのかアフリカ生まれなのか、そしてその後に西インド諸島に移住してきたのか。新参なのか、長年住んでいるのか。西インド諸島のクレオール（島で生まれたヨーロッパ系やアフリカ系の人々）なのか。チザムにとっては、人種それ自体ではなく、これらこそ健康を占うために重要な因子なのであった。

開発されたばかりの温度計を用いたチザムの実験は、植民地事業にとっての重要な問いに答えるべく設計されていた。具体的には、彼は「動物体熱」が気候に応じて劇的に変化するのか、また人間が体内の均衡を取り戻すには「慣れまたは同化」の期間が必要なのかを見定めようとしていた。チザムの実験は治療的であることを意図してはいなかった。それらは非侵襲的（腋の下の温度を測定するのみ）であり、人命を不当なリスクにさらすことがないという意味で非搾取的であった。[18]

第2章では、A・J・アレクサンダーの実験で呼び物とされた、奴隷化されたアフリカ人のイチゴ腫治療薬を試す実験に目を向ける。本書の目的の一つは、科学に対するアフリカ人の貢献についての我々の知識を拡張することである。アレクサンダーは、彼の奴隷のイチゴ腫治療法を「黒人《ニグロ》の薬物学」とみなしていた。[19] そして実際、歴史家はしばしば「奴隷療法」について書く際に、特定の治療薬をアフリカ起源と想定しがちであった。我々が探求する一つの問いは、アフリカ人が故郷から医薬品と技術を持ってきたのか、それとも西インド諸島で見つけた新しい植物や治療法を用いて実験したのかというものだ。これは大西洋世界における知の循環をいかにたどるかという方法論的な問いを提起する。第2章で我々はアレクサンダーの奴隷の治療薬の来歴を突きとめることを試みる。文書〔資料〕がないときには、黒人医師《ニグロ・ドクター》の治療法に含まれる植物に目を向ける。それらの植物はアフリカ原産なのか、南北アメリカ大陸原産なのか、それともその両方なのか。植物は我々に何を教えてくれるだろうか。

アレクサンダーの実験はこの場合、イチゴ腫の治療薬を試験するために設計されたものだった。当時の倫理学者は、熱帯地域ではよくあることだが、ふだん用いられる医薬品が効かないときに、治療的実験が許容されることを認めていた。エディンバラの医師ジョン・グレゴリーがその医学講義の中で述べたように、「他のあらゆる方法が無効だと示された場合には、思い切った手段がとられるべきである。そのような場合、より好ましい状況においては危険だと考えられるかもしれない医薬品にもすがるべきなのだ」[20]（グレゴリーの講義は、大半がエディンバラで教育を受けていた英領カリブ海地域の多数の医師が知っていたはずのものだった。第1章を参照）。アレクサンダー自身による実験の説明では、奴隷は搾取されてはいなかった。彼は試験集団を拡大する前に、まず二人の被験者だけに新しい治療薬を試すことで自制心を示したのだ。しかもその二人の被験者は、まさにその治療から最も利益を受ける立場の人々であった。彼はヨーロッパ人医師の対照群に四人の奴隷を含むことを許した。この〔ヨーロッパ人〕医師の治療法は、当時のヨーロッパの標準的実践に従っていた。

アレクサンダーのイチゴ腫患者とレナード・ギレスピーの水兵（第4章）は、同類の患者（奴隷や水兵）の大集団のための治療法を探すという文脈で試験された。これらの新しい処置は治療的であることを意図されていた。典型的には、被験者は治療が進むに従って観察され、その結果が記録され、他の医師に手紙で知らされ、しばしば公表された。それらは帝国内でローカルにもグローバルにも診療の有効性を高める取り組みの一環であった。

第3章では大西洋世界での医学実験に対する一八世紀の倫理的抑制を探究する。最初の節でヨーロッパにおける倫理を、次の節でカリブ海地域における倫理を見る。問いは以下のものである。奴隷を用いた実験は新たな論争や議論を引き起こしたのか。奴隷は搾取されるカテゴリーとなったのか、保護されるカテゴリーとなったのか。この時期には定まった倫理規定はなかったが、医師は試験に際し標準的なフォーマット〔たとえばまず動物で試験し、次に人間で試験するといった〕に従った。彼らは特定の集団〔重要なことに、彼ら自身〔も含む〕〕で試験した。彼らは試験に対してある限界〔たとえば患者の要求や自らの良心といった〕も認めていた。[21]

自己実験——医師が「最初〔の被験者〕になる」という概念——も、大西洋世界の医療複合体の重要な一部であった。ジャマイカの学識ある医師・植物学者にしてエディンバラ内科医協会の会員でもあったウィリアム・ライトは、熱病を治すための冷水浴の治療的効能について二〇年にわたって実験した。彼はこの治療法の発見における「明白な先取権」を確保するべく奮闘した。その主張の一部は、まず彼自身でこの新療法を試したということであった。[22]

当時、医師が最初〔の被験者〕になるということは珍しくなかった。例としてカイエンヌのベルトラン・バジョンやジャマイカのジェイムズ・トムソンが挙げられる。医師が進んでまず薬を飲むことは、その治療薬の信頼の尺度として機能した。さらに医師は自らを、他の人々よりも身体への治療薬の影響について信頼できる情報をよりよく提供できる、熟達した被験者だとみなしていた。するとライトが冷水浴を最初に自ら試したと主張することは驚くには当たらない。しかし我々が見るのは、彼は実は——自身で試す一〇年近くも前に——一七六八年の壊滅的な天然痘の流行の折に、彼の技術〔冷水浴〕をまず五〇〇人ほどの被験者で実験していたということだ。[23] はっきりとは述べられないが、この数字の大きさは被験者が奴隷であったことを示唆している。

第4章は本研究の核心部に当たる。この章は一八世紀の医学実験における奴隷の身体の搾取、とりわけジョン・

クワイヤーの天然痘の人痘接種実験とジェイムズ・トムソンのイチゴ腫接種に焦点を当てる。これらの医師は、個々の患者を治療するのに合理的な範囲を超えてリスクを冒した。つまり人間の身体を異常なほど好き勝手に扱ったのだ。以下で見るように、クワイヤーはプランテーション所有者に雇われており、実験であろうとなかろうと天然痘の人痘接種はしていただろう。奴隷に関する決定においては奴隷主が最終決定権を握っていた。奴隷の同意は――またこの場合しばしば医師の同意も――問題にはならなかった。クワイヤーは、「黒人《ニグロ》の診療において」医師自身が患者を選べることはめったになかったと述べている。[24]

一七六〇年代のクワイヤーの実験ではたしかに、奴隷は最初〔の被験者〕ではなかった。〔最初の〕実験は、一七二一年にロンドンのニューゲート監獄の囚人を用いて首尾よく行われた（囚人はその見返りとして釈放された）。一七二二年には二人のイギリス王女が人痘接種を受けて事なきを得たことで、その手順の安全性が証明された。[25]事実、流行病が猖獗《しょうけつ》を極めているときには、接種を受けないことのほうがかなりのリスクを招くのだ。

しかし後述するように、クワイヤーは人痘接種に関して、ヨーロッパの医学界でいまだ切実であった問いを探求するための稀有な機会と彼がみなしたものを利用した。ヨーロッパ本国の医者があえてしなかったことだが、クワイヤーは彼が世話していた奴隷を用いてその問いに答えようとしたのだ。彼は科学を進歩させようとしたのであって、必ずしも患者の利益を最優先にしたわけではなかった。[26]

クワイヤーがジャマイカに到着後一年で実験を行ったことは興味深い。彼はエディンバラの高名な医者一族の出であるドナルド・モンローの求めで実験を行ったと報告している。クワイヤーとモンローはドイツに駐留していたイギリス陸軍でともに軍務に服した仲だった。戦後は各々代わりの職を見つけ、モンローはロンドンに、クワイヤーはジャマイカに赴いた。[27]クワイヤーの〔実験〕結果は手紙の形でモンローに送られた。モンローはそれらをロンドン内科医協会の前で読み上げ、やがて論文や著書の形で公開した。ところが、この二人の男性の間で、人種間や社会階層間での身体の互換性について白熱した議論が持ち上がった。クワイヤーがこの最初の大がかりな研究以来、――一八二二年に亡くなるまで半世紀近くもの間、ジャマイカで診療したにもかかわらず――何も出版しなかったことは意味深長であると私は思う。

第4章ではクワイヤーの実験を文脈の中に位置づけるために、ジェイムズ・トムソンが子供の奴隷に対して行ったイチゴ腫の実験的接種や、兵士や水兵（彼らは奴隷と同じく、自らの運命に対してあるかなきかの決定権しか持たなかった）、ヨーロッパの貧者などといったその他の搾取されやすい集団を用いた実験を分析する。また、ジャン＝バルテルミ・ダジールがサン＝ドマングで公衆衛生対策を実施しようとするなかで行った、水を用いた実験も検討する。ダジールはフランスの卓越した植民地医師であったが、解剖学者が〔植民地の人々の〕肌の色の細かい複雑さを気にするわりに、内科医や外科医が熱帯病の原因と治療について著しく無知なまま植民地にやって来ることを厳しく非難した。事態を改善するべく、彼は一七七六年と一七九二年に『黒人《ニグロ》の病気に関する所見』を出版した。ダジールにとって、最大の健康問題はヨーロッパ人とアフリカ人との間の身体的差異ではなく、奴隷の世話における怠慢――栄養不足や適切な衣服の欠如、体力〔の限界〕を超える過重労働――であった。彼は世話していた病人を〔肌の〕色に関係なく治療し、王立病院の奴隷が兵士と同じだけワインと毛布の配給を受けるべきだと主張して、あやうく職を失いかけた。[28]

植民地という坩堝《るつぼ》

第5章では植民地闘争につきものの暴力と恐怖を理解するため、より大きな枠組みへと足を踏み入れる。この章では試験にかけられなかったアフリカ人の医療の諸側面が探求される。その一つがオービアで、英領西インド諸島の奴隷が開発した（しばしば自然的なものと超自然的なものとを結び合わせる）治療実践であった。[29] ヨーロッパ人はアフリカ人の治療伝統の物質的側面——用いられた具体的な薬草や水浴の技術——には関心を持ったものの、オービアの霊的ないし神秘的側面は敬遠したのだった。

これは驚くべきことである。というのもヨーロッパ人医師は、我々が今日プラセボ〔偽薬〕効果と呼ぶものの潜在的な利益を理解していたからだ。一七九九年に著名なイギリス人医師ジョン・ヘイガースが、「身体の不調の原因と治療」において想像力の果たす役割を理解することでエリシャ・パーキンスのトラクター——さまざまな病気を治すとされた電気伝導性の金属〔棒〕——の欺瞞を暴くため、偽薬《プラセボ》の対照実験を行った。[30]ヨーロッパ人医師は彼らの医療の効果を高めるために、「医学信仰」と彼らが呼んだものにしばしば頼った。しかしカリブ海地域では、イギリス人は自らの信念や実践とオービア医のそれとの連続性を理解しない〔もしくは少なくとも認めない〕ことが多かった。〔そのために彼らは〕ヨーロッパ人にあっては「想像力」と判定したものを、アフリカ人においては「迷信」と判断したのだった。

オービアや反乱、革命への恐怖が非常に大きかったため、一七六〇年にジャマイカでタッキーの反乱を扇動したとされたオービア男性たちに、電気を用いた実験が行われた。糾弾された男性たちは電気を用いた「実験」の対象とされた。[31]死刑囚を用いた実験の根強い伝統はいまだに広く見られたが、これらのいわゆる実験から、医学を益するような結果が得られたという記録は一つもない。

タッキーの反乱を受けて、ジャマイカでは一七六〇年にオービアが法律で禁じられた〔英領のその他の島々ではその時期には禁じられなかったにもかかわらず〕。サン＝ドマングでは奴隷による〔医療の〕実践に対する恐怖がとても大きかったため、一七六四年にアフリカ系のすべての人々は「医療や外科手術を行うこと、またいかなる状況下でいかなる病気の治療をすることをも」禁じられた。[32]もちろん実際には、奴隷医療者はとりわけ田舎において、奴隷の世話の最前線に立ち続けたのであったが。

ヨーロッパ人医師の植民地での主な仕事は奴隷を健康に保つこと――ある医師に言わせれば、「それら不幸な者たちに人道的な慰め」を施すこと――であった。[★33] しかしヨーロッパ人医師もまた植民地複合体の中に深く埋め込まれており、多くは自ら奴隷を所有していた。以下で見るように、医師の大半は決してペンを執らなかった。彼らは働く男性であり、ものを書く時間などほとんどなかったのだ。ものを書いたとしても、奴隷制やアフリカ人の身体的、精神的、知的特徴については見解を述べないことが多かった。第5章では、「アフリカ貿易の現状」に関するイギリス政府の広範な聞き取りにおいて証言する専門家証人〔213頁を参照〕として呼ばれた四人の医師の見解を探る。〔その資料である〕一七八九年の『貴族院審議会報告』――八九〇頁にも及ぶ浩瀚な文書――は英領西インド諸島全域の奴隷貿易と奴隷の処遇に関する問いかけを扱っている。[★34] この文書はめったに手に入らない、ごく普通の医師の現地での医療に関する見解を提供してくれる。

知の循環

終章では大西洋世界の医療複合体における知の循環[★35]のパターンを概観する（図3）。私は人々とその知識が移動した三つの主要なつながり（nexus）を特徴づける。ヨーロッパと南北アメリカ大陸とを結ぶ植民地のつながり、アフリカと南北アメリカ大陸とを結ぶ奴隷貿易のつながり、そしてアメリカ先住民の実践をプランテーション複合体にもたらした征服のつながりである。つながりとは、大西洋世界のさまざまな地域をつなぐ結びつきの複数性を特定するものである。ヨーロッパ、アフリカ、南北アメリカ大陸の間での人々、病気、植物、そして知識の多方向的な交易は、これらの相互に結びついているつながりに沿って加速し、大西洋世界の医療複合体を形作ったのであった。

こうした広範な文脈の中で、我々はこれらの相異なる大西洋の諸伝統に由来する医療実践が、カリブ海地域でいかに混じり合ったのかを探求する。西インド諸島は「計算の中心〈5〉」の役目を果たし、そこではプランテーション複合体から突きつけられた課題に直接応じるための知識が生み出された。すなわち、開設されたばかりでしばしば物資の乏しいプランテーションでの人々の衝突から生じてくる、新しく厄介な病気をいかに治療するかという課題である。[★36] 西インド諸島の――あらゆる種類の――医師や治療者は、新しい、ときに効果的な治療薬を作るべく、それらの豊富な伝統から少しずつ貴重な断片を選り分ける「知の仲介人」の役目を果たした。これらの知の仲介人は、単なる中継や「橋渡し」ではなく、政治的、経済的、文化的、個人的な生存をかけて激しくしのぎを削る闘争の中に身を置いた男女であった。ヨーロッパ人の内科医や外科医のように、帝国に雇われた者――英領の島々でのようにプランテーション所有者との個人契約者であれ、仏領の島々でのように国王からの年金受給者であれ――もいた。アレクサンダーの「黒人医師《ニグロ・ドクター》」のように、さまざまなプランテーション複合体の中で奴隷化された者もいた。それらが誰であったにせよ、これらの男女は帝国の広大な領土を利用して現地での生存維持〔の必要〕に応じた知識を生み出した。とりわけ第2章と終章では、アフリカ人やアメリカ先住民起源の――西インド諸島で開発された――知識がいかにして他の積荷と一緒にヨーロッパに船で渡り、しばしば別の船に積み替えられて再び植民地やその先へと運び戻されたのかをたどる。終章では無知学《アグノトロジー》、すなわち特定の知識があるつな

〈5〉――「計算の中心」　帝国の広大な絶対支配権が科学として実を結ぶことになる場所。

図3　18世紀大西洋世界の医療複合体における知の循環。3つの主要なつながりが、ヨーロッパ、アフリカ、南北アメリカ大陸の間の人々、病気、植物、医学の動的で多方向的な交易を特徴づけていた。ヨーロッパ人の植民地のつながりはヨーロッパと南北アメリカ大陸を結んでいた。アフリカ人の奴隷貿易のつながりはアフリカと南北アメリカ大陸を結んでいた。アメリカ先住民の征服のつながりはアメリカ先住民の知識をプランテーション複合体にもたらした。大西洋世界の医療複合体はアフリカ人、アメリカ先住民、ヨーロッパ人の知識伝統の融合から生じた。

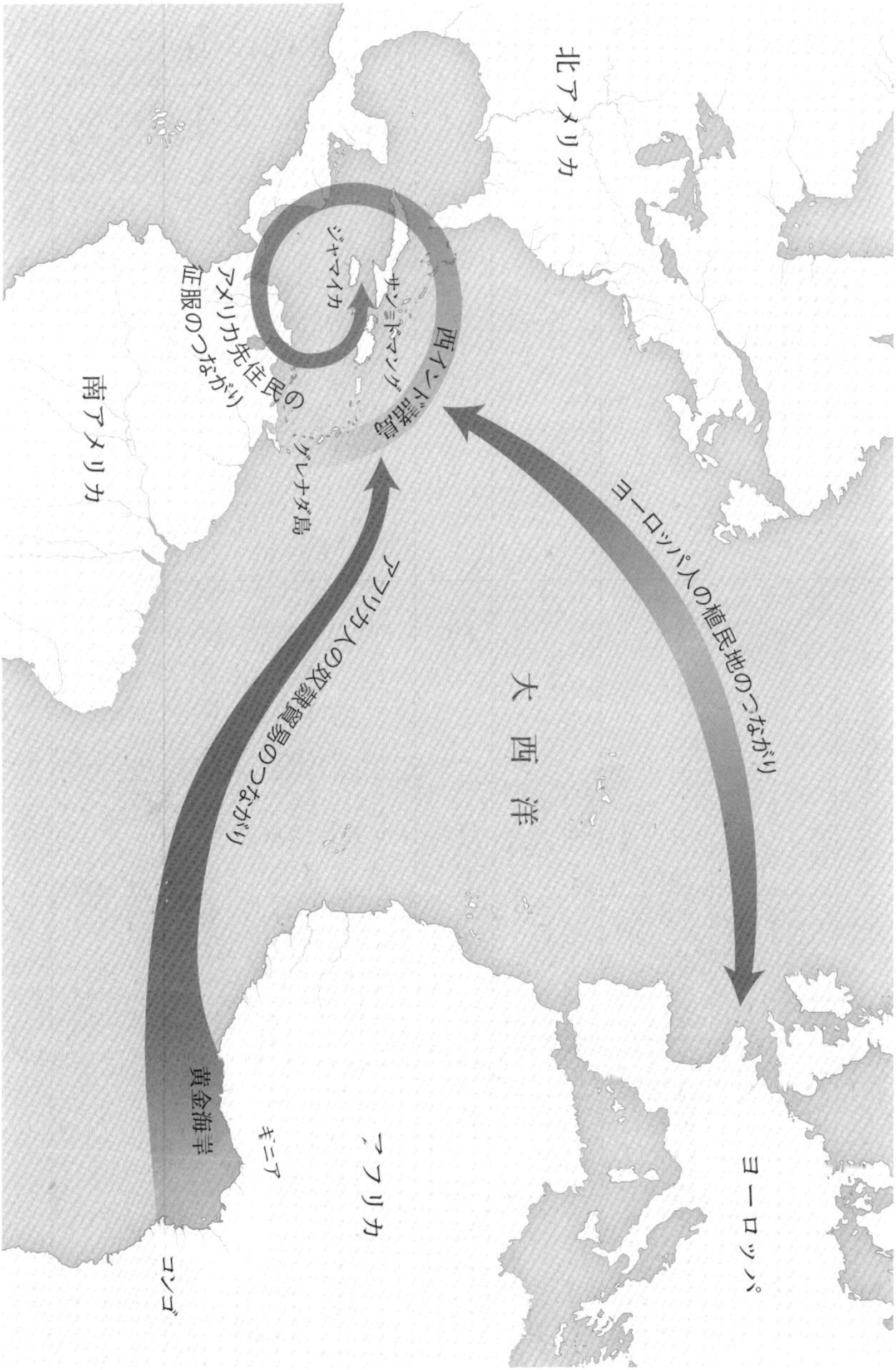
北アメリカ
南アメリカ
大西洋
ヨーロッパ
アフリカ
西インド諸島
ジャマイカ
サントドミンゴ
グレナダ島
アメリカ先住民の征服のつながり
アフリカ人の奴隷貿易のつながり
ヨーロッパ人の植民地のつながり
黄金海岸
ギニア
コンゴ

がりから別のつながりへと渡ってゆくことを妨げた、無知の文化的生産のいくつかのパターンをも検討する。[37]

情報源の問題

本書はある「発見」から始まった。〔前著〕『植物と帝国』の研究をしていたとき、私はジョン・クワイヤーの天然痘実験を発見したが、この実験はカリブ海地域における人痘接種の実践を改良するためばかりでなく、ヨーロッパの医師が探究しないような問いを探究するためにも役立つものだった。クワイヤーの実践を探究することが、無数の弱い立場の奴隷の身体が医学実験で搾取されていたのか、という本書のきっかけとなる問いにつながった。〔研究が〕進展するにつれて、私は現代の医学実験の起源に興味をそそられた。またカリブ海地域におけるアメリカ先住民とアフリカ系の人々が、プランテーションで広く用いられた治療法をいかにして試験したのかを明らかにすることにも興味をそそられた。

本書ではイギリスとフランスという二つの帝国に焦点を当てる。そうすることで非ヨーロッパ的な治療体制に対する〔両国の〕態度、実験手順（ヨーロッパ全域で大体同じであった）、そして植民地医学の基盤設備《インフラ》（本質的な面で〔それぞれ〕異なっていた）の比較が可能になるからだ。オランダやデンマーク、スペイン帝国などのより広範な領土一帯にまたがる研究は、我々の理解をさらに研ぎ澄ましてくれるだろう。たとえば西領《スペイン》アメリカについての近年の研究は、糾弾されたアフリカ系の治療者たちの証言を書き留めたスペインの異端審問記録を掘り起こしてきた。マルタン・ゲールに関するナタリー・ゼーモン・デーヴィスの先駆的な著作以来、裁判記録は読み書きのできない人々の生活を知ることに希望をもたらしてきた。異端審問所の記録係は被告の言葉を逐語的に書き起こしているつもりだっただろうが、証言はまず翻訳によって、さらにはカトリックの宇宙観によって、（意識的にせよ無意識にせよ）ふるいにかけられたのだった。[38] こうしてアメリカ先住民とアフリカ人に由来する医療実践——多くが積極的に収集された——を我々が知ろうとする場合、それらは西領アメリカの異端審問のものにせよ南北アメリカ大陸全域の博物学者や医師のものにせよ、ヨーロッパ人の文書を通してふるいにかけられたものなのだ。本書はしたがって——用いた情報源と、「実験」を概念化する仕方の両方において——ヨーロッパ式の実験を特権化してしまっている。我々はヨーロッパ人の書き手から多くを探り出すことができるものの、これらの地域で活躍した多くのアフリカ人やアメリカ先住民の博物学者については顔も名前もわからぬまま、「奴隷医者」や「黒人医者《ニグロ》」などと呼ぶことが多いのだ。

カリブ海地域で生まれたアメリカ先住民（カリブ人、アラワク人、またはガリビ人）や、そこで奴隷化されたアフリカ人——フランス人が強調したように女性も男性もいた——が薬を試験する方法を築きあげ、それをヨーロッパ人が到着するや否や知りたがった、ということもありうる。この点に関しては示唆と頼りない手がかりしか得られない。たとえば民俗植物学者のティンデ・ファン・アンデルは、一七五〇年代にスリナムでダニエル・ロランデルが報告したように、奴隷は「試行錯誤」によって植物を試験したと論じている。ファン・アンデルの説明では、この方法は大部分、新しい植物を味見して毒性を確かめることからなっていた。歴史家パブロ・ゴメスは、アフリカ＝カルタゴ人治療者が——ときに彼ら自身で、ときに動物を用い、ときに特別な敷物を用いて——治療薬になりそうなものを実験している事例を見出した。さらに（フランスの）王立海軍の軍医にして当時カイエンヌで（診療費を支払える裕福な人向けに）個人診療もしていたベルトラン・バジョンは、「野蛮人」（彼はアメリカ先住民をそう呼んでいた）は多くの治療法を知っているが、「医学（理論）」についてはさっぱり」だったと報告している。しかし続けて、それらの治療法の多くは効果のあるものだったとも述べている。カイエンヌのアメリカ先住民や奴隷がどんな試験方法を用いたにせよ、バジョンはそれに通じていなかった。彼はアメリカ先住民と奴隷化されたアフリカ人がともに彼らの治療薬を秘密にすることを嘆いていた（終章を参照）。[39]

たとえ西インド諸島の先住民や奴隷の集団の間に独自の実験伝統があったのだとしても、それらはまだ発見されていない。奴隷が効果的な治療薬を持っていたときでさえ、ヨーロッパ人は自分たちのやり方でそれらを試験しようと主張することが多かった。こうして治療薬は、奴隷化されたアフリカ人のものであれアメリカ先住民のものであれ、ヨーロッパの医学組織によって、ヨーロッパの領地全域で新しく開発されつつあった医学的手順に即って試験されたのである。

　アフリカ人の医療技術に関する直接的な説明はないとはいえ、我々は古くからある情報源に新しい仕方で取り組むことで、アフリカ人医療者の熱帯医学に関する専門知を垣間見ることができる。とりわけ第2章は、植物とその利用に関する知識がどのように循環したのかについての新しい手がかりを与えてくれる、ジュディス・カーニーとリチャード・ロゾモフの魅力的な研究に触発されている。彼らのひそみに倣って、私は研究の焦点を「学者の共和国」から「植物の共和国」へと置き換えたのだった。植物の循環そのものは、ある治療法の来歴について何を教えてくれるだろうか。そして誰の知識がその治療法に埋め込まれていたのかについて（何を教えてくれるだろうか）。カーニーとロゾモフは大西洋世界におけるアフリカ人の植物学的遺産を詳細に論じている。彼らは、アフリカ人の離散《ディアスポラ》が人々の離散であるとともに植物の離散でもあることを強調する。カーニーとロゾモフの推計では、全部で一五科一九属の植物がアフリカから熱帯アメリカに渡来した。それらにはヤムイモ、雑穀、バナナ、落花生、タマリンド、ナス、ハイビスカス、ゴマ、オクラ（食用にもなるが、アメリカ先住民の植物と混ぜ合わせると中絶薬にもなる）、フジマメ、ソルガム[6]、イネの一種が含まれる。カーニーとロゾモフの説くところでは、こうして「奴隷たちは南北アメリカ大陸のプランテーション社会の食料体系をアフリカ化した」のであった。[*40]

　アフリカ人の医療知識がどのくらい新世界に移転されたのかを正確に知ることはできない。移住させられたアフリカ人は、アメリカ大陸の熱帯地域に見覚えのある薬用植物が生えているのを見つけたに違いない。そして彼らは——アメリカ先住民との交易や自らの試行錯誤を通じて——故郷で使っていた植物と似たような効能を持つ植物を発見したに違いない。あるいは彼らは、種子やアフリカの薬用植物を奴隷船に乗せて運んできたのかもしれない（第2章）。

本書は医学、人体実験、奴隷制、人種、植民地主義、帝国、土着の知識の歴史、そして人々、植物、知識の循環といった多くの文献の流れの合流点に位置している。既存の情報源を深く掘り下げて、歴史学の領土の広大な一帯を概念化した〔以下の〕素晴らしい著作なしには、本書は書かれえなかった。特筆すべきは以下の著作である。英領カリブ海地域における健康管理についてのリチャード・シェリダンの著作、植民地医学と軍事医学に関するピエール・プルションとマーク・ハリソンの研究、仏領アンティル諸島におけるあらゆる種類の科学と医学に関するジェイムズ・マクレラン三世とフランソワ・ルグールの記念碑的著作、プランテーション複合体に関するフィリップ・カーティンの基礎的な著作、アフリカの民族植物学に関するジュディス・カーニーとリチャード・ロゾモフの優れた検討、そして文化や時代を超えた医療倫理に関するロバート・ベイカーの総合〔的著作〕である。[★41]

用語についての注記：一八世紀のプランテーション複合体において、アフリカ系の人々はニグロ（Negro、フランス語ではNègre）あるいは奴隷（slave、esclave）と呼ばれた。本書でも彼らをそう呼ぶことにする。彼らはときに黒人（black、noir）と呼ばれることもあったが、ニグロと呼ばれることのほうが多かった。奴隷化された人々が実際は島〔西インド諸島〕生まれのアフリカ系クレオールである場合、彼らをアフリカ人と呼ぶのは適切ではないだろう。南北アメリカ大陸の多くのアフリカ系の人々は、事実アフリカ人であった。しかし彼らは非常に多様な文化圏からやっ

〈6〉——ソルガム　モロコシ属の雑穀。

て来たため、彼らを「アフリカ人」と呼んだところで、彼らの具体的な知識や信念を明らかにすることにはほとんどならない。[42] ヨーロッパ人が奴隷の具体的な出身地を特定したり、その特定に役立つような呼び方をすることはめったになかった（第1章）。

訳者注記：日本語版においては、原則としてNegroを「黒人《ニグロ》」、blackを単に「黒人」と表記した。

第1章 科学的医学の台頭

実際の実験によって［…］医学は他のほとんどの科学に劣らず確かなものになる。

――フランシス・ホーム、王室付き内科医・エディンバラ大学教授、一七八二年

自然の定めとして、人は病気にかかり、死んでゆく。医学史は新しい奇跡的な治療法を発見する試みに満ちている。自然と協調し、あるいは自然に逆らって、人間に健康と幸福を回復するためだ。

近代医学は自らの誕生を一八世紀末に定めている。この時期には臨床医学の台頭が見られ、それが〔医学の〕理論体系をひっくり返して実地の経験主義をもたらした。体系的な臨床での観察が学生にもたらした新しい教育は、実地の訓練を伴っていた。人間を用いた実験を含む臨床医学は一七五〇年代にヨーロッパに登場し始めた。ヘルマン・ブールハーフェによるライデンの聖セシリア病院での一二病床（男女それぞれ六床ずつ）の教育病棟を模範として、臨床訓練はエディンバラ（一七四一年）、ウィーン（一七五三年）、そしてパヴィア（一七七一年）で実施された。エディンバラ大学教授のジェイムズ・グレゴリーは、一八〇三年にこうした発展について書くなかで、臨床（clinical）という語はギリシャ語で「ベッド」を意味するclineに由来し、ベッドの傍らで行われる医学講義に相応しいと記している。続けていわく、「言葉の自然で避けがたい意味の広がりによって」、この語は「その症例が医学講義の主題となる患者や、その患者を受け入れる病棟、さらには講義を担当する教授〔という意味〕にまで拡大されていった[*01]」。

「〔治療に〕値する貧者」の面倒を見るこれらの病院は、さまざまな病気を患い検死にも回されやすい多数の患者を臨床医に提供した。フランスの解剖学者フェリックス・ヴィック・ダジールは、一七九〇年の『フランスの医学組織のための新案』の中で、医師が「研究」できるよう、希少疾患の患者の治療のための部門を別に設けた。歴史家のローレンス・ブロックリスとコリン・ジョーンズが強調したように、天文学者の観測所や物理学者の実験室に当たる制度的空間である病院は、その気になれば外界から遮断され、管理された空間にもなりえて、医師はそこで「自然であれ人為であれ外部のいかなる干渉にも制約されることなく、病気の貧者の身体を精査し、探究し、それらで実験することができた[*02]」。

エディンバラ大学の臨床教授であったフランシス・ホームは、「目下のところ、病人の救援のための病院という制度以上に、文明国を野蛮国から区別するものはない」と判断した。ホームはこれらの患者の治療を「実験」と称していた。とりわけ臨床病棟では、医師は「さまざまな新しい治療法を試す」ことができるとホームは説明した。続けていわく、「こうした病気の状態の身体に適用された」治療法や、「その〔治療法の〕働きによって生じた効果こそ、正確かつ忠実に描写されたならば本物の実験」なのだと。ホームは特定の病に対するさまざまな薬の使用や、〔薬を〕用いた具体的な用量、治療様式、結果などの記録を残した。彼の目的は、同僚のそれと同じく、「治療法の一般的使用における効果と価値を確かめたり、新しい関係を発見したりする」ことであった[*03]。

しかし、この時代の医学を見るときには「人体実験」に固執しないことが重要である。一八世紀には今日と同じく、最も単純な医療行為でさえ理論的・実践的に何らかの治療法の探求や試験を伴うことがあった。医学実験は必ずしも日々の医療実践から区別されたものであるわけではなかった〔今日でもそうではない〕。一九世紀の偉大な実験主義者クロード・ベルナールが書いたように、「内科医は患者に対して日々治療的実験を行い、外科医は被験者に対して日常的に生体解剖を行っている[*04]」。治療的実験は、ふだん用いられる医薬が効かない絶望的な状況下でしばしば試みられた。

ホームの同僚であったジェイムズ・グレゴリーは、彼以前の多くの人々と同様、医学における単なる「観察」と「実験」とを区別した。観察とは「自然的原因により、人間の目論見《もくろみ》なしに生じた出来事や変化を述べること」である。それに対して実験とは「人間の目論見によって生み出されたあらゆる変化」である。医療実践は必然的に治療あるいは目論見を含むと彼は記している。医療実践はそれゆえ「実験の体系であるのみならず、絶え間ない一連の成り行きまかせの実験なのである。確実さに近づくものもあれば、それとははるかにかけ離れるものもある」。今日では症例報告、観察に基づく研究、そして対照実験にされた三重盲検臨床試験が互いに区別されるかもしれない。[05]

「医療実践を推進する」にあたって民間病院の価値は大きかった。〔しかし〕陸軍・海軍病院の価値は――ヨーロッパのものであれ、船上のものであれ、ヨーロッパの海外植民地に散らばったものであれ――さらに大きかった。軍病院は卓越した実験の場（sites）であった。ブロックリスとジョーンズが論じたように、「軍病院における病気の兵士は医学の実験用動物《モルモット》として最初に系統的に利用される入院者集団であった。科学的な動機のためでもあったが、利益のためでもあった」。病気や瀕死の兵士や水兵を前にして――特に東西インド諸島の新しい病気の環境の中で――、医師は長々とした調剤法を正確に遵守したり、個人の体質の細かな点を観察したりせずに現場で用いることのできる、少数の効果的な薬を開発する必要に迫られていた。このことは臨床観察と安上がりの大衆治療薬の積極的な試験を伴ったが、そのやり方は個人診療の通常の約束事からすると痛烈に非難されるようなものだった。歴史家のマーク・ハリソンが記したように、イギリス陸海軍の軍医は民間の医師に比べて「はるかに容易に」解剖や検死のための身体を入手できるとみなしており、このことはインドや西インド諸島など、ヨーロッパよりも何倍も死亡率の高い熱帯の植民地にとりわけ当てはまった。[06]

ヨーロッパの都市病院と軍病院が実験の場であったのだとしたら、西インド諸島のプランテーション病院はどうであったのか。新世界のプランテーションに集中していた奴隷化されたアフリカ人は、一八世紀医学にとっての実験用動物《モルモット》だったのか。この捕われの集団は新療法を試験するためにたっぷりと人体を供給したと、想像する人もいるかもしれない。

西インド諸島における実験

植民地で働くヨーロッパ人医師にとって、実験を伴う経験主義は時代の流行の方法であった。一七八一年から一七八三年までジャマイカの軍病院の統括官を務めたジョン・ハンターが、実験的方法を支持したことは有名である。ハンターは「自らの観察による」以外のあらゆる治療法の説明を拒絶した。彼は自分の目で見た物事にしか納得しない医師こそが「知識の改良に向けていっそう有益な仕事を行う」と確信していた[*07]。

　仏領植民地の医療者も同様の見解を持っていた。一七七七年から一七八三年までサン＝ドマングで働いた王政派遣の内科医にして病院の監察官であったジャン＝バルテルミ・ダジールは、「臆測」や「空想」で論文を書く者たちを非難した。フランス帝国全域での二五年にわたる労役から引き出されたダジール自身の著作は、「日々の経験」と詳細な観察を用いていた。ダジールは医学を「事実と経験の学」とみなしていた。カイエンヌで働いていたダジールの同国人ベルトラン・バジョンも、自身の仕事を「経験」と「観察」に基礎づけていた――植民地にはきちんとした研究に必要な施設が必ずしもあるわけではないことを嘆いていたとはいえ[*08]。

　ヨーロッパでは医学上の実験主義者はもっぱら大学教授であり、国内外の学識ある同業者に向けて自らの発見を記録し発表していた。たとえばエディンバラ大学のフランシス・ホームは、六年にわたる臨床での観察と実験に基づいた主要な発見をまとめて報告した。彼の書くところでは、実験に「最高の確実性」を付与するために、「患者が臨床病棟に受け入れられた年月日は欠かさず記録した。したがって誰もが臨床報告書でそれらの症例を参照することができる。報告書は診療所に保管されており、本報告では大幅に割愛したそれら〔の症例〕の全容をそちらでご覧になれる[*09]」。

　植民地では、イギリス人の実験主義者はたいてい農園所有者に雇われたプランテーションの内科医か外科医であった。これらの若い男性たちは、個人診療〔の契約〕を打ち立てる望みをもって資産家男性への紹介状を携えて島にやってきた。彼らの中でもより起業家精神に富んだ者は〔雇用者と〕協力関係を育み、最終的に自らのプランテーションを購入したり、イギリスで引退生活を送ったりするのに充分な財をなした。何かを出版した者は比較的少数だった。これらの医者は、プランテーションからプランテーションへと馬で長距離を駆け、長時間働いた。生計を立てるために五〇〇〇人もの人々を受け持つこともあった。ジャマイカ在住の医師ジョン・ウィリアムソンは、プランテーションでの診療には「身体的健康と活力と気力」が必要であり、ものを書く時間などほとんど残らないと記している。アンティグアで働くトマス・フレイザーも同様に、「我々〔医師という〕職業人はこうした〔流行病の〕際には馬に跨《また》がってばかりいるので、私に関して言えば、自宅にいる時もペンを執るような気力を奮い起こすことはほとんどできなかった」と記している。こうした逆境にもかかわらず、医学者は〔実験の〕結果を公表することに熱心であり、それを後半生の仕事とする者も多かった。たとえばウィリアムソンは、一八一二年にイギリスに帰国したのちに、西インド諸島での経験について分厚い二巻本を執筆した。さらに、ものを考える時間がないとこぼしていたフレイザーも、彼の観察を記録するのに夢中になるあまり「手紙を書くだけのつもりが大論文を」、彼の記すところでは「かなり深淵な主題について」著してしまったのだった。[10]

ペンを執った仏領植民地の実験主義者は、英領植民地の実験主義者とは対照的に、政府から職務を委任され年金を支給される王政派遣の内科医であった。サン＝ドマングでは、たとえばジャン＝バティスト＝ルネ・プペ＝デポルトは、以前はろくに成果をあげられなかったが、首都カプ＝フランセの海軍病院に任命されてからというもの、治療学で著しい進歩をみたのだと述懐している（図4）。彼の記述によると、その病院は多様な背景を持つ人々で溢れていたので、「各国の型」における「一般と個別の」治療の結果を見守ることができた。数十年後にカイエンヌで働いたベルトラン・バジョンは、ヨーロッパ系、アフリカ系、そしてアメリカ先住民系の人々との医学的な出会いについて、人類学者のような精細さをもって書いたのだった。[11]

重要なことに、西インド諸島は実験の基盤設備《インフラ》に乏しく、教育用の病院も医学雑誌もなければ、学会もないに等しかった。アメリカ哲学会は一七四三年にフィラデルフィアで設立されたが、一七六五年以降、英領西インド

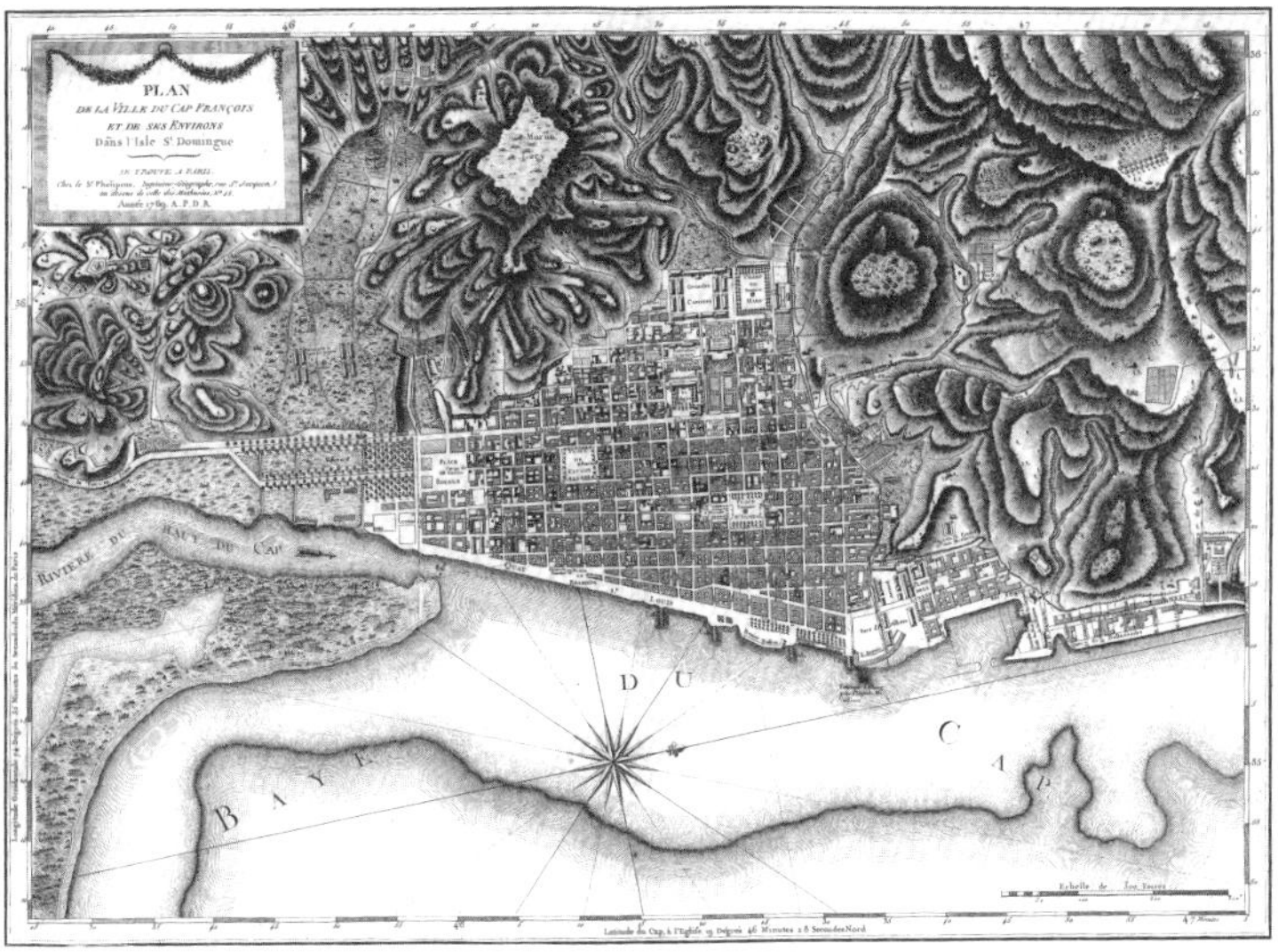

図4　1789年のサン＝ドマングのカプ＝フランセ。カプ＝フランセはフランスの医療複合体の中心地であった。

諸島からの学生が何人かフィラデルフィア大学医学部で学んだとはいえ、カリブ海地域の医師で会員になった者はわずかであった。学会と地方誌は西インド諸島には遅れてやってきた。サン＝ドマングでは『植民地医事報』が一七七八年に発行され始めた（購読料は年間六六植民地リーブル）。一七七九年に植民地における紙の価格が急騰すると、この雑誌は八号限り（印刷された総頁数は五〇頁）で廃刊に追い込まれた。一七八四年にサン＝ドマングでフィラデルフィア・サークル〈1〉が設立されたことは有名だが、それも一七九二年、革命の混乱のさなかに解散を余儀なくされた。キングストン医学協会は「何か月ものあいだ医学の力を挫くことになった」悪性の熱病と闘うために一七九四年に創設されたが、一八三二年までには消滅した。ジャマイカでは一八三〇年になって初めて科学雑誌が創刊された。『ジャマイカ医学雑誌』の第一号の編集者が述べたところでは、「不名誉ではないにせよやや奇妙なのは、ジャ

〈1〉――フィラデルフィア・サークル　一八世紀末にサン＝ドマングで設立された学会。『植物と帝国』76頁も参照。

マイカ出版局から折に触れてさまざまな出版物が刊行されてきた中で、医学コミュニティからの定期刊行物は一度も出ていなかったということだ」。ジャマイカ内科医外科医協会は一八三二年にようやく設立された。つまり一八世紀を通して、組織的な医学研究の中心はヨーロッパにあったということだ。その結果、西インド諸島の実験主義者は、ヨーロッパ横断的な薬物検査の共同体に固く紐づけられていた。以下で見るように、植民地医師はヨーロッパで教育を受けた。彼らはヨーロッパの同業者から発された問いかけに答え、ヨーロッパの学会員と文通し、〔実験〕結果を大部分、定評あるヨーロッパの雑誌に発表した。一七七〇年以降は、ジャマイカでもサン＝ドマングでも、現地の印刷屋から本を出版する植民地医師もいた。[*12]

　カリブ海の島々で、新しい治療薬や技術を用いて実験を行っていながら、結果を記録しなかった医者がどれほどいたかを知ることは不可能だ。ジャマイカの軍医ベンジャミン・モーズリーの記したところでは、西インド諸島在住の医療者はその島にとっての最良の治療法を有していた。モーズリーは、暑い気候が心身から力を奪って〔医者たちを〕無為にしたために、「医術の知識の多く」が彼らとともに途絶えてしまったことを惜しんだ。[*13]

　序章で記したように、〔我々は〕実験主義者を――ヨーロッパで働いたにせよ、植民地でにせよ――ヨーロッパで教育を受けた医師だとついみなしがちである。しかしそれは物語のごく一部にすぎない。アメリカ先住民とアフリカ人の治療法が一八世紀を通じて大いに追究されたのは、それらがまさに有効だったからである。留意すべきは、ヨーロッパの実験手順《プロトコル》に従って試験された新薬の多くは、アメリカ先住民かアフリカ人に由来するものであったということだ。西インド諸島の植民地宣教師、農園主、商人、そして兵士は、ヨーロッパ人にとってまったく未知の病にかかることが多かった。こうした絶望的な状況下で、医師たちはヨーロッパから船で運ばれてきた、高価なのに効かないことの多い薬を棄てて、代わりに「野蛮人と呼ばれるその国の先住民」〔つまりカリブ人〕からもたらされた熱帯の治療薬を用いたのだった。[*14]

肌の色の科学、あるいは人種の細かな生理学的差異

南北アメリカ大陸の奴隷制は人種に基づいていたので、大西洋世界の医学実験で人種がいかに概念化され配置されていたかを分析することは重要である。二〇、二一世紀において、人種（という語）ははっきりと身体的差異――髪質や肌の色、鼻や唇の形、遺伝情報などの違い――を指し示してきた。近代になって人種の身体的側面が著しく焦点化されるなかで、自然人類学の歴史、あるいは一八世紀の呼び方では「人間の自然誌」が、人種の歴史を包含するものとして特権化されてきた。科学史家は近代の人種概念（と科学的人種主義）の起源を、以下のような人々にたどってきた。フランスの医師にして旅行家フランソワ・ベルニエ（一六八四年）、一八世紀の偉大な博物学者カール・リンネ（人間を最初に分類した責任がある）、ジョルジュ＝ルイ・ルクレール・ビュフォン伯爵（近代的な種概念を考案した）、そしてヨハン・ブルーメンバッハ（自然人類学の「父」と称えられる）である。ブルーメンバッハの五つの人種（の分類）は今日の人種区分の先駆けであった。[★15]

しかし大西洋世界を専門とする歴史家は科学史家に異議を唱えている。人種主義をその近代的形態に作り上げたのはヨーロッパ人の科学ではなく、植民地主義――そしてしばしば入植者自身――であったと力説するのだ。たとえばジョイス・チャップリンは、南北アメリカ大陸のイギリス人入植者が、ヨーロッパの博物学者よりもずっと早く、一六四〇年代にはすでに身体的固定の概念を発展させていた様子を詳述している。チャップリンによると、イギリス人入植者は人間の差異に関する当時の理論であった環境主義を忌避していた。それは太陽、熱、湿気、風、そして特色ある食べ物にさらされることが、人種差を説明するということを説くものであった。事実、南北アメリカ大陸の入植者は、時間が経っても自分たちがアメリカ先住民の特徴を帯びてこないことに気が付いていた。さらに入植者たちは、ヨーロッパの病気に直面したときに示されるアメリカ先住民の高い死亡率を（先住民たちの）

身体的脆弱性（と道徳的劣等性）の証しと解釈し、自分たち〔ヨーロッパ人〕の身体の耐久性を、アメリカ大陸とその住人を征服する権利の印だとみなしたのだった。ヨーロッパ人の身体的優越性だと想定されたものが、彼らの帝国的野望を支えていたように思われる[★16]。

〔かつての〕ヌエバ・エスパーニャ〈2〉で教鞭をとるホルヘ・カニサレス＝エスゲーラは、スペイン人について同様の分析を展開した。彼もまた、誤ってヨーロッパ人博物学者に帰せられてきた人種主義の近代的形態を発展させたのはスペイン人入植者であったと論じている。ヨーロッパ人によるネガティヴな特徴づけから自らを守るために、スペイン系クレオール（南北アメリカ大陸で生まれたスペイン人）は自身の身体が先住民のそれとは根本的に異なると主張した。ここでも、長期の観察からアメリカ大陸の気候がスペイン人をアステカ人にも、マヤ人にも、インカ人にも変身させず、ヨーロッパの冷たい空気が黒人を白人に変えることもないことが明らかになった。カニサレスによると、亡命スペイン人医師フアン・デ・カルデナスが人種の生理学に関する最初の近代的論文を一五九一年に著した。カニサレスはこの論文と他のクレオールの著作を近代人種主義の初期の表明と解釈しつつも、一方で西領アメリカ植民地におけるこれらの発展はヨーロッパにほとんど影響を与えなかったことも認めている[★17]。

ギヨーム・オベールは、ヌーヴェル・フランス〈3〉におけるフランスの政治を考察するなかで、人種の新しい語法を博物学者の陳列室にではなく、ヨーロッパ、具体的には拠点都市《メトロポリス》における階級政治にたどることで、チャップリンやカニサレスとは一線を画している。よく知られているように、一八世紀末以前にはほとんどのヨーロッパ言語において人種（race）とは血統や動物の純粋種を指していた。オベールによると、フランスのエリートは「高貴な血」が「高貴な人種」を生み出すと考えて、彼らの血統を維持しようと努めたという。オベールは、フランスの大臣が当初、新たに発見された植民地で社会的結束を築くために、フランス人男性と北米の先住民女性との結婚を奨励した際に、これらの血の概念を喚起したと記録している。こうした〔結婚という〕絆によって、国家の大臣は混血の――混ぜ合わされ団結した――人々を作り出そうとした。しかし一八世紀初頭までには、近代的な意味での人種がその醜い頭をもたげつつあった。白さだけが血の純粋さと同等視されるようになり、混血は仏領植民地世界の全域で端に追いやられた。たとえばサン＝ドマングでは白人はいかなる社会的身分であっても、殿、夫人、嬢などの敬称を身に帯びた。フランス〔本国〕ではこれらの敬称は紳士階級のために取っておかれたにもかかわらずである。オベールは奴隷制に関し、植民地の役人が拠点都市の貴族の擬似生物学的な語彙でもって、黒人に対する白人の生来の優越性に賛成する議論を明確化したものだと結論づけている。★18

　歴史家の用いる資料の種類と、彼らが研究する特定の国や大陸が、近代人種主義の起源の位置づけをおおむね決定づけているということを理解することは重要だ。歴史家はさまざまな種類の文献や法的文書や旅行記に依拠しつつ、近代人種主義の根源を聖書におけるハム〔ノアの嫌われ者の息子〕の呪いに、中世イスラームの奴隷市場に、スペインの血の純潔《リンピエサ・デ・サングレ》〈4〉に、さらにはアフリカの奴隷市場そのものにすら見出すのだ。たとえばニコラス・ハドソンが言語学的な道具やテクストを用いて、人種の近代的な意味は一八三〇年代までヨーロッパの辞書には記載されていなかったと記していることは非常に重要だ。彼が示したように、一八世紀の辞書――サミュエル・ジョンソンのもの〔『英語辞典』（一七五五年）〕であれ、アカデミー・フランセーズのもの〔仏語辞典〕であれ、『百科全書』であれ――において、人種は「血統」や「家系」という伝統的な意味を保持していた。同様に一七世紀の民族誌的な紀行文献は、非ヨーロッパの諸民族を主として慣習、言語、宗教、政府などの観点から記述しており、もっ

〈2〉――ヌエバ・エスパーニャ　一六～一九世紀のスペインの植民地。
〈3〉――ヌーヴェル・フランス　一六～一八世紀のフランスの植民地。
〈4〉――血の純潔　近世のスペインで、キリスト教徒の血統が重視されたこと。

ぱら身体的特徴の観点からではなかった。ハドソンは、一八世紀末までに近代的な意味での人種が民族誌的学問をいかに支配するようになったのか、また国民（nation）という用語がヨーロッパ内部での政治的・社会的区分を記述するものとして用いられる一方で、ヨーロッパの外の「野蛮」とみなされた諸民族の記述においては部族（tribe）〔という語〕がいかに国民に取って代わっていったのかを詳述している[19]。

　こうした広範な文化的・政治的議論が、西インド諸島で植民地医師が行った具体的な実験の背景をなしていた。一八世紀大西洋世界の奴隷制社会では、丸刈りの頭や焼き印よりもむしろ肌の色こそが、法的身分といわゆる道徳的価値の、直接読みとれる記号となった。マンチェスター大学の内科医にして産科医のチャールズ・ホワイトは、人々の間の「肌の色の大いなる多様性」は非常に「明白で顕著」なので、「人種の多様性と呼ばれているものの主要にして最も特徴的な区別である」と広くみなされてきたことを確認した。クレオールの弁護士でサン＝ドマングについて広範に記述したメデリック＝ルイ＝ゼリー・モロー・ド・サン＝メリーは、肌の色の一二八個の法的カテゴリーを苦心して作り上げた。それには白人、黒人、ムラート（モロー・ド・サン＝メリーの考えでは、白人と黒人の混血）、クアドルーン（白人とムラートの混血）、メスティーソ（白人とアメリカ先住民の混血）、マムルーク（メスティーソと白人またはクアドルーンの混血）、グリフ（黒人とムラートの混血）、サカトラ（黒人とグリフの混血）、そしてそれらとアメリカ先住民とのあらゆる混血が含まれていた（図5）[20]。これらの厳格な区別にもかかわらず、奴隷経済における主要な〔肌の〕色の境界線が白人を黒人から隔てていた。一八世紀に南北アメリカ大陸を広範に旅行した博物学者アレクサンダー・フォン・フンボルトはこう記している。「アメリカ大陸では肌が白いか白くないかということが、人間の社会的地位を決定する。白人は裸足で馬に乗っていても、自分がその国の貴族に属していると考える」[21]。

　西インド諸島の医師は自らの仕事との関連で〔のみ〕人種の特徴に関心を持った。仕事とは、白人農園主と黒

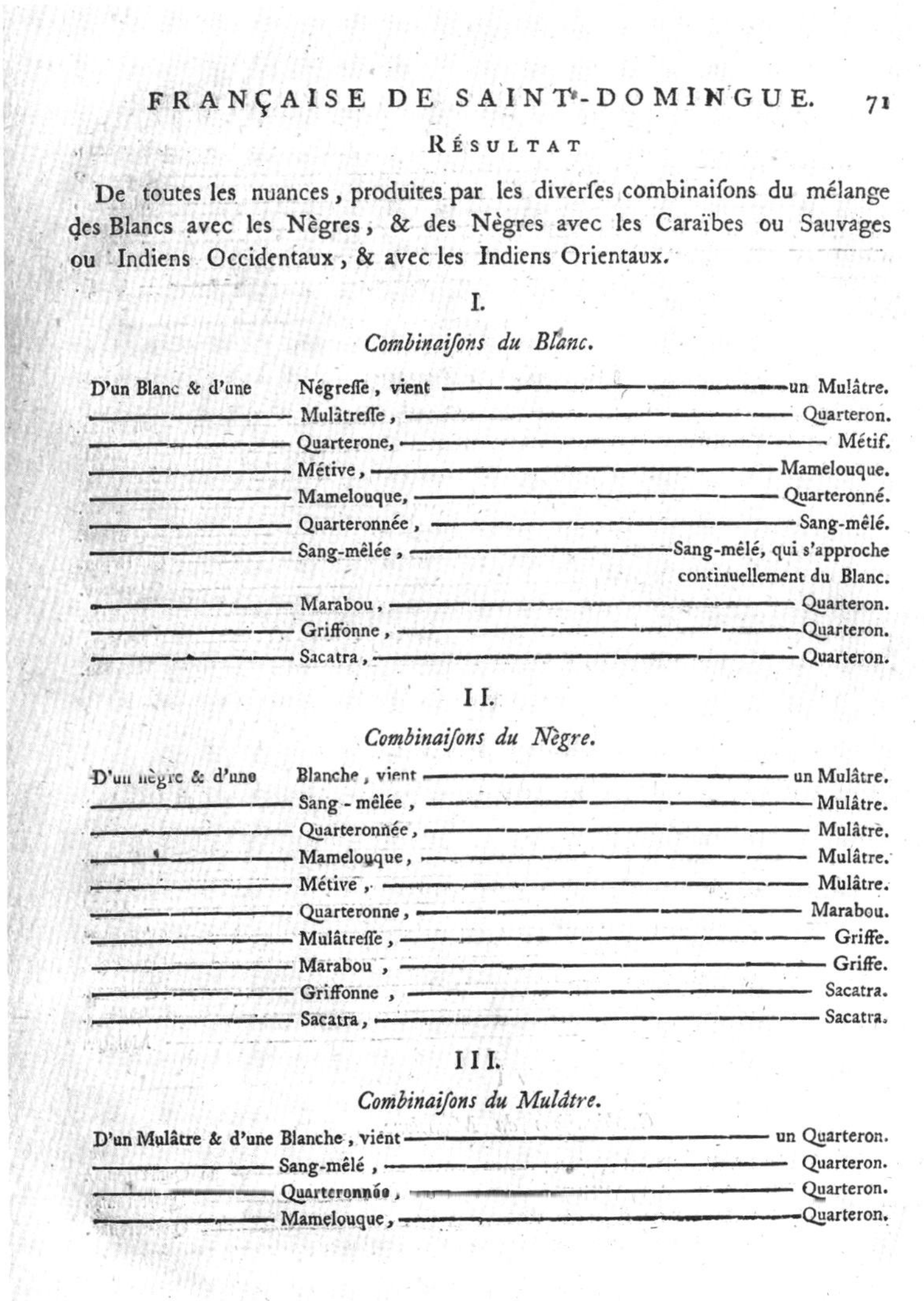

FRANÇAISE DE SAINT-DOMINGUE. 71

RÉSULTAT

De toutes les nuances, produites par les diverſes combinaiſons du mélange des Blancs avec les Nègres, & des Nègres avec les Caraïbes ou Sauvages ou Indiens Occidentaux, & avec les Indiens Orientaux.

I.

Combinaiſons du Blanc.

D'un Blanc & d'une	Négreſſe, vient	un Mulâtre.
	Mulâtreſſe,	Quarteron.
	Quarterone,	Métif.
	Métive,	Mamelouque.
	Mamelouque,	Quarteronné.
	Quarteronnée,	Sang-mêlé.
	Sang-mêlée,	Sang-mêlé, qui s'approche continuellement du Blanc.
	Marabou,	Quarteron.
	Griffonne,	Quarteron.
	Sacatra,	Quarteron.

II.

Combinaiſons du Nègre.

D'un nègre & d'une	Blanche, vient	un Mulâtre.
	Sang-mêlée,	Mulâtre.
	Quarteronnée,	Mulâtre.
	Mamelouque,	Mulâtre.
	Métive,	Mulâtre.
	Quarteronne,	Marabou.
	Mulâtreſſe,	Griffe.
	Marabou,	Griffe.
	Griffonne,	Sacatra.
	Sacatra,	Sacatra.

III.

Combinaiſons du Mulâtre.

D'un Mulâtre & d'une	Blanche, vient	un Quarteron.
	Sang-mêlé,	Quarteron.
	Quarteronnée,	Quarteron.
	Mamelouque,	Quarteron.

図5　メデリック＝ルイ＝ゼリー・モロー・ド・サン＝メリーによる、革命前のサン＝ドマングの18頁にわたる人種の分析の1頁目。モロー・ド・サン＝メリーの等級が男性をひいきしていることに注意。第1等級はさまざまな人種的背景を持つ女性——「黒人女性《ニグレス》」、「ムラート」、「クアドルーン」など——と白人男性との子孫から成る。第2等級はさまざまな出身の女性と黒人男性との子孫から成る。

人奴隷とを健康で労働に適した状態に保つことであった。とはいえ、医師は熱心に議論されている主題についてもしばしば立場を表明した。たとえば、肌の色の人種差の原因――太陽の熱によって引き起こされるのか、それとも皮膚の生来の特質なのか――などである。以下でまず検討する実験は肌の色を探究するもので、ジェイムズ・トムソンがジャマイカに到着した一八一四年から、亡くなった一八二二年までのどこかで実施したものである。[★22]

トムソンによる肌の色の探究に目を向ける前に、大西洋世界で働くヨーロッパ人医師が、黒人と白人の集団を〔それぞれ〕均一な一団とみなしがちであったことを記しておくことは重要だ。ほとんどのヨーロッパ人は、アフリカやその〔地域の〕人々や地理について何も知らないに等しかった。プランテーションからプランテーションへと長距離を馬で巡回したプランテーション医師にとって、奴隷化されたアフリカ人は単に「黒人《ニグロ》」であった。患者と大いに親しい関係を築いたトムソンは、アフリカとその人々に対する同国〔イギリス〕人の男女の無知に衝撃を受けた。「アフリカ生まれの人々の間で一度も暮らしたことのない人たちが、彼ら〔アフリカ人〕がみな縮れ毛で同じような外見をしているのを見て、個々人をどうやって見分けられるのかと驚くのを耳にする」と彼は毒づいた。読者に教えていわく、アフリカ人はこの上なく多様な地域から連れてこられるので、「背丈、肌の色、精神的資質」において違いを示すが、「そうした違いはヨーロッパ大陸の住人の間に存在すると認められているものとあらゆる点で等しい」。トムソンは、これらのアフリカ生まれの人々を「卑しく、不実で、執念深い」と表現したヨーロッパ人同業者を痛烈に非難した。「ああ、さも決然と他人の特徴について報告しながら、その実彼ら自身の特徴をも区別できないような者に、どんな信頼を置けるだろうか」と彼は叫んだ。[★23]トムソンの忠告にもかかわらず、医師〔トムソン自身をも含む〕はヨーロッパ人を一つの集団とみなし、プランテーション奴隷をまた別の集団とみなしがちであった。

西インド諸島のプランテーション所有者がアフリカ人の出身地や文化に注意を払ったのは、奴隷が反乱を起こさず重労働をいとわないかという点に関してであった。一七六〇年代にセントクリストファー島で活動した医師にして詩人のジェイムズ・グレンジャーは、健康に関してアフリカ人の間に区別を設けた数少ない一人であった。彼は農園主に奴隷を注意深く選ぶよう警告した。「ギニアのさまざまな民族は振る舞いや情熱の点で異なるのみならず、生まれ故郷の気候の性質からくる多種多様な〔心身の〕不調に服してもいる」と彼は書いた。コロマンティー〈5〉は「勇敢で自由な人々」で、なかなか束縛には甘んじてくれなかった。「ミナ人」はごくわずかの挑発でも、あるいはまったく挑発がなくても、自殺しやすかった。マンディンゴ人は寄生虫に侵されており、コンゴ人は浮腫ができやすかった。このような理由で、グレンジャーはそれらの地域の出身者を購入しないよう農園主に警告した。もしも購入が避けられない場合、若い奴隷を買うよう勧めた。一五歳以下の男子と、一二歳以下の女子である。「イボ人」〈6〉では女性が主要な働き手であるため、その地域の男性よりは女性のほうを選ぶべきであるとされた。しかしグレンジャーは、女性には月経障害があり、不妊症やその他の不調につながるため、〔基本的には〕女性を購入しないようにと警告した。[*24]

アフリカの諸民族の違いについて記した者は他にもいる。イギリス政府が一七八八年に収集した情報には、「ポポ人」は土食という「有害な」慣習をジャマイカに持ち込んだと記され、「土食の横行はジャマイカの年間死亡者数を大いに増やしている」と警告されている。医師のジョン・ウィリアムソンは女性奴隷がしばしば「萎黄病」や「胃痛」などにかかり、それらの病気に伴って貧血症になり、とりわけ「ムンゴラ」やアンゴラ出身の者たちはめったに回復しないと不平を漏らした。続けていわく、アンゴラ人には「イボ人やコロマンティー」のような「心身の強靭さ」はないが、よい「召使いや機械工」にはなるとのことだった。「イボ人の黒人《ニグロ》は」幼い頃に連れ

〈5〉――コロマンティー　現在のガーナからカリブ海地域に連れてこられた奴隷。
〈6〉――イボ人　現在のナイジェリア南東部一帯に居住する民族。

てこられた場合「勤勉で優秀な働き手」となるが、二〇歳や二二歳を過ぎてから連れてこられると「非常にむっつりとして、親切で寛大この上ない扱いに対しても聞き分けがなくなる」のだった。[25] しかしこうした個別具体的な話は稀であった。

現実には、異なる文化的背景を持つアフリカ人は西インド諸島のプランテーションで混ぜ合わされたのだった。農園主は、〔相互に〕異なる言語を話し〔相互に〕異なる慣習に固執するアフリカ人を購入することで、反乱を押さえ込もうとした。また農園主は購入を出身地ではなく体格〔そして労働能力〕に基づいて決めた。[26]

西インド諸島の医者もまた、白人すなわちヨーロッパ人を均一な一団とみなしがちであった。これらの諸民族はさまざまな宗教や文化圏、言語集団から来ており、しばしば〔彼らの間での〕戦争に巻き込まれたという事実にもかかわらずである。陸軍の薬剤師ウィリアム・レンプリアーは、一七九三年から翌年にかけてキングストンの公立病院に受け入れられたヨーロッパ人の出身地の一覧表を作った。彼の〔記載した〕四一〇人の患者の大半は、イングランド（一七〇人）、スコットランド（六六人）、アイルランド（八四人）、ウェールズ（三一人）、あるいはマン島（四人）の出身であった。ヨーロッパの他の国から来ている者もいた。ドイツ（一三人）、オランダ（六人）、スペイン（四人）、フランス（三人）、ポルトガル（二人）、デンマーク（一人）、スウェーデン（一人）、ノルウェー（一人）、イタリア（一人）、そしてギリシャ（一人）である。残りは「アメリカ大陸」からであり、おそらく合衆国（一二人）、ジャマイカ（二人）、バーミューダ（一人）、バルバドス（一人）、そしてトルトラ（一人）からであった。東インド諸島から来ている者も一人おり、その他四人の出身地は不明であった。[27]

肌の色――もっぱら黒人を黒人たらしめるものとして理解された――は当時、大西洋世界のあらゆる医療複合体で熱烈な法的・医学的関心の主題となっていた。皮膚中の色の起源と場所に関する問いは、一七世紀のマルチェロ・マルピーギ以来、ヨーロッパの研究伝統においてしっかりと確立されていた。たとえば一七三七年に、偉大なオランダ人解剖学者ベルンハルト・アルビヌスは、「エチオピア人」の〔肌の〕色についての小冊子を出版した。この著作は最初期の彩色解剖図譜数点を売り物にしていた。図版はアフリカ人女性の親指の爪と、解剖された皮膚の一部（胸部のものもあった）を描いていた。歴史家レナート・マッツォリーニは、一六七五年から一八一〇年にかけてヨーロッパで出版された肌の色――その起源と原因、身体における位置――についての膨大な文献の中で、アフリカ人以外の民族の肌の色に言及したタイトルを持つ文書は皆無であると指摘している。マッツォリーニによると、肌の色に関するヨーロッパ人の議論は一七七〇年代にピークを迎えた。[*28]

　肌の色に関する問いは大西洋を循環した。一七三九年にボルドー（フランス第二の奴隷港）の王立科学アカデミーは、黒人《ニグロ》の色の物理的原因を解明するための賞金コンテストを発表した。それを受けて、ピエール・バレールは『黒人《ニグロ》の色の物理的原因に関する論考』を出版した。それは彼がカイエンヌで一七四一年に行った二人の黒人《ニグロ》の解剖に由来する発見を売り物にしていた。コンテストには間に合わなかったが、ヴァージニア州のジョン・ミッチェルもまた、皮膚――時に生きた被験者の――をやけどさせて水ぶくれを作ることで、黒人と白人、そして「先住民」の肌の色の本性を探究した。数十年後、ジャマイカで働くベンジャミン・モーズリーは、赤ん坊はみな白人として生まれ、性器と指の爪のみに赤ん坊の本来の肌の色〔白〕が表れているのではないか〔という仮説〕を探究した。モーズリーは新生児の陰唇、外陰部、陰嚢を入念に検査し、その本来の色を知ろうとした。彼自身の報告によると、彼は妊娠後期に流産となった胎児を用いても研究した。これらから、彼は「アフリカ人種」や「混血の子孫」はその他の人類よりも、特にあれらの重要な部分〔性器〕において、暗い色をしていると結論した。結論していわく、肌の色は「彼らが世に生まれ出る以前からさえ」明白であった。ジョン・ハンターもエディンバラの学生であった一七七五年に人類の多様性に関する論文を発表し、その探究の姿勢と技法をジャマイカでの服務に携えてきたのだった。[*29]

こうしてジェイムズ・トムソンは、ジャマイカでの診療中に行った肌の色に関する〔道徳的に〕問題のある探究を取り上げたとき、熱心に議論されている問題の渦中に身を置くことになった。気候が人間の肌の色の違いの原因でないのだとしたら、何が原因なのか。さらに具体的には、黒人を黒人たらしめているものは一体何なのか。当時は白い肌が基準とされ、他の人種はすべてこの汚れなき起源から「退化した」ものだと広く想定されていた。人間の多様性に関するヨーロッパの偉大な権威であるヨハン・ブルーメンバッハの説くところでは、「白い肌はいとも簡単に茶色に退化するが、炭素質の色素〔…〕の分泌と沈澱が一度深く根付いてしまうと、その色素がすでに染み込んだ茶色の肌が白くなるのははるかに難しい」のだった。この意見に異議を唱えた者も少数いた。たとえばチャールズ・ホワイトとジェイムズ・プリチャードは、黒い動物は偶然白い動物〔アルビノ〕を産むことがあるが、白い動物が黒い動物を産むことはないとして、人間はもともと黒かったのだと主張した。この点に関して、トムソンは次のように応答した。「ある利口な男が、我々の最初の親は黒人であり、ヨーロッパ人の肌の色は退化した状態なのだと断言した。ミルトンが我々の肌白き母イヴを神々しく描写したことで掻き立てられた熱狂が、そのような馬鹿げた主張によって曇らされるという理由だけからしても、それが真実だと考えるのは残念なことだ[30]」。

　人間の違いのあらゆる側面を綿密に研究したブルーメンバッハは、黒さの「直接的原因」は「人体中の豊富な炭素」にあると結論した。それがマルピーギ層――肌の色の解剖学的場所――に沈着していくのだった。ブルーメンバッハは、同時代人の多数と同じく、黒さと「黄褐色の色合い」は熱帯の太陽の熱によって――皮膚に直接作用するのでなければ肝機能への強力な影響によって――引き起こされるという考えにこだわり続けた。トムソンは次のように書いて〔そのような〕環境主義を拒絶した。「先住民との交わりが避けられたところでは、三〇〇年経っても肌の色がほとんど変化しなかったことを事実は示している。なぜ灼熱が黒人を生み出すのかは、これまで一度も説明されたことがない」[31]。

トムソンは、人間の皮膚における黒さの究極の生理学的原因を突きとめるべく調査を開始した。とりわけ興味深いのは、彼の探究の詳細な（グロテスクなとも言える）性質だ。時代の流行の問いに駆り立てられて、トムソンは「この間《かん》、多数の黒人《ニグロ》の解剖」を通じて「ヨーロッパ人と黒人《ニグロ》において観察できる解剖学的構造の違いに関する一連の実験を開始した」と報告した。トムソンはヨーロッパ人の身体（彼が診ている間に亡くなった人々）を入手できたが、おそらく当時「繊細な配慮」として知られたものゆえに、それらの身体を切開したとの報告はしていない。トムソンはこの研究のために何人のアフリカ人の身体を解剖したのかを語らないが、肌の色に関する解剖を「たくさん行った」とする彼の言葉をそのまま受け取っておいてよいだろう。トムソンは（医師としての）仕事を通じて普段から解剖を行っていた。彼はやや弁解がましく、流行性感冒の「犠牲に斃れた」者たちを四、五〇人ほど——子供も何人かいた——、この病気をよりよく理解し治療するために切開したと記している。また彼は破傷風の原因を見つけるために、この病気で亡くなった幼児も解剖（と彼ははっきり称している）した[32]。

皮膚の研究方法を詳述するなかで、トムソンは彼が熱湯で（皮膚の）表面に「水ぶくれを生じさせた」様子を記録している。彼はそれ（水ぶくれ）を、「着色物質」を含むと判断した「血管網」を剥離できるようになるまで腐敗するに任せた。彼はアフリカ人に固有の「はっきり見分けられる膜」など存在しないことを熱心に指摘した。むしろ、この血管網が皮膚の表面に特有の物質を分泌し、これこそがアフリカ人を黒くしているものなのだった。この物質の濃度が下がると肌の色の濃さも減少し、「クアドルーンにおいてはまったく消失」した。またトムソンは、西インド諸島での彼の経験に固有な新たな証拠をこの探究にもたらした。彼は皮膚の着色原理が再生可能であることを記したのだった。彼の記述によると、ジャマイカで「ブレチー（Brechie）黒人《ニグロ》」として知られる「真っ黒な黒人《ニグロ》」は、出身国での慣習に従って眉と額の皮膚を大きく切除する手術を経ていたが、その傷跡は黒かったのである（したがってトムソンの見解は、ベルンハルト・アルビヌスやペトルス・カンペルといったヨーロッパの解剖学者のそれとは異なっていた）。トムソンはこれがイチゴ腫を経験した奴隷にも当てはまることを見出した。イチゴ腫が癒えるにつれて、「母さんイチゴ腫」（つまり中心的発疹）はその本来の色を再生するのだった。[*33]

こうした探究は、トムソンがどこでどのように実験技法を学んだのか――父親の協力者であり長年ジャマイカで実験を行ったジョン・クワイヤーからなのか、それともエディンバラでなのか――という疑問を生じさせる。トムソンが読者に教えるところでは、エディンバラの学生だった頃、「もしも成り行きで西インド諸島に行くようなことになったら、黒人《ニグロ》が陥りやすい不調について」研究するよう助言されたとのことだった。またトムソンはエディンバラでどのように実験技法を身につけたのかも語っている。彼の書くところでは、「数年前、エディンバラ大学在籍中に、我々（医学生）のうち何人かで、有効性の疑わしいさまざまな医薬品について実験をするために集まった」のだという。[*34]とはいえトムソンは、生前隣接する教区で診療していたクワイヤーを大いに尊敬しており、自著にクワイヤーへの献辞をつけてもいた（第4章）。

トムソンは（少なくとも自身の納得のために）アフリカ人の色合いが太陽のせいではないことを示したが、暑い気候において浅黒い肌が大いに有用であることも急いで指摘した。黒色は、その既知の力から推論するに、他の色以上に熱を吸収するのみならず、放射もするのだった。アフリカ人の色素は絶えず体を冷まし、体が熱くなりすぎるのを防いだ。この固有の冷却システムは、大きく広がった胸や筋骨逞しい肩、均整のとれた四肢と並んで、少なくともトムソンに、なぜアフリカ人が、ヨーロッパ人には耐えがたい熱帯の暑さに耐えうるとされるのかを説明した。この理由からイギリス陸軍は、野外や炎天下での「疲弊する任務」を遂行するために、アフリカ人を「黒人先鋒兵」としてジャマイカの各連隊に雇用したのだった。[*35] こうしてトムソンは、当時の他の多くの人々と同様、奴隷制の廃止を検討していた立法府にとって重要な次の問いに、アフリカ人の身体の生理学的固有性に基づく答えを提供した。すなわち、なぜアフリカ人は、ヨーロッパ人にとってかくも致命的なカリブ海地域の熱暑の中で労働することができるのか。多くの医師がこの問いに答えることを求められていた（第5章）。

肌の色の探究に加え、トムソンはヨーロッパ人とアフリカ人との間のその他の解剖学的差異を研究した。彼はアフリカ人の頭蓋骨がヨーロッパ人のそれよりもずっしりと重く、その足は土踏まずが不充分であるため歩きにくいことを見出した。トムソンは、ペトルス・カンペルやザムエル・トーマス・フォン・ゼメリングなどのヨーロッパの解剖学者とは一線を画し、黒人を動物に近づけるアフリカ人固有の〔とされた〕顔面角を見出すことはなかった。また意義深いことに、アフリカ人の前腕に〔彼ら〕特有の〔とされた〕類人猿のような長さを見出すこともなかった。トムソンによれば、彼が検査した身体はこれらの点で「最大の多様性」を示していた。さらに、彼が繰り返し行ったアフリカ人の血液分析では、ヨーロッパ人との有意差は何ら見出されなかった。[36]

トムソンはアフリカ人奴隷の解剖から情報を得ていた。患者が死亡すると医師が検死を行うということは、ヨーロッパでも西インド諸島でもごく普通のことだった。サン＝ドマング在住の王政派遣の内科医であったプペ＝デポルトは、黄熱病の経過を研究するために多くの身体――ほとんどが白人の――を切開した。同じくサン＝ドマングで働いた医師のJ・F・ラフォッスは、短期間で一五人ほどの子供の奴隷を失った。彼はそれらを解剖して死因を探り、栄養失調であることを確かめた。立派な市民さえも検死がなされた。引き取り手のない遺体も、外科医が外科手術の速さや技に熟達するために用いられた。しかし当時の歴史家と倫理学者は、解剖や検死は慎重に行われるべきだと急いで警告した。エディンバラの偉大な医療倫理学者の息子ジェイムズ・グレゴリーは、身体を切開するには病院長からそのための認可が必要だと記した。こうした切開は近親者からの許可を必要とすることも多かった。しかしサン＝ドマングでは、奴隷を取り締まるために行われた異例の検死が一件見られる。容疑は子殺しであった（奴隷である母親が、自身の子を殺害したかどで告訴されたのだ）。一七八〇年代に王政派遣の内科医ジャン＝バルテルミ・ダジールは、プランテーションで死亡した幼児をみな切開して、彼らがどのように亡くなったのかを報告するように迫った。彼が書くには、このようにして「啓蒙された医師」は罪人を「震え上がらせる」ことができるのだった。★37

　トムソンは死因を決定するために検死を行ったのかもしれないが、自身の探究を「解剖」と呼んでいた。彼はそれらの身体を、人種差を探究するために用いたのだった。彼の探究は、ジョン・クワイヤーのそれと同様（第4章）、彼の医師としての直接の仕事の範疇を超えていた。それらは人種の正確な解剖学（的構造）をめぐる、ヨーロッパで進行中の論争に駆り立てられていた。トムソンは引用していないが、ゼメリングは一七八四年と一七八五年に『黒人《ニグロ》とヨーロッパ人の身体的差異について』を出版していた。ゼメリングは、ヘッセン＝カッセル方伯フリードリヒ二世によってドイツのフランクフルト近郊のヴィルヘルムスヘーエに入植させられたアフリカ人から身体を入手していた。★38〔一方で〕トムソンは当然、いつでもアフリカ人を手にいれることができた。しかもそれは公爵の庭園で展示用に囲われたアフリカ人ではなく、カリブ海地域のプランテーションで生き死にする、生身の被験者であった。

　トムソンは人種に関するより広い問題に関心を持っていたが、自らの解剖学的研究――特に肌の色の起源に関する分析――を、診断に役立ち、アフリカ系の患者を治療する能力にも貢献するものとみなしていた。トムソンの判断によれば、皮膚の表面に〔着色〕物質を分泌するアフリカ人の血管網は非常に活発で、彼らの汗の「鼻をつくような不快な」臭《にお》いの原因となっていた。この臭《にお》いは、繰り返し水浴させても弱めることはできないことを彼は見出していた。この汗は酸性だった（トムソンの報告によると、リトマス紙を赤くした）。しかし不快であったとしても、トムソンは汗こそがプランテーション医師にとっての最大の診断の道具だと考えていた。彼の見解では、黒人の「発汗の妨げ」は赤痢などを引き起こすことがある一方で、〔体液の〕「途切れない流れ」はさまざまな種類の皮膚のかゆみから彼らを守るのだった。

トムソンは発汗による診断の力を非常に大きなものとみなしていたため、ある女性奴隷の死を、汗をかかなくなったという単純な観察から予言してみせた。続けていわく、アフリカ人の健康は皮膚系の働きに適切な平衡を維持することにかかっており、それが次には内臓——肺と腸——の健康を確保するのだと。しかし彼は、妊婦において発汗は減少し、閉経後と高齢ではまったく止まってしまうと仲間の医師に注意を促した。トムソンは、自然状態ではアフリカ人は強靭な健康を享受していたとして譲らなかった。彼が記すには、多くのアフリカの民族は、彼らの言語に「熱病」を表す語を持たなかった。彼の数々の解剖は彼ら〔アフリカ人〕の身体構造の完璧さを明らかにしていた。彼らの内臓は損なわれていない組織の印を示し、内分泌系は一様に病気とは無縁だった。[★39]

多量の発汗の健康作用に等しく感じ入っていた医師は他にもいた。ジャマイカで二〇年にわたり診療したジェイムズ・チザムは、イギリス政府への報告書の中で、「発汗の妨げ」は破傷風——この病気は奴隷の新生児の四分の一の命を奪った——を引き起こすことを立証した。同じくジャマイカのウィリアムソンも、「黒人《ニグロ》がかかりやすい疾病の大半は、すべてとは言わないまでも多かれ少なかれ、発汗の妨げによるものとみなされうる」と書いている。レンプリアーにとっては、発汗の抑制は奴隷の身体上の欠陥ではなく、彼らの粗末な「仕事着とズボン」——彼の意見では、身体を「凪と海陸風との突然の切り替わり」に対して完全に無防備にしていた——によるものだった。彼の報告によれば、医師の助言に基づいて白人が採用していた改善された「衣服の着用」が、病気の予防に大いに役立った。[★40]

実際、発汗は熱帯で生き延びるための秘訣とみなされ、これに関してはアフリカ人が基準となった。ジェイムズ・カリーは、リヴァプール診療所で行う実験のために世界各地から情報を集めていたが（第4章）、コリン・チザムによる人間の深部体温に関する研究（後述）を長々と引用した。カリーの観察によれば、ヨーロッパ人は熱い気候で必要とされる「発汗物質」を単純に欠いていたのだった。ほぼ純粋な「リンパ液」からなる彼らの汗は、蒸発によってあまりに急速に消散するため、皮膚を均一に湿らせて涼しく保つことができないのだ。カリーは、アフリカ人が生まれながらに享受している発汗の利点を人為的にヨーロッパ人においても再現するために、西インド諸島の同国〔イギリス〕人に東洋諸国の「古代の」実践と、皮膚に「軟膏」を塗るというほぼ「まったくの蛮行」を採用するよう勧めた。加えてカリーはイギリス人が、今や西インド諸島のフランス人が広く実践している習慣を取り入れて、灼熱の太陽の下で体を動かした後には「ぬるま」湯に浸かるよう勧めた。[★41]

移植された人間――場所vs人種

人種はプランテーション医学を大いに支配していた。しかし「場所〔place〕」もまた重要であった。医学史家マーク・ハリソンは、「植民地医学は何よりもまず場所の医学であった」と断じた。ハリソンにとって、イギリスの植民地医学は特定の文化的な地点において生み出された「多様な知的伝統、民間伝承、科学的探究から引き出された知識の縮図」を表していた。しかし一八世紀の植民地医師は「場所」を二つ目の意味、すなわち「空気、水、場所」というヒポクラテス的な意味において最も重要なものとみなしていた。同化に関する植民地の豊富な文献は、この後者の意味での「場所」の文献とみなせるかもしれない。それらは帝国に移動させられた人々や植物や動物が、ある土地や気候から別の土地や気候へといかに効果的に移植されうるかを強調している。[★42]この意味での場所とは、特定の地理的な地点――特定の緯度、標高、天候、そして気温――を意味していた。場所に関する一八世紀の文献は人々や植物や動物の出身地や起源を特定していた。それらはどこの生まれや原産なのか。遠方から移植された場合、似たような風土からだったのか、それとも大いに異なる風土からだったのか。ヒポクラテス的な意味での場所は、健康を決定する重要な変数であるとみなされていた。健康と治療にとって、「場所」は一八世紀において人種と並ぶ、あるいは時に人種をも凌駕する深淵な分析カテゴリーとして登場したのである。

コリン・チザムの実験は、この二つ目の意味での「場所」を分析した点で特筆に値する。グレナダ島の外科医にして西インド諸島の兵站医学部の監察長官であり、最後にはロンドンの王立協会のフェローとなったチザムは、人間の深部体温があらゆる気候と土地で同じかどうかを明らかにするために広範な実験を行った。チザムの実験は人間本性の基礎を理解すべく設計されたもので、トムソンの実験のように人種差を発見するためではなかった。これらの実験において、チザムは人種——ここでも黒人・白人というカテゴリーに帰着させられた——を〔単に〕多くの変数のうちの一つとして使用した。[43]

「熱帯における動物体熱の温度」という問題は治療学にとって非常に重要であった。健康な被験者の体温を理解することは、医師が熱病を診断し治療するのに役立った。熱病は熱帯地域におけるヨーロッパ人水兵、兵士、農園主、そして奴隷化されたアフリカ人の最大の死因の一つであった。熱病について広範に記述したチザムは、人々が土地から土地へと移植されることで体温がいかに変化しうるかを理解しようとした。[44]

チザム以前にも人間の体温を研究した者はいた。たとえば、ダニエル・ファーレンハイトの新しくて持ち運び可能な目盛り付き水銀温度計（一七一四年）は、ブールハーフェの弟子であるウィーンのゲラルド・ファン・スウィーテンとアントン・デ・ハーエンによってそうした目的で用いられた。実際チザムは、彼が気象観測に用いた温度計は「ファーレンハイトの尺度〔華氏〕で目盛が振ってあり、ロンドンのフレイザー製のものだ」と述べている（図6）。[45]チザムはアバディーンで教育を受けており、ヨーロッパのさまざまな文脈での科学論争について熱心にペンを執っていた。しかし彼は何よりもまず植民地の外科医にしてプランテーション所有者であり、彼の問いは植民地事業に対応するものだった。

チザムは〔人間の〕「動物体熱」が世界の気候と同じだけ多様かどうかを理解しようとした。特に彼は、西インド諸島に移住した人間が長い順応の期間を必要とするのかどうかを知ろうとした。彼の書くところでは入植者は次のような信念を持っていた。気候の多様性と「ほぼ同じくらいの多様性が動物体熱にもあり」、（たとえばイギリスからカリブ海地域に渡るなどして）気候が変わると個人の体熱にも変化が生じ、体温は「慣れ」や「同化」が起こるまでは元に戻らないのだと。事例の事実を確立するため、チザムは「被験者に対するさまざまな温度計実験の結果を読者のご覧に入れるのが適切だ」と判断した。[46]

これらの考えを試し、人間を新たな土地に順応させるための「原則」を確立するために、チザムは「実験や試行」（と彼が称したもの）を行った。[47]彼は試験集団を意図的にヨーロッパ人とアフリカ人とで構成したが、人種は彼の関心事ではなかった。強く関心があったのは「場所」であった。つまり「白人」ないし「黒人《ニグロ》」の被験者が、（a）植民地に来たばかりなのか、（b）すっかり順応しているのか、それとも（c）クレオール（すなわち西インド諸島「生まれ」）なのかであった。

土地や気候に加え、チザムは当時の医師が健康の重要な決定因子と理解していたその他の人間の特質、すなわち年齢、性別、気質、職業の交差《インターセクション》を探究した。これらに彼は「（肌の）色」と伝染病への罹りやすさを付け加えた。一七九三年から一七九五年にかけての西インド諸島での熱病の流行について報告するなかで、チザムは、犠牲者が発病するのに「年齢」や「性別」は関係がなかったが、「（肌の）色」は発病しやすさを決定するうえで重要であることを見出した。自らの「住民の階層」を念頭に置きながら、彼は最も感染しやすいのは水兵と兵士（職業のカテゴリー）、ヨーロッパからの新参者（場所のカテゴリー）、そして「飲酒に耽《ふけ》る」者たち（気質のカテゴリー）であると報告した。その次がヨーロッパから新参（場所のカテゴリー）の白人男性（人種と性別のカテゴリー）であり、その次が階層のより低い白人男性、特に大酒飲み（気質のカテゴリー）であるか既往症によって衰弱した（健康状態のカテゴリー）者たちであった。次に来るのが白人女性、特にヨーロッパから新参の「海運関係者」であった。有

図6　ジェイムズ・カリーが描写した種類の1800年頃の温度計（第4章）。コリン・チザムが使用したのはこの型の温度計だったかもしれない。

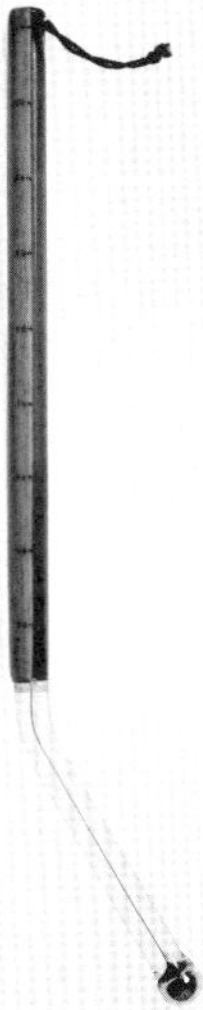

色人は感染しやすさの六位を占め、その次が「黒人《ニグロ》男性」、特に船員と荷役労働者だった。〔さらに〕これらの家庭の「黒人《ニグロ》女性」が続き、最後に子供、とりわけ「有色の」子供が九位を占めた。[★48]

プランテーション複合体の内部では、出身地は奴隷の死亡率や疾病率を予測するために特に重要であり、それが彼らの値段の相当な部分（最大三分の一）を決定することもあった。農園主は「黒人《ニグロ》」をよく注意して買うよう警告されていた。「新たに移植された」者たち（仏領ではnouvellement transplantés〔新規移植者〕と言われた）は気候や食生活の変化、さらに悲しみに苛まれる可能性があった。こうしたリスクのために、ボサール（bossale）――アフリカから移送されたばかりの奴隷はフランス語でこう呼ばれた――は「順応した黒人《ニグロ》」（西インド諸島で長期間暮らしている者たち）や「クレオール黒人《ニグロ》」（西インド諸島生まれの者たち）よりも安価であった。一七八〇年代には、「輸入黒人《ニグロ》男性」の価格はアンティグア、グレナダ島、セントクリストファー島といった島々では三七～四五スターリング・

ポンドであったのに対し、成人した「現地生まれの〔クレオール〕黒人《ニグロ》」は同じ島々で五六〜六〇ポンドで売れることもあった。ジャマイカでの価格は平均して七〇〜一〇〇スターリング・ポンドであった。[49]

出身地という意味での「場所」は、世界各地への移植という、より大きな植民地事業と結びついていた。一六世紀以来、ヨーロッパ人は自然――動植物や人間――を世界のある地域から別の地域へと移植することで莫大な利益を上げてきた。科学的発見の旅は、植物、医薬品、食物、動物、諸民族が移植でき順応できるという想定のもとで推進されていた。たとえば偉大なるカール・リンネは、熱帯の植物を「騙し」「誘惑し」「訓練し」て極北の地に生やすことで、「ラップランドのシナモン農園、バルト海のプランテーション、そしてフィンランドの稲作水田」を作ろうとしていた。[50] イギリス人医師ウィリアム・ファルコナーは、ある気候から別の気候へと短期間で移送された動植物は繁殖できないことが多いが、「人間」は優れた理性のおかげで、あらゆる気候や状況にうまく対処することができると記している。[51]

順応の成功には、植民地の人々や商品をいかに気温の変化、土壌、そして太陽や雨にさらされるなかで徐々に移動させるかについての詳細な理解が必要とされた。一七六八年にジェイムズ・リンドは植物に言及しつつ、「それらを元気に保ち、新しい環境に慣れさせるためには最大限の配慮と注意が必要だ」と述べた。人間にも同じことが当てはまるとみなされ、博物学者はますます植物の移植と人間の移植との間に類似性を見出すようになった。リンドの考察によると、「ヨーロッパの植物を栽培するのに好ましい土壌があるように、ヨーロッパ人の体質にとって健康的で好ましい気候もある。しかしヨーロッパの境界線の向こうでヨーロッパ人が訪れることの多い国のほとんどは、彼らにとっては残念ながらはなはだ不健康であることは明らかだ」。彼の指摘によれば、ヨーロッパの帝国の探検家は難破や野蛮な先住民の襲撃よりも、病気によって死亡することのほうが多かった。[52]

したがってチザムの実験は、人間をうまく効率的に（つまり可能なかぎり安上がりに）カリブ海の砂糖諸島に移植するという植民地事業に貢献するものであった。彼の目標は科学的〔動物体熱の理解〕であると同時に、実践的〔不要な順応手順の廃止〕でもあった。また彼は熱帯生まれの「黒人《ニグロ》人種」が、いかにして熱病や伝染病にうまく耐えうる——白人にはそれができなかった——のかも理解しようとした。[★53]

チザムは、彼がプランテーションを所有していた南米沿岸の「デメラリー」〔デメララ、後に英領ギアナ、現ガイアナの一部〕で試験を行った。デメララは北緯六度三〇分に位置し、チザムの「場所」の研究にとって重要なデータ地点をなしていた。チザムは意図をもって実験し、注意して被験者を選んだ。彼は最初の集団を「完全に健康」で、イギリスの島々からの「新参」で一六～二八歳の「白人」〔のちに文章上で推敲されて〔白人〕男性とされた〕一二人で構成した〔図7〕。実験を行うにあたっては、「空気の流れ」が結果を撹乱することが決してないよう、チザムは各被験者の脇の下に注意深く温度計を差し込んだ。最初の集団の平均「体熱」は〔華氏〕九六度〔摂氏三五・五度〕であった。

次に、彼はまたしても完全に健康だが、〔今度は〕熱帯にすっかり順応した白人一二人の集団で試験したところ、同じ結果が得られた〔図8〕。これらの集団に続き、アフリカ人の三つの集団で試験が行われた。植民地に来たばかりの「完全に健康で、北緯五度一〇分に位置するアフリカのギニアの黄金海岸生まれの屈強な黒人《ニグロ》」一二人、デメララに長く住む「完全に健康で屈強な黒人《ニグロ》」一二人、そして最後に、デメララ生まれの「屈強で健康な黒人《ニグロ》」一二人である。これらの集団はそれぞれ九七・五度、九六・五度、九八度を示した〔それぞれ摂氏三六・四度、三五・八度、三六・六度〕。チザムは多様な年齢と人種からなる集団で彼の試行を締めくくった。極端な年齢〔幼いか非常に高齢か〕が結果に影響しないことを確かめるために、彼は生後六週間から三〇か月までの白人の幼児や、もうすぐ四歳になる黒人の子供や、同じくらいの年齢のムラートや「八分の一黒人〔mustee〕」、そして八〇歳の「黒人」で試験した。これらの被験者の平均体熱は九八度〔摂氏三六・六度〕であった。[★54]

I ſhall now proceed to ſtate the reſult of thermometric experiments on various deſcriptions of perſons, made in Demerary, the latitude of which is 6° 30′ north.

1. White perſons newly arrived from a cold climate, Great Britain and Ireland, and totally unaſſimilated to the tropical climate. The thermometer carefully placed, and ſecluded from the influence of currents of air, in the arm-pits, of twelve young men, whoſe ages varied from 16 to 28 years, and in perfect health, gave the following reſults, the pulſe being at the ſame time as ſtated.

No.	Heat.	Pulse.
1	99°	78
2	98	75
3	98	—
4	98	75
5	94	76
6	93	72
7	98	108
8	98	92
9	94	72
10	99	88
11	98	92
12	99	88

Mean heat 96°. Mean pulſe 82.

2. White

図7　コリン・チザムによるデメララでの人間の「動物体熱」——深部体温——の研究に用いられた6つの実験集団のうちの1つ目。チザムの実験における変数は年齢、「肌の色」、場所——被験者がカリブ海地域に来たばかりなのか、すっかり順化しているのか、それともクレオール（すなわち西インド諸島「生まれ」）なのか——などであった。

プランテーション所有者であったチザムは多数の奴隷を難なく入手できた。彼が「白人」の被験者をいかにして調達したのかは語られていない。上述したように、チザムは人種差のために試験したのではなかった。彼の問いは場所についてのものであり、ヨーロッパとアフリカ双方の集団から注意深く被験者――「完全に健康な」者ばかり――を選んだのであった。デメララには多くのアメリカ先住民がいたものの、彼らはチザムの関心を惹く植民地の被験者ではなかった。

この実験でチザムの関心を惹かなかった（あるいは被験者が得られなかった）唯一の人間の標準的変数は、性別であった。チザムの検査した六七人の被験者のうち、具体的に女性と示された者は一人もいなかった。彼の二つ目の「白人」集団や、五つ目の「黒人《ニグロ》」集団、六つ目のランダムな被験者の中に、女性がいたかどうかを知ることはできない。症例記録が示すところでは、彼は普段の診療ではもっぱら男性を治療したが、兵士の現地妻や自由人のムラート女性、黒人《ニグロ》女性、奴隷女性といった人々を治療することもあった[★55]（女性の症例を

熱帯における動物体熱の温度
チザムの実験のカテゴリー

	人種集団	出身地	年齢	平均体熱〔華氏〕	平均脈拍
1	白人12人	寒冷地域からの新参	16〜28歳	96度	82
2	白人12人	熱帯地域に4〜20年在住	記載なし	96度	70
3	黒人《ニグロ》男性12人	ギニアの黄金海岸（アフリカ）生まれで新参	記載なし	97.5度	88
4	黒人《ニグロ》男性12人	デメララに4〜20年在住	記載なし	96.5度	82
5	黒人《ニグロ》12人	クレオールまたはデメララ生まれ	16〜30歳	98度	85
6	白人3人、黒人2人、ムラート1人、8分の1黒人1人	特定されず	6人：6週間〜5歳 1人：80歳	98度	116

図8　チザムの6つの実験集団。

考察する際、チザムは彼女たちの月経周期の様相を記すこともあった）。医師は一般に診断や治療に際して年齢や気質とともに性別を考慮するので（第4章）、この実験でチザムが女性を無視していることは驚きである。彼が男性被験者を選んだのは、カリブ海地域の農園主や奴隷には女性が稀であったせいかもしれない。とはいえ彼は活発に診療する外科医だったのであり、少なくとも何人かは利用できる女性がいた〔はずだ〕。

　チザムが実験から引き出した全般的な結論は重要なものだった。それは人間の動物体熱の温度は「普遍的に等しい」というものだった。すなわち深部体温は熱帯各地でも、北の諸気候でも同じなのだった。具体的には、彼はヨーロッパ人が、熱帯気候に順応しているか新参であるかを問わず、本国と比べると体熱が〔華氏で〕一・五度低いが、アフリカ人と比べると二度近く低いことを見出した。「ほぼ同じ北緯で生まれた未順応のアフリカの黒人《ニグロ》と南米のクレオール黒人《ニグロ》は」、体熱がほぼ等しかった。〔また〕彼が記すところでは、「南米に順応したアフリカの黒人《ニグロ》は、順応したヨーロッパ人と体熱がほぼ等しい」が、さまざまな因子を組み合わせて、たとえば「未順応のアフリカ人よりは一度低かった」。チザムは一人の人間の体温が一日の時間帯や計測前の身体活動の水準、また女性であれば月経中か否かによって変動することは考慮しなかったらしい。しかしながら、彼の最終的結論は「さまざまな国の、さまざまな気候の、さまざまな気質の、さまざまな年齢の、白から黒まであらゆる色の濃淡の」六七人の平均体熱は、全体で九七度〔摂氏三六・一度〕――厳密に「イギリス帝国での健康で活力のある人体で観察される平均体熱」だというものだった。[★56]

　当時、人間の定数に関心を持っていた者は他にもいた。フランス人植民地医師ダジールは、人間の自然な体温は摂氏三一〜三三度であることをレオミュール温度計[7]を用いて示した。ダジールの説くところでは、人間の体温は気質、緯度、健康状態などの因子によって（それぞれ三度ほどずつ）変動する。ジェイムズ・トムソンは人間の脈拍に関心を持っていた。基準として、彼はエディンバラの学生だった頃に自己観察によって決定された自らの

脈拍を用いた。これを彼は病気の治療におけるコーヒーなどの薬効を理解するために用いたのであった。[★57]

チザムの実験は順応事業に直接貢献したが、それはジェイムズ・グレンジャーがその三〇年ほど前に言ったように、「人道上」の問題であると同時に財布〔奴隷損失リスク〕の問題でもあった。医学者は奴隷の現地適応に注目し、体温にとどまらず食生活や「習慣」、生活様式を扱うようになった。たとえばグレンジャーは、植物と同じように、新規の奴隷の〔生活〕環境を彼らの出身国のそれにできるだけ近づけるよう奨励した。アフリカ人がプランテーションに連れてこられたら、よい服を着せられ、故郷での食事に近い食べ物が与えられるべきだと。グレンジャーは「彼ら〔アフリカ人〕の同郷の人々」から具体的なアフリカ民族の食生活を学ぶことを推奨した。さらに、アフリカ人がパーム油〔それは発汗による水分の喪失を防止するものだと彼は書いている〕を持ってきた場合、入浴後に「体に油を塗る」ことを許してやるべきだと。最も重要なことに、グレンジャーは新参のアフリカ人が、プランテーションの仕事を少しずつ手ほどきされる必要があることを説いた。「新参の黒人《ニグロ》の手に〔さっそく〕鍬《くわ》を握らせ、現地適応した連中とともに働かせることは、その黒人《ニグロ》を殺すようなものだ」と。[★58]

フランス人も同意見であった。サン＝ドマングで発行された『植民地医事報』の編集者は、いかにもフランス人らしい食への繊細さをもって、「最初の数か月は、新参の黒人《ニグロ》が一番好きな〔…〕ものを選べるように、多種類の食物を彼らの目の前に並べる必要がある」と書いている。その編集者は、充分な種類の食物を与えることが、新参のアフリカ人をうまく順応させるための秘訣であると読者に請け合った。〔男性の視点から〕続けていわく、それと同じくらい重要なのは、〔新しい土地に〕「愛着」を掻き立てるためにできるかぎり「年頃の黒人女性《ニグレス》」を与

〈7〉――レオミュール温度計　ランスの物理学者、レオミュールが考案した温度計。水の氷点を零度、沸点を八〇度とする八進法の温度目盛りで表示されるアルコール温度計。

えて、同郷の「黒人《ニグロ》」とのダンスなどの趣味を奨励することであった。心が「満足し」ないかぎり、胃は適切に機能しないからである。『事報』の編集者は、この助言を授けてくれたドゥクー氏は「大変学識ある外科医」であり、職業がら裕福であると付け加えた。この主題は非常に重要であったので、一七二二年にはボルドーのアカデミーが、「アフリカから植民地に移送された黒人《ニグロ》を、頻繁でしばしば命取りになる病気から保護するための最も確実な手段」に関する最優秀論文に対し、一二〇〇リーヴルの賞金を約束した。[*59]

英領の島々にいたグレンジャーも、薬物学に関する発見に対してヨーロッパの学会が賞金を出すべきだと主張した。彼が書くところでは、農業など民族植物学の分野における改良に対しては賞金が「日々」与えられるが、人類の健康を向上させる手段と方法に対してはそうではなかった。続けていわく、「しかしそうした〔後者の〕発見は、他の多くのものと同様、その影響を一国のみにとどめておくことはできない。世界が医学の改良に関心を持っているのだから、世界がその実を刈り取るだろう。そしてそのような追究の中でイギリス人が集めた〔勝利の証である〕シュロの葉は、征服の〔印である〕月桂冠よりもいっそう永続的な名誉をもたらすだろう[*60]」。

西インド諸島は医学実験の積極的な文化を打ち立てた。本章でたどられた諸伝統はヨーロッパから輸入されたものであった。トムソンもチザムも、人間で試験するためのヨーロッパの新興技術を植民地に持ち込んだ。チザムはさらに、必要な器具、彼の場合は華氏温度計を持ってきた。しかしトムソンの研究もチザムのそれも、植民地事業によって後押しされたものであった。トムソンの研究は人種差を探究すべく設計されていたが、それはもっぱらその違いが健康に関わるためであった。それに対し、チザムは「場所」に関心を持っていた。彼は人種を変数に含めてはいたが、主たる関心は身体の来歴にあった。それが諸気候帯をグローバルに横断する人の植民地移送の詳細を伝えてくれるからである。近代的語彙で定義された人種〔の概念〕が登場してからでさえも、西インド諸島の医師は健康を維持するうえで決定的なものとして、それ以外の身体的特徴を強調したのであった。

本章では医師たちがヨーロッパ人とアフリカ系の人々を用いて行った実験に焦点を当ててきた。アメリカ先住民を用いた実験が稀であったことは特筆に値する。ザブディール・ボイルストンによる天然痘の人痘接種は、もしも実験とみなせるならば、アメリカ先住民を含むものであった。ジョン・ミッチェルは一七四〇年代のヴァージニア州で、「先住民」や「その他の黄褐色の人々」の肌の色の原因について、ことのついでに触れている。しかしトムソンが行った肌の色の実験は、(我々が確かめうる限り)奴隷化されたアフリカ人の身体だけを不当に利用したものであった。トムソンが実験を行った一九世紀初頭までには、アメリカ先住民はジャマイカのプランテーション複合体から根絶やしにされていたのだ[61]。

場所は植民地医学において際立って重要であった。マルティニークのヨーロッパ人行政官に伝えられた「カリブ人の」痛風治療薬は、一七七七年にパリの『内科外科薬学等雑誌』で報告された。問いかけに答えて、著者はフランス人の同業者に、その治療法がヨーロッパでもアメリカ大陸でも同じくらいよく効くことを保証した。言い換えれば、その治療法は暑い気候でも寒い気候でも効果があった。とはいえ、この時期に特徴的なことだが、著者は実験(または試験)だけがこうした問いに最終的な解決を与えてくれるだろうと主張した[62]。

次章以降では、患者を生かしておく——そして奴隷の場合はできるだけ早く仕事に復帰させる(ことで奴隷主の利益を生む)——ための努力のなかで、医師たちがいかに治療法の実験を行ったかを検討する。

第2章 「黒人医師《ニグロ・ドクター》」の薬物学実験

黒人《ニグロ》のやり方は次のようであった。樽の中に小さな火をともした鉢を入れ、そこに患者を立たせ、この国で王の木・鉄の木と呼ばれる二つの木の煎じ汁を与えて、一日に二度大量に汗をかかせるのだ。

——A・J・アレクサンダー、グレナダ島バコレットの農園主、一七七三年

一七七三年、アレクサンダー・J・アレクサンダーが彼の「黒人医師《ニグロ・ドクター》」の「薬物学《マテリア・メディカ》」を用いて行った実験は、ヨーロッパ人が奴隷の治療法とみなしたものをどのように試験し評価したのかを明らかにしてくれる。プランテーション複合体での奴隷療法については多くのことが書かれてきた。しかし、カリブ海地域のプランテーションには「純粋な」アフリカの医療体制は一つも移植されなかったことを理解することは重要である。人類学者のポール・ブロドウィンが強調したように、新世界の奴隷が共通の言語や治療実践を共有することはめったになかった。大陸のじつにさまざまな地域から来たアフリカ人は、まず手当たり次第の拉致や移送、売却を経てアフリカで混じり合い、次に知己や親類を引き離すことで暴動を防ごうとする農園主の策略によって、カリブ海地域で混じり合った。その結果、カリブ海地域のプランテーションで奴隷化されたアフリカ人が行った医療は、さまざまな医学的、宗教的、文化的伝統から汲み取られたものとなった。[★01]

とはいえ、西アフリカの人々はプランテーションの薬物学に重大な貢献をなした。ジュディス・カーニーとリチャード・ロゾモフは、カリブ海地域のプランテーションにおける食料体系の「アフリカ化」を記録している。彼らはヨーロッパ人の商品作物（砂糖、コーヒー、綿、タバコ）やプランテーションの規模の経済から目を転じて、アフリカ人の自給作物とそこに埋め込まれた知識体系を検討している。出荷記録、図像資料、そして口述記録《オーラル・ヒストリー》を用いて、カーニーとロゾモフはアフリカ人奴隷がアメリカ大陸の熱帯地域――とりわけ奴隷の四割が送り込まれたカリブ海地域――で、いかに彼らの食糧作物を帰化させたかを記述している。中間航路《ミドル・パッセージ》〈1〉を乗り切った船では数百人の奴隷に対して一日二食を必要とした。アフリカ西岸で糧食を積み込んだ船は、しばしば製粉されていない殻付きの穀物を満載しており、航海中にそれらが挽かれ調理されたのであった。重要なことに、消費されなかったその種子の一部が、船がカリブ海地域の港に停泊した際、播種可能な種子として到着したのだった。こうしてプランテーションは、アフリカ人の作物が南北アメリカ大陸にうまく順化するのに必要な要素をすべて持ち合わせていた。すなわち種子と、栽培技術を持った人々、そしてそれらの食糧を知っていて享受した（しばしば飢えに直面した）人々である。これらの穀物その他の作物は、奴隷が日曜日と休日に彼らに割り当てられた数時間で耕した菜園や供給地に植えられた[★02]。

薬用植物についても同じことが言えるかもしれない。奴隷船の船長は――故意にか、うっかりか――アフリカの薬用植物を人間や動物や食糧の積荷に入れてカリブ海地域に送り込んだ。種子は船倉の中か、あるいは髪の毛、毛皮、土などに混じって運ばれたのかもしれない。〔そして〕奴隷化されたアフリカ人は、菜園でそれらの見慣れた植物を栽培したのかもしれない。

以下で見るように、西インド諸島の植民地医学の第一の情報源はアフリカ人であった。第二の情報源はアメリカ先住民――アラワク人、タイノ人、カリブ人、ガリビ人（カリーナ人）――であった。一八世紀末には、カリブ海地域北部ではアメリカ先住民自身は殺されるか、特定の島々に追放されるかしていたが、彼らの植物医薬の多くは大西洋世界の医療複合体の一部としてしばしば生き残った。たとえば一七二二年から一七二七年までカイエンヌにいたフランス人医師ピエール・バレールは、彼が「野蛮人」と呼んだ現地人から、赤痢の治療薬となるシマルバ〈2〉の利用法を学んだ。これを彼は何度も試験した。同様に、一七三二年から一七四八年に亡くなるまでカプ＝フランセにいた王政派遣の内科医ジャン＝バティスト＝ルネ・プペ＝デポルトは、『サン＝ドマング疾病誌』の第三巻として「アメリカ薬局方」を著し、「カリブ人の」治療薬の広範な一覧表を提示した（以下を参照[★03]）。

カーニーとロゾモフは、西インド諸島でアフリカ人とアメリカ先住民の二つの農業体系の融合が起こったという重要な指摘もしている。一八世紀の情報源にはこれに関する証拠がいくつもある。たとえば詩人にして西イン

〈1〉――中間航路　黒人奴隷をアフリカから新大陸・西インド諸島に運んだ大西洋航路。
〈2〉――シマルバ　ニガキ科の常緑高木で、主に樹皮が薬用に使われる。

ド諸島在住の医師でもあったジェイムズ・グレンジャーは、農園の主人が奴隷に、小屋を建てて「先住民の糧食を植える」ために必要なだけの土地を開墾することを許したと記している。[*04] 奴隷がアフリカから持ってきた種子を植え、また南北アメリカ大陸原産の植物を用いて実験したということはありそうだ。

　こうしたアフリカ人とアメリカ先住民の知識体系の融合は、植物に基づく治療薬において明白である。たとえば奴隷の治療と看護に捧げられたプランテーション病院は、基本食糧として「クズウコン」（*Maranta arundinaceae*, L.）を備蓄していた。一六八七年から一六八九年にかけてジャマイカで働いたイギリス人医師ハンス・スローンは、ジェイムズ・ウォーカー大佐がこの植物をドミニカ（比較的まとまった数のアメリカ先住民の住人がいた）からバルバドスに運び、そこに植えたのだと述べている。それはバルバドスからジャマイカへと送られ、菜園や供給地で栽培された。スローンやその他の人々は、毒矢の傷や蜂刺され、蜘蛛の咬み傷などの解毒剤としてのクズウコンの用法を強調している。一世紀後にジャマイカで働いたジョン・ウィリアムソンは、その根の澱粉《でんぷん》は「この国の看護人に特有の几帳面さで混ぜ合わされ」、回復期の患者のための滋養ある食事となったと記している。クズウコンは「病室にぴったりの品目」だと考えられていた。それは奴隷病院の基本食糧であったが、消化によい食糧およびその土地の医薬として、アメリカ先住民が昔から栽培してきたアメリカ大陸原産の植物であった。[*05]

　アメリカ大陸原産で、おそらくはアメリカ先住民に由来する奴隷療法とみなされた治療薬の例は、枚挙にいとまがない。たとえばリチャード・シャノンは、「しつこい頭痛」に対して奴隷がヤシ酒かライム果汁かアルコールかに浸したタバコの葉をこめかみにあてがったと報告している。また彼は「生《なま》のまま細かく刻んだ野生のタバコ」を足の裏にあてがうと同じ効き目があるとも記している。もちろんタバコは南北アメリカ大陸原産である。奴隷はその医学的効用をアメリカ先住民から学んだか、自分たちでそれを用いて実験したかのいずれかであった。このことはトコン[3]（吐根）やヤラッパ[4]やキナノキ[5]など、アメリカ大陸原産の植物を用いるいかなるプランテーション医療にも当てはまっただろう。アフリカ人は時にアメリカ先住民の治療薬を選別し、時にアメリカ先住民の技術を自らのものと組み合わせて新しいものを作り出した。またアフリカ人はアメリカ大陸原産の植物を見つけ、自分たちの生存に必要な治療薬を考案することもあった。ブロドウィンが強調したように、奴隷の治療法は新たな環境での「再発明とその場しのぎの即興」の過程を経て考案されたのだった。[*06]

大西洋世界の医療複合体における知の循環は、サンショウ属の棘のある黄色い木（prickly yellow wood）〔アメリカザンショウと思われる〕を用いたトマス・ヘニーの「無数の」実験において明らかである。このサンショウ属はアメリカ大陸の植物で、ヘニーはその医学的効用をある女性奴隷から学んだのであった。ジャマイカの聖ダヴィデ教区で働いていたヘニーは、彼が呼ぶところの「アフリカの不幸な子供たち」を襲った腐敗性潰瘍を、サンショウ属の樹皮の煎じ汁で実験的に洗ったのであった。この外的な処置に、彼はサルサパリラ（アメリカ大陸の別の植物）と一緒に煮込んだサンショウ属の飲料をつけ加えた。ヘニーは熱心な実験家であり、彼の言葉では「ヒポクラテスの子ら〔すなわち医師〕がいつもそうしたように、虚心坦懐に」試行に着手した。彼はまさしく「検死の繰り返し」によって、彼の良好な結果を確かめたのであった。[*07]

ヘニーはまもなく乾性の腹痛[〈6〉]に苦しむ奴隷に出会った。「皮膚を柔らかくする温湿布、鎮痛剤、〔…〕浣腸薬、効き目の穏やかなあるいは激しい下剤、ひまし油、そして最後には発泡剤を腹部に」用いた彼の努力にもかかわらず、その女性は衰弱し始め、その厳しい病状は回復の「望みをことごとく追い払ってしまった[〈7〉]」。女性奴隷は

〈3〉——トコン　南米原産のアカネ科の多年草で、根の部分が催吐剤の原料になる。
〈4〉——ヤラッパ　メキシコ原産のつる草で、塊根を下剤として使用。
〈5〉——キナノキ　南米原産のアカネ科の常緑樹で、樹皮にマラリアの特効薬キニーネを含む。
〈6〉——乾性の腹痛　カリブ海地域に見られる鉛毒による腹痛。
〈7〉——原著者が引用している原著にあたって、訳文を少し変更した。

自分の姉（または妹）を呼ぶように頼んだ。〔呼ばれた〕女性は妹（または姉）の哀れな病状を見てとるや、「母親から伝えられ」「アフリカで［…］用いられた」治療薬を処方した。ここでヘニーは、アフリカ人の医療を伝統的に母から娘へと伝えられるものとして描いている。しかし我々は、その母親がいかにしてその治療法を学んだのか――実験によってなのか、伝統からなのか――については何もわからない。姉（または妹）の特効薬を何匙《さじ》か飲んで充分な睡眠をとると、女性奴隷は全快した。[08]

ヘニーはその治療薬を知りたくなり、その姉（または妹）に尋ねたが、「どんな報酬も脅しも」彼女を説得してその秘密を明かさせることはできなかった。そこで、ヘニーと仲間たちは別の奴隷を「口説いて」（どのような手段でかはわからない）、乾性の腹痛に苦しむふりをさせた。例の姉（または妹）は同じ治療薬を調合するよう説き伏せられた。彼女がプランテーションを出発すると、ヘニーは彼女を偵察させ（彼の言い方では「注意深く見守らせ」）、その女性が野生のセージの花に加え、若くて繊細なサンショウ属の根を集めていたことを見出した（後の試験によって、セージは治療薬に何の貢献もしていないことが判明した）。実験家としての本分を尽くして、ヘニーはサンショウ属の根から搾り取った「汁」を、研究手順《プロトコル》に沿ってまず自分自身に試した。結果に満足すると、彼はそれを腸の不調を訴える患者に処方し始めた。腸の不調は「アフリカ人種とその子孫に」非常によく見られたと彼は書いている。ヘニーは「黒人《ニグロ》の情報」は他にも「野菜」を使った治療薬をもたらしたが、彼はそれらを使用して「大いに満足した」と付け加えた。[09]

しかし、ヘニーが女性奴隷から使用法を学んだサンショウ属の樹皮は、南北アメリカ大陸原産であることを指摘しておくことは重要である。ヘニーは大胆にも、女性奴隷が（事実〔西インド諸島の〕島ではなくアフリカ生まれなのだとしたら）アフリカでその治療法を学んだのだから、棘のある黄色い木は「ジャマイカ原産では［…］ない」（あるいはより広く、南北アメリカ大陸原産ではない）と述べた。[10] しかしサンショウ属〔のその植物〕はアフリカ原産ではなく、治療法はこの場合、アメリカ先住民から奴隷に伝えられたか、南北アメリカ大陸の奴隷によって独自に発見され開発されたかのいずれかであった。

治療法の知識がしばしば女性からヨーロッパ人の男性医療者に伝わったということは特筆に値する。〔たとえば〕カイエンヌの王立病院の元外科医ベルトラン・バジョンによって試験された、イチジクに由来する寄生虫の駆除薬に関する知識は、アフリカ沿岸部出身の「黒人女性《ニグレス》」によってもたらされ、カイエンヌのルソー夫人なる人物によってバジョンに伝えられたものだった。ルソー夫人はバジョンの実験に必要な材料を提供し、彼の多くの実験を何度も追試した。バジョンはこの「カイエンヌのイチジク」を南北アメリカ大陸原産として記載している。[11]

こうして西インド諸島のプランテーション医学は西アフリカ人とアメリカ先住民の治療伝統を混ぜ合わせた。プランテーション医学の第三の情報源はヨーロッパ人であった。[12] 西インド諸島のプランテーションは定期的にヨーロッパから送られてくる医薬品を供給された。軍やプランテーションの医療手順は第一にヨーロッパのものだった。とはいえ多数の奴隷が、ヨーロッパで教育を受けた医師の助手を務めていた。ヨーロッパ人は奴隷から学び、奴隷もヨーロッパ人から学んだ。奴隷化されたアフリカ人はヨーロッパ人の観察や実験の方式を採り入れさえした。（記録されているという点で）珍しい例として、カプクアという名の奴隷は温泉を発見したが、その治療効果を二人の奴隷で実験してから、彼の発見を公にしたのであった。説明によると、二五歳のカプクアはサン＝ドマングのグロ＝モルヌ近郊の平原で主人の動物を囲いに入れていた際、彼の馬が突如ぬかるみに足をとられた。その動物を引き上げると、馬のひづめの跡はお湯で満たされていた。カプクアはただちに、主人から聞いたヨーロッパの温泉の治療効果の話を思い出した。このお湯が同様の効果を持つことを願いつつ、奴隷は「秘密裏に」（と伝えられている）そのお湯の効果をリウマチで足が不自由な奴隷で試した。カプクアは温泉に小さな浴槽をこしらえ、一日二回、その奴隷を入浴させた。二二回の入浴ののち、その気の毒な足の不自由な奴隷は大いに楽になり、一か月後には「完治した」。カプクアはこの最初の試行が成功したことで確信を得て、二度目の試行を考案した。カプクアはある患者――手足が不自由になり見棄てられた奴隷――をハンモックに乗せて温泉へと運んだ。その男は三週間後には体を動かし始め、三か月後には「快復した」。これらの二度の試行ののち、ポール・タ・ピマンの温泉浴の評判は大きくなり、人々はその癒しの湯に殺到したのであった。[*13]

大西洋世界の医療複合体はアメリカ先住民とアフリカ人、ヨーロッパ人の伝統を融合させた。とはいえ重要な非対称性もあった。すべての事例において、西インド諸島の治療法は、奴隷、アメリカ先住民、ヨーロッパ人のいずれが開発したものであれ、ヨーロッパ人によってその報告が著された。前述の通り、ヨーロッパ人の証言は、治療法の根源《ルーツ》がアメリカ大陸にあるときでさえ、その起源がアフリカにあると〔間違って〕報告することが多かった。土着の治療法に関する一八世紀後半の報告はたいていギアナ地方〔南米北岸の地域〕から来ていたが、そこはいまだアメリカ先住民が栄えている地域であった。しかしギアナ地方でさえ、アメリカ先住民が医師や看護人、医療助手を務めることは稀であった。そして一八世紀後半までには〔それ以前の時期とは対照的に〕、医学文献が彼らに言及することはほとんどなくなった。アフリカ人がアメリカ先住民の植物の用法を、民族自体が滅された後にも永らえさせたということはありうる。

アメリカ先住民とは対照的に、ヨーロッパ人のプランテーション医師は農場で働いていた奴隷の医療助手――男女を問わず――とともに親密に働いたり、彼らと馬に乗って〔患者を〕訪問したりすることが多かった。ジャマイカで五六年間医療を行ったジョン・クワイヤーには、数名の黒人医療助手がいた。彼の記すところでは、彼の「黒人《ニグロ》看護人」には奴隷の腫れた足に尿をかける習慣があった〔アフリカ人特有の治療法ではないが〕。この慣習に害は認められないため、クワイヤーはそれをやめさせなかった。同じくジャマイカ在住のジェイムズ・トムソンの報告によると、「専門家の黒人《ニグロ》」はイチゴ腫にやられた女性奴隷の胸を治療するために手術を行った〔ヨーロッパ人医学者は手術したがらなかったからだ)。またジャマイカで働いていたジョン・ウィリアムソンは、「黒人医者《ニグロ》」のメジナ虫（ギニア虫）を引き抜く技術を賞賛した。時に体長何ヤード[8]（一ヤードは約〇・九メートル）にもなるこの寄生虫を、小さな木片に巻きつけるようにして取り除くのであった。アフリカ人の医療知識は非常に価値あるものとみなされており、西インド諸島のヨーロッパ人医師はしばしば「頭のいい」奴隷――男女を問わず――にプランテーション病院を任せて、医薬品を調剤させたり、傷の手当てをさせたりするよう勧めた。[14]

ヨーロッパ人は西インド諸島の治療法を――それらの出所《でどころ》がどこであれ――難なく収集し記録した。そして、それらの効果を試験するのにますますヨーロッパ式の試行を用いるようになった。治療法の試験や記録、公表はヨーロッパで教育を受けた医師によって、ヨーロッパの領土全体で同様の仕方で行われた。

鉄の木と知の循環

大西洋世界の医療複合体における知の形成についてさらに探究するべく、我々は一七七〇年代にA・J・アレクサンダーが行った、「黒人医師《ニグロ・ドクター》」のイチゴ腫治療薬を用いた実験を検討する。この実験については、アレクサンダーが一七六六年から一七九七年までエディンバラ大学の医学・化学教授であったジョゼフ・ブラックに宛てた手紙からうかがい知ることができる。これらの手紙はのちに『医学哲学評論』誌上で公開された。[15]

スコットランド人の農園主であったアレクサンダーは、実験を行うためにグレナダ島にやってきた。彼がエディンバラ時代の恩師であり家族ぐるみの友人でもあったブラックに宛てて書いたように、彼は砂糖とラム酒を製造するのに最良の方法を見定めるために、「四〇〇あまりの一連の実験を準備した」。裕福な商人と銀行家の息子（父

〈8〉――ウィリアムソンからの引用だが、メジナ虫の体長は通常八〇センチ～一メートルほど（つまり一ヤードほど）である。

ウィリアムはグラスゴーからフランスにタバコを再輸出していた）であったアレクサンダーは、一七六〇〜七〇年代にグレナダ島とトバゴ島に農場を購入した。[★16] 彼の実験は、自身のプランテーションと奴隷化された労働力の能率を上げるために設計された。アレクサンダーは効果的な実験をするために、物理的な装置のみならず実験手順《プロトコル》をも新大陸に持ってきた。当時の基準からすれば、彼の試行はよく練られよく実行に移されたものであった。

以下で検討する実験はイチゴ腫に関するものである。アレクサンダーはかなり長期の留守ののち一七七三年に彼の広大な農場に戻ってみると、三二人の奴隷がイチゴ腫にかかり、プランテーション病院に収容されているのを見出した顛末を詳述している。入院して何年にもなる奴隷もいた。そしてアレクサンダーが嘆いたことに、回復して退院した者も、たいがいひどい突発性の不調によってすぐにまた〔病院に〕戻ってくるのだった。イチゴ腫は性病と思われていたため、外科医は標準的な水銀治療を施した。〔しかし〕アレクサンダーが不平をこぼしたように、この治療は何年も続けられると奴隷の健康を「駄目にして」しまうのだった。[★17]

〔水銀治療に〕飽き足らず、アレクサンダーは手ずからこの問題を引き受け、「いくつかの実験を試みる」ことを決意した。彼は「祖国での治療法を心得た一人の黒人《ニグロ》」を探し出し、「彼〔その黒人《ニグロ》〕のやりたいようにやらせる」ことを誓った。アレクサンダーはその男性が奴隷であったとは一度も明言していないが、男性が「農場で何年も暮らしていた」と記していることから、我々は彼の身分を推定できる。名前の記されないその「黒人《ニグロ》」の治療法が信頼できるにせよできないにせよ、アレクサンダーは実験を行うことで失うものは何もないと感じていた。彼はイチゴ腫にかかった二人の奴隷をその奴隷医者に診療させ、〔別の〕四人の奴隷を彼の外科医に診療させた。アレクサンダーの手紙で報告されているように、黒人《ニグロ》男性は「小さな火をともした鉢を樽の中に入れて」患者をその中に立たせ、一日に二度「大量の」汗をかかせるのだった。彼はアレクサンダーが王の木（bois royale）と鉄の木（bois fer）と特定した二つの木の煎じ汁を与えて大量の発汗を促した。加えて、その無名の奴隷医者は鉄さびとライム

果汁でできた塗り薬を患者の腫れ物にあてがった。[★18]

ヨーロッパ人のプランテーション外科医は、四人の患者を発汗誘導剤で治療した。腫れ物には数多くの有害な焼灼剤を施した。すなわちサカルム・サトゥルニ〔鉛糖〕〈9〉、緑礬《りょくばん》〈10〉、アンチモン、昇汞《しょうこう》〈11〉などであり、すべて当時のヨーロッパの標準的な治療薬であった。この外科医の治療法は奴隷に大きな苦痛を引き起こしたので、アレクサンダーは「激怒した」[★19]。

〔実験の〕結果は次の通りであった。奴隷〔医者〕の患者は二週間足らずで治癒したのに対し、外科医の患者は治癒しなかった。そこで、科学の人アレクサンダーはアフリカ系男性〔奴隷医者〕にさらに四人の患者を与えたが、彼らもすぐによくなった。アレクサンダーはその後、プランテーション病院のイチゴ腫患者全員をその奴隷〔医者〕に任せたところ、二か月もすると、もともと三二人いた〔患者の〕うちの約一〇人を除く全員が快癒した。

奴隷化された男性〔医者〕へのアレクサンダーの信頼は増した。男性のイチゴ腫を治療する「驚くべき」成功ののち、アレクサンダーはより一般的な潰瘍の治療法に関しても彼に助言を求めた。男性の〔潰瘍に対する〕治療はイチゴ腫の治療薬ほどは効果がなかったとはいえ、アレクサンダーはそれをヨーロッパ人外科医のものよりも有益だと判断した。これらの実験に関するブラック宛ての二通目の手紙の中で、アレクサンダーはこの男性を「黒人医師《ニグロ・ドクター》」〔という呼び名〕に昇格させている[★20]。

アレクサンダーの実験は大西洋世界の医療複合体について何を教えてくれるだろうか。アレクサンダーは黒人《ニグロ》の療法をはっきり「黒人《ニグロ》薬物学」と呼び、それらをヨーロッパ人外科医の薬物学と明確に対置した。しかし問題

〈9〉——サカルム・サトゥルニ〔鉛糖〕　酢酸塩の三水和物で古代より甘味料として用いられたが、現在では毒性が知られる。
〈10〉——緑礬　硫酸第一鉄。
〈11〉——昇汞　塩化第二水銀。無色か白色の針状結晶で猛毒である。

は我々が考えるほど単純ではない。イチゴ腫に対する奴隷〔医者〕の治療法はアフリカ起源なのか、アメリカ先住民起源なのか、ヨーロッパ起源なのか、あるいは西インド諸島で新たに作り出されたものだったのか。我々は現在どのようなデータ地点を手にしているのか。その〔治療法の〕知識は空間や時間、文化を超えてどのように循環したのか。誰が、誰から学んだものだったのか。

我々は以下でいくつかの仮説を考察する。その治療法は実はアフリカ起源だったという仮説。その治療法はアメリカ先住民起源であり、アレクサンダーの奴隷〔医者〕が何らかの仕方で学んだものであったという仮説。その治療法は南北アメリカ大陸を独自に生物資源探査していた奴隷〔医者〕によって発見されたという仮説。あるいはアメリカ先住民かアフリカ起源の治療法が、大西洋世界の医療複合体の中でヨーロッパ人によって選別され、最終的に奴隷〔医者〕に伝えられたという仮説である。

アフリカ仮説

アレクサンダーの実験はイチゴ腫（〔病原菌は〕*Treponema pallidum pertenue*）を治療しようとするものだった。それはピンタ[12]や梅毒を含むきわめて伝染性の強いトレポネーマによる伝染病の一形態であり、それらの病気と同じく今日ではペニシリンで治療できるものである。ヨーズ（yaws）〔イチゴ腫の英語名〕はカリブ語で腫れ物を意味するヤヤ（yáya）に由来すると信じられている。この病気のフランス語名であるピアン（pian）はガリビ語の単語であると考えられている。一七六三年にフランソワ・ボワシエ・ドラクロワ・ド・ソヴァージュは、彼の疾病分類学の中でこの病気のラテン語名を考案した。その木イチゴのような見た目にちなんでフランベジア（framboesia）というのであった。[★21] 一九世紀後半には、ロンドン内科医協会はソヴァージュ〔考案〕のフランベジアを（モールス（morus）すなわち桑にちなんで）モルラ（morula）に置き換えた。[★22] 草イチゴを連想する者もいた。実際、このグロテスクな病気を果物の名前で記述しようとする欲求は驚くべきである。一七九〇年代にシエラレオネで働いた医師トマス・ウィンターボトムは、イチゴ腫のアフリカでの呼び名を記録している。それはブロム人にはビヒル（bihl）、テムネ人にはティレー（tirree）ないしカティレー（catirree）、マンディンゴ人にはマンセラ（mansera）、スースー人にはドッケテー（dokkettee）ないしコタ（kota）、ポルトガル人にはボーバ（boba）と呼ばれたのだった。イチゴ腫というのは水兵用語でもあった。船が暴風でまっすぐに操舵できないとき、〔船が〕「イチゴ腫にかかる」と言われたのだ。[★23]

イチゴ腫の起源は一八世紀に、その近縁の梅毒と同じくらい熱心に議論されていた。ヨーロッパ人はその病気をアフリカ起源かアメリカ大陸起源かのいずれか――両大陸とも広大な熱帯地域を有している――とみなしていた。ソヴァージュはイチゴ腫を二つの種――フランベジア・グイネエンシス〔ギニアのイチゴ腫〕とフランベジア・アメリカーナ〔アメリカのイチゴ腫〕――に区別しさえした。経験豊富な西インド諸島の医師たちは、ソヴァージュのような疾病分類学者はその病気を見たこともなく、このような区別は「医療者を途方に暮れさせる」だけだと不平をもらした。今日の古代遺物の検討から示唆されるのは、イチゴ腫は一五〇万年前からヒト科動物を襲っており、コロンブスが新大陸に足を踏み入れる遥か以前から、アフリカと南北アメリカ大陸の両方を苦しめてきたということである。[★24]

ヨーロッパ人注釈者の中には、さらに進んでイチゴ腫の起源が獣にあると仮定する者もいる。医師のトマス・トラファムは一六七九年の文章の中で、イチゴ腫が人間と獣との「不幸な」交合に起源を持つと想像した。彼は憤然として、メスのマーモセットやヒヒやドリル[13]の「はなはだ不似合いな子宮」に、「人間の精液」を淫らにも「吸

〈12〉――ピンタ　中南米に多くみられる斑点病。
〈13〉――マーモセットやヒヒやドリル　いずれも霊長類。ドリルの近縁種にマンドリルがいる。

わせ」愛撫させた男性たち――アメリカ先住民とアフリカ人――を罵った。神に対しても自然に対しても言語道断な罪であるそのような交合が、イチゴ腫として知られる「病的汚染の蔓延」を人類にもたらしたのだと。ジャマイカの軍医総監ベンジャミン・モーズリーは、イチゴ腫が「動物起源」でありアフリカ人の病気であることに同意した。[25] 一七九〇年代までにはほとんどの医師がそうした考えに異議を唱えるようになっていたが、セントヴィンセント島の植物学者にして庭師長であるアレクサンダー・アンダーソンは、イチゴ腫が「先住民と黒人《ニグロ》」と「何種かの猿」との肉体的「交わり」から生じたという信念に固執した。[26]

ヨーロッパ人は、ジョン・ヒュームがエディンバラの『医学的試論と所見』に一七四七年に長大な論考を発表する以前は、一般にイチゴ腫を性病と混同していた。[27] イチゴ腫は性病ではないが、醜い潰瘍や病変を生じ、病状が進行すると特に関節、骨、手のひら、足の裏に身の捩れるほどの痛みを生じた（図9）。ヨーロッパ人はイチゴ腫を恐れたが、この病気が「空気中を漂う瘴気《ミアスマ》」、接触、性的接触、あるいは「塩気を含む海の蒸気」のいずれを通してうつるのかは確信できずにいた。一七六三年から一七六六年まで蘭領《オランダ》ギアナにいた若き医師エドワード・バンクロフトは、「皮膚に傷のない者はこの不調にはかからない」と記し、奴隷が伝染病にかかりやすいことを強調したが、同じ理由で白人はめったに感染しないのであった。それに対して「黒人《ニグロ》」の背中は「鞭《むち》打ちによって赤むけになっていることが多い」ため、ほとんど感染を免れなかった。[28] 栄養失調、劣悪な住環境、疲弊させる労働はすべて奴隷が病気になる要因であった（第4章）。

ヨーロッパ人はイチゴ腫をアフリカ人の病気とみなしていた。[29] その病に対する先入観は根強く、「卑しく役立たずの黒人《ニグロ》」によって運ばれるとみられていた。[30] ヨーロッパ人はこの災難から距離を置きたがった。ウィリアム・ライトほどの学識ある男性でさえ、イチゴ腫はギニアの先住民との通商以前にはヨーロッパ人には知られていなかったと説いていた。ヨブの苦難（らい病〔現在のハンセン病〕と考えられている）がそれでないとしたら、「聖俗を問

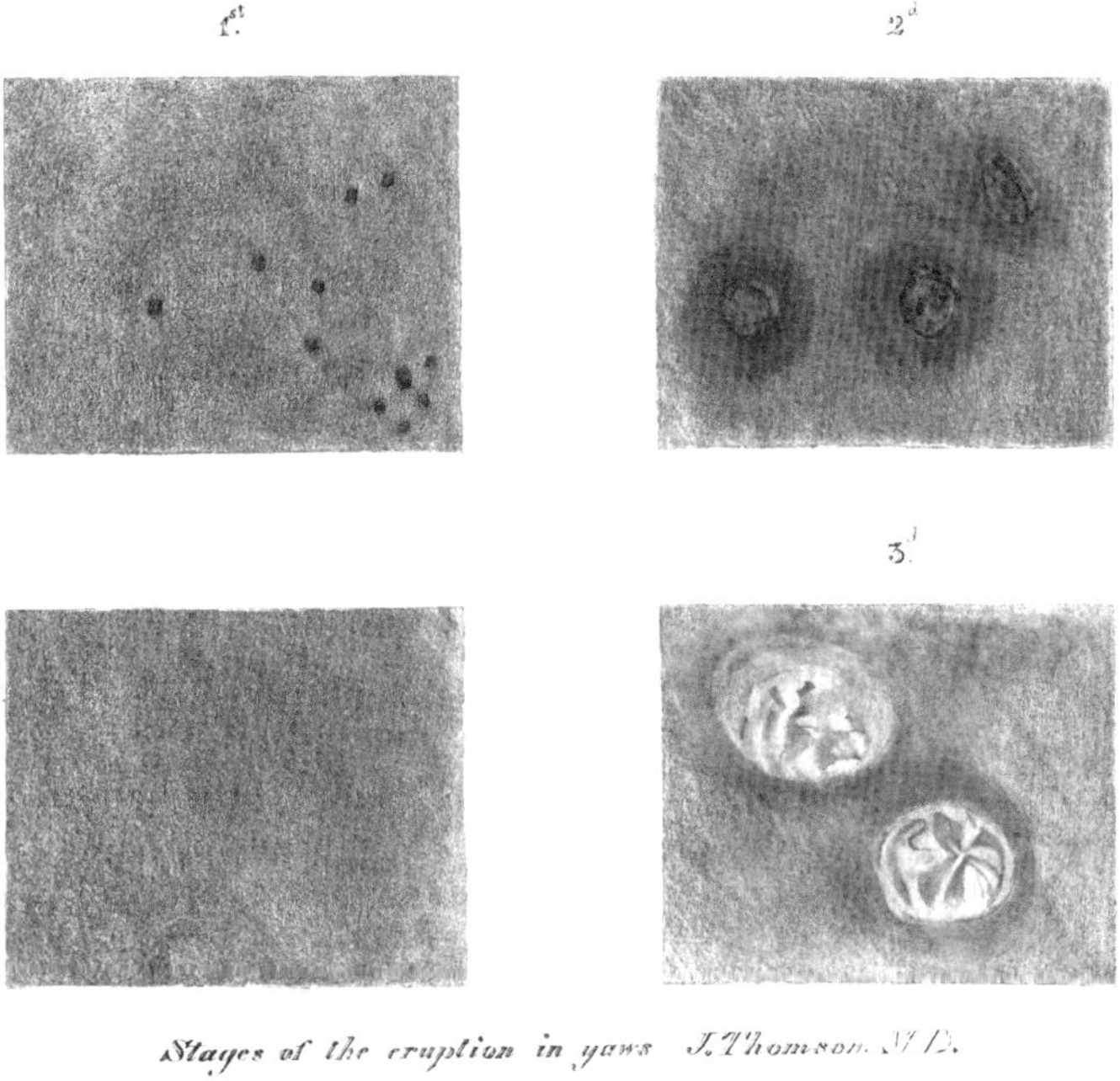

図9　ヨーロッパの学術雑誌に掲載されたイチゴ腫の初期の――おそらく最初の――図。ジェイムズ・トムソン（彼の実験については第4章で分析）は絵が下手なことを断っている。彼は準備していた『西インド諸島の医療者による論考と手紙』の第2巻で、「絵の上手い画家」による6枚の優れた図を約束したが、それは1822年の彼の死により日の目を見なかった。

わず」古代人の文献にはこの病気の痕跡は一つも見つかるまい、と彼は付け加えた。[31]

イチゴ腫は奴隷の病とみなされたため、この病気にかかった白人は大いなる恥辱を被った。イチゴ腫の感染に屈すると、こうでもしなければ表沙汰にはならなかったであろうヨーロッパ人男性の女性奴隷との情事が暴露されかねなかった。イチゴ腫にかかった白人は、全快するまでエリート社会から追放されたが、病気のあらゆる痕跡が消えた後でさえ、消えることのない烙印が立身出世のいかなる望みをも「かき消した」[32]。地位ある女性との結婚などもってのほかであった。ジェイムズ・トムソンの記すところでは、上流階級の若い男性は、うっかり感染しようものなら自ら命を絶つということが知られていた。[33]

医師の第一の関心事の一つは、農園主に病気の発見法と蔓延防止法を教えることだった。ジャマイカの医師トマス・ダンサーは白人に、――「ユダヤ法」が、らい病患者を追放したのと同じ仕方で――感染者を追放できるよう、召使いの黒人《ニグロ》の中にイチゴ腫の最初の徴候を見分ける方法を教えた。彼は奴隷である乳母が解雇を免れるためにしばしば病気を隠そうとすることも警告した。医師はしばしば母親を治療することで乳飲み子のさまざまな不調を治したが、この場合ダンサーは取り乱した親たちに対して、子供が乳母の授乳を通して感染することはありえず、乳母が〔身体中を〕膿疱で覆われでもしないかぎり子供は安全だと保証した。フランス人は、イチゴ腫にかかった乳母が白人の子供に授乳することの安全性について〔イギリス人〕より楽観的ではなかった。彼らはマルティニークの医師エリエスが報告した、世話していた白人の幼児に病気をうつしてしまった「黒人女性《ニグレス》」の事例を何度も印刷した。子供の母親もイチゴ腫にかかり、病気は一家全員に広まってしまったのだ。[34]

イチゴ腫にかかった奴隷に対する標準的な処置は、農園の隅に建てられたイチゴ腫小屋への追放であった。患者はそこで、腫れ物を清潔に保つために雇われた、野外で働くには体の弱すぎる女性奴隷の世話になったかもしれない。あるいはもっとありそうなのは、患者が海岸やバナナ農園、あるいは山間の供給地に追いやられ、なんとか自活しながら見張りの仕事をすることだった。計画の一部始終は「農場にいかなる出費もなく」行われるよう計算されていた。モーズリーはある奴隷の回復の見込みのない状況を描写した。「寒くじめじめして煤《すす》けた小屋が彼の住居であり、ヘビやトカゲが彼の仲間〔だった〕。生《なま》のねばねばした食事と腐った水だけが彼の支え〔であった〕。そして〔彼は〕らい病患者のように疎まれた。彼は生者の国からはたいてい身を沈めていた」。カイエンヌの外科医ベルトラン・バジョンは、このような遺棄は農園主の利益にもならなかったと記している。こうした奴隷は少なくとも二年間は、どんな奉仕もできなくなったからである。[35]

ヨーロッパ人医療者はイチゴ腫患者の往診に呼ばれると震え上がった。彼らは病気がうつることを恐れて遠目から患者を診察し、そそくさとおざなりな仕方で所見を述べた。イチゴ腫〔患者〕の家を訪ねる勇気のあった者も、感染防止のため顔と手とを覆うよう助言された。医師にしてプランテーション所有者のウィリアム・ライトは、「医学者がこの汚らわしい病気にかかりでもしたら、彼の成功や将来の展望は台無しになる」と強調した。ヨーロッパ人医師のイチゴ腫に対する恐怖心は彼らの診療代に反映されていた。サン＝ドマングでは、医師は奴隷一人につき年間一〇リーヴルを請求したが、イチゴ腫の治療には一回につき一五〇リーヴルを請求したのである。[36]

そうした身の危険にもかかわらず、医療者は次第にイチゴ腫とその治療法に関心を抱くようになった。イチゴ腫はアフリカ人の病気とみられていたため、実験はもっぱら奴隷を使って行われた。最も興味深かった試行の一つは、上述のアフリカ人とヨーロッパ人のイチゴ腫治療法の比較効果を試験したアレクサンダーの実験であった。アレクサンダーはアフリカ系男性〔「黒人医師《ニグロ・ドクター》」〕に問い合わせたとき、治療法をどこで見つければよいかについて、合理的な仮説に基づいていたのだ。とはいえ、その奴隷の治療法がアフリカ起源なのだとして、アフリカのどの地域からのものなのか。治療法を使用したのは誰なのか。開発したのは誰なのか。

我々はその奴隷〔医者〕が男性であったことを知っている。アレクサンダーが「彼」と呼んでいるからだ。我々はアレクサンダーがグレナダ島の大バコレット農場を一七七一年に四万三七五〇ポンドで購入し、その購入価格には一四〇人の奴隷〔の値段〕が含まれていたことを知っている。アレクサンダーの黒人《ニグロ》医者はその一部として購入されたのかもしれない。[37] しかし資料はここで途絶えている。アレクサンダーの報告には男性の名前は記されていないため、彼の出自について推測することは難しい。さらに、我々はその男性がアフリカ系であったことは知っているが、彼がアフリカで生まれたのか、〔西インド諸島の〕島で生まれたのかはわからない。彼は単に「黒人《ニグロ》」と特定されているにすぎないからだ。ヨーロッパ人は西インド諸島生まれの奴隷のほうが生存率が高いことを認識していたが、ほとんどの場合、彼らを単に「黒人《ニグロ》」ないし「黒人《ブラック》」とみなしており、それ以上の細部には注意を払わなかった（第1章）。

第二の戦略として、グレナダ島東岸に連れてこられた奴隷の大半がアフリカのどの地域からやってきたのかを特定するべく、出荷記録に目を向けることもできる。男性が農園で「何年間も」暮らしていたことを考えると、英仏両方の記録を調べる必要がある。イギリスはアレクサンダーの実験のちょうど一〇年前の一七六三年に、フランスからグレナダ島を奪っている（〔イギリス人〕アレクサンダーは一七七九年に再びフランスに農園を奪われることになる）。[38] アレクサンダーは二つの木をフランス語名――王の木（bois royale）と鉄の木（bois fer）――で伝えているため、我々は奴隷化された男性がまずフランス人によって所有されたと推論する。大西洋広域圏奴隷貿易データベースによると、一七五〇年から一七七三年にかけてグレナダ島に移送された〈14〉四万二二五七人の奴隷のうち（一七五〇年以前はグレナダ島の記録がほとんどない）、一万四二五七人がビアフラ湾とギニア湾から、九二二四人が黄金海岸から、六九三一人がウィンドワード海岸からやってきたことがわかる。[39] 残りは西アフリカの他のさまざまな港からやってきている。これらの情報を足し合わせると、例の〔イチゴ腫〕治療法の起源のおおよその地点が示唆される。

しかし複雑な事情もある。第一に、奴隷がその治療法のどの部分をアフリカから採り入れたのか――発汗技法なのか、使用した二つの木の用法なのか——はわからない。一八世紀には「発汗」は（ガレノス医学に基づく）ごく普通の治療法であり、ヨーロッパ人にはよく知られていた。すでに一七四七年に、ジャマイカの海軍病院の軍医であったジョン・ヒュームは、イチゴ腫治療の一環として「酒精」を用いた「枠付き椅子での」発汗法を採用していた。それに加えてヒュームは、エチオピア鉱石（黒色硫化水銀）〔黒辰砂〕、ユソウボク、サッサフラスを含む「舐剤〔なめ薬〕」、すなわち甘味をつけた調合薬も用いた。ジャマイカ西部の悪名高い〔奴隷〕監督トマス・シスルウッドも、一万頁を超す日記の中でイチゴ腫の治療法を報告し、発汗をその一部に含めている。監督下の奴隷を診療していたシスルウッドが近隣のプランテーションの所有者であるバークレー大佐なる人物から教わったところによると、大佐は「モンビンノキの樹皮を鍋で」煮て、「耐えうるぎりぎりまで熱く」した中に奴隷の足を九日間、昼夜別なく浸すことで、「蟹イチゴ腫」を治療したという。ウィリアム・ライトはモンビンノキを *Spondias myrobalanus*, L. と同定している。彼の記すところでは、その樹皮には収斂作用があり、この木がモンビンノキ（hog plum）と名付けられたのは、野生の豚（hog）がその熟した実を食べるからであった。[40]

奴隷化されたアフリカ人男性の発汗技法（かなり一般的なものであった）と王の木（曖昧な名前なので何でも意味しえた）は脇に置くとして、彼の治療で用いられた木の一つである鉄の木をたどると、その治療法の起源について何がわかるだろうか。アレクサンダーがスコットランド人でありながら、この医薬のフランス語名を伝えていることは興味深い。上述したように、この奴隷はそれ以前にフランス人の主人に仕えていたので、いまだに自らの医薬をフランス人風に同定していたということもありうる（〔グレナダ〕島では今日でもフランス語の方言が話されている）。フランス語の名称であるにもかかわらず、アレクサンダーはそれらの木を黒人《ニグロ》男性（アフリカ人であれクレオールであれ）

〈14〉——ビアフラ　ナイジェリア南東部の旧称。

に特有のものとみなし、「黒人薬物学《ニグロ》」の一部と特定したのであった。アレクサンダーはジョゼフ・ブラックに、「この地の黒人《ニグロ》がイチゴ腫の治療に用いる医薬品」二種の標本を送ることを約束した。試料は航海中に失われることが多く、これらの木がブラックに届いたという証拠もない。[★41]

アレクサンダーが示唆したように、彼の奴隷医者は〔イチゴ腫〕治療法をアフリカで学んだのかもしれない。一七九二年から一七九六年までシエラレオネで働いていたトマス・ウィンターボトムは、西アフリカ人による「母さんイチゴ腫」の破壊の様子を仔細に描いている。彼らは真っ赤に熱した鉄の棒にライム果汁をこすりつけ、果汁が沸騰したところで剥き出しの腫れ物にたらすのである。鉄さびやクロアリやマラゲータ唐辛子が〔ライム〕果汁に加えられ、熱いまま腫れ物にあてがわれることもあった。[★42]

充分な資料がない場合、歴史家は問題に取り組む別の方法を探さなければならない。問いは次のようになる。鉄の木はアフリカ人の治療薬なのか、それともアメリカ先住民のものなのか。この木はアフリカ原産なのか、アメリカ大陸原産なのか、それともその両方なのか。例の奴隷〔医者〕は見慣れたアフリカの植物相《フローラ》を再びアメリカ大陸で見出したのか。彼は試行錯誤のすえアメリカ大陸の木を用いて新しい治療法を考案したのか、それとも鉄の木の医学的用法をアメリカ先住民か、もしかするとフランス人からさえ、学んだのか。

ヨーロッパ仮説

鉄の木を示すデータ地点は仏領に集中している。サン＝ドマングでは鉄の木は一七三〇〜四〇年代にすでに、淋病の治療薬の一部として「熟練の」フランス人外科医によく知られていた。鉄の木はプペ＝デポルトがイチゴ腫の「最良の治療法」と謳ったものの材料でもあった。奴隷〔医者〕の治療法と驚くほど似通った実践において、患者は充分暖かくした部屋に閉じ込められ、彼または彼女の体質に合わせて水浴させられ、「発汗作用のある薬草茶」、すなわちユソウボク、サルサパリラ、鉄の木で作られたお茶を処方された。続いて「硫黄華〔たとえば湯の花〕」も同じく内服させられた。念には念を入れて、プペ＝デポルトはこの治療法を奴隷の嫌がる瀉血と下剤、さらには水銀──アレクサンダーの時代には〔すでに〕きわめて危険とみなされていた──を用いる治療と併用した。[43]

すると鉄の木は、フランスの医療複合体の確立された一部であったのだ。言語学的証拠の示唆するところでは、奴隷は鉄の木の医学的用法をフランス人の主人から学んだのかもしれなかった。しかしこの植物の用法に関する知識は、もとはと言えばアメリカ先住民から来たのかもしれなかった。この時代の知識の交換は気まぐれで多方向的であり、フランス人は知識が大西洋世界の医療複合体へと入り込む導管の働きをしたにすぎなかったのかもしれない。

アメリカ大陸仮説

無名の奴隷〔医者〕がこの〔鉄の〕木についてフランス人から学んだ可能性は充分にある。我々はヨーロッパ仮説を除外するわけにはいかない。しかし彼が鉄の木についてアメリカ先住民の諸民族から直接学んだという可能性もある。プペ＝デポルトは一七七〇年に、カリブ人の薬剤を収録したアメリカ薬局方を死後出版した。その中で彼は鉄の木の現地名を記している。イベラプテラナである（図10）。鉄の木（bois fer）は文字通りには「ironwood〔英語で鉄の木の意〕」と訳される。この名称はこの木の木質が硬く、朽ちないことに由来する。しかし鉄の木が我々英語話者がironwoodと呼ぶもの〔と同一〕であるという証拠はない。ウィリアム・ライトはironwoodを、鉄の木とは異なる植物である*Erythroxylon areolatum*, L.〔コカノキの一種〕と同定している。この植物はユソウボク〔民間の梅毒治療薬〕でもない。プペ＝デポルトが彼の薬局方の中で、ユソウボクに別個の項目を当てているからだ。[44]

プペ＝デポルトの伝えた鉄の木のカリブ語名は、レーモン・ブルトン神父による一六六五年の『カリブ語フラ

182

CATALOGUS

Plantarum medicinalium, venenatarum & alexipharmacarum.

PLANTÆ MEDICINALES.

. . . arbor pereximia myrti maj. fol. ſubrotundis & gracilibus, floribus violaceis, baccis ex purpurâ nigris.

Myrtus arbor pereximia, laurocerafi foliis rigidis & triſte viridibus, aromatica, floribus albis corymboſis.

. . . arbor minus ſpinoſa ligno luteſcente, fraxini foliis acutioribus, floribus racemoſis albis, ſemine nigro miliaceo.

Tabernæmontana lacteſcens foliis longis & anguſtis undulatis, floribus albis, fructu bicorni. Pl.

Rauvolfia arboreſcens quadrifolia & lacteſcens, floribus albis. Pl.

Calophyllum ſeu calaba folio citri ſplendente. Pl.

183

CATALOGUE

Des Plantes médecinales, vénéneuſes & alexipharmaques.

PLANTES MÉDECINALES.

Noms François.	Noms Caraïbes.
Bois de fer.	*Iberaputerana.*
Bois d'Inde.	*Achourou.*
Bois jaune épineux.	*Agoualaly,*
Bois laiteux.	*Titoulihué, Pinpinichy.*
Bois laiteux fébrifuge.	*Ourouankle.*
Bois Marie.	*Calaba.*

図10　ジャン＝バティスト＝ルネ・プペ＝デポルトによるアメリカ薬局方の鉄の木の項目。ラテン語での記載（左）、フランス語名Bois de fer〔鉄の木〕（中央）、カリブ語名Iberaputerana〔イベラプテラナ〕（右）に注目。

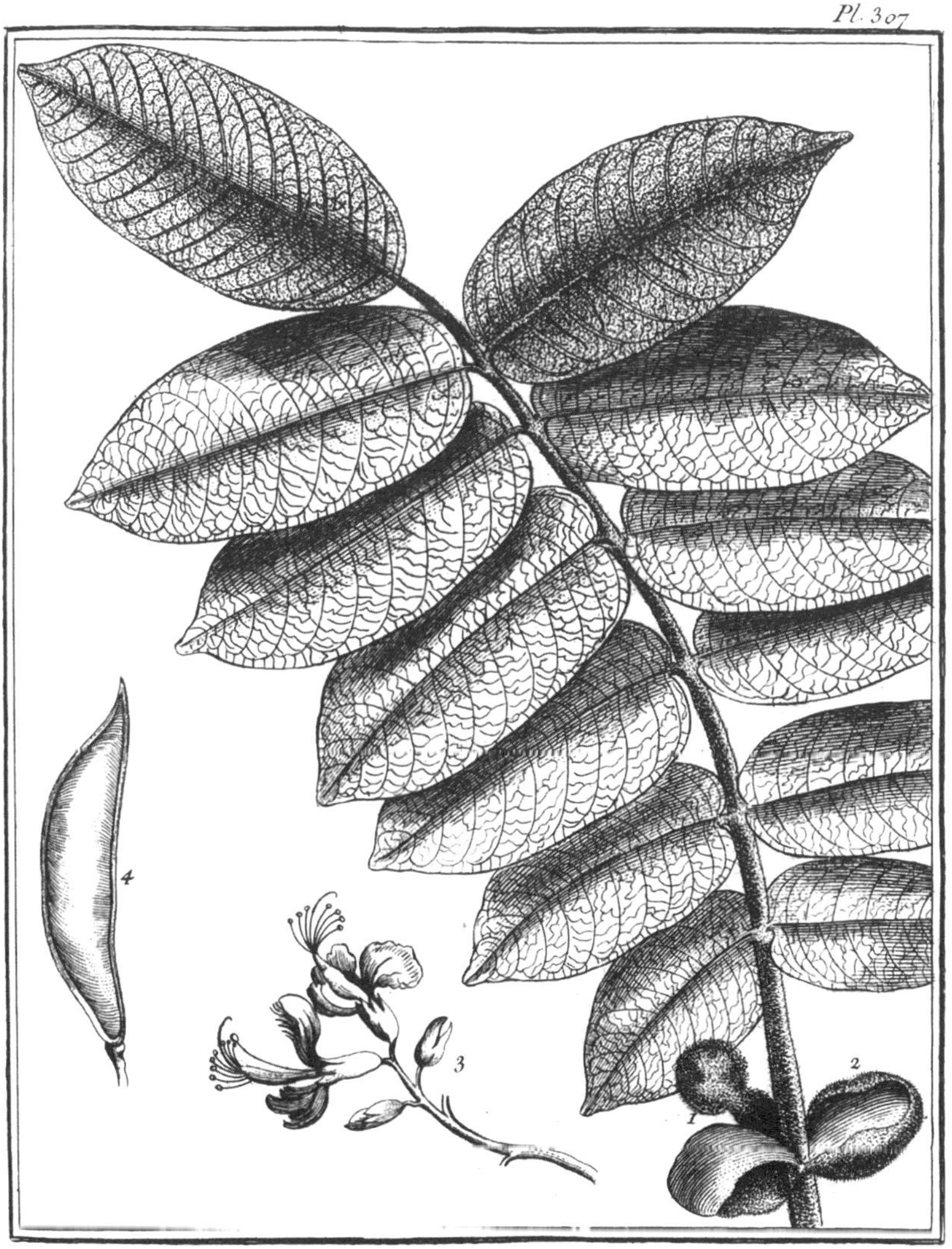

図11　現地語で鉄の木として知られるロビニア・パナココ〔現在の学名はSwartzia panacoco〕。ロビニアという名はフランスの王の庭師ジャン・ロバンにちなむ。パナココはアメリカ先住民の語、アナココを含む。

ンス語辞典』には収録されていない。ブルトンはカリブ人が良好な気候と強力な民間薬によってイチゴ腫を容易に治したと記しているにもかかわらずである。この治療薬は複合薬で、ジェニパやミビ〔蔓植物〕の樹液によって濃い色になったシピウという薬草チンキを含んでいた。シピウは焼いたアシ〔葦〕の葉やその他の物質とともに、イチゴ腫の潰瘍に外用された。イチゴ腫の膿疱がはじけると、傷口をふさぐために綿糸があてがわれた。他にもドミニコ会の司祭ジャン・ニコルソンなど、プペ＝デポルトの伝えた鉄の木のカリブ語名を記録した著者もいたにはいたが、彼らはそれをラテン語風に、〔二名法で〕イベラ・プテラナと記していた。[*45]

プペ＝デポルトはアメリカ先住民による鉄の木の呼び名を記録したと称しているが、それがカリブ人の名称であることはおよそありそうになかった。我々が今日「カリブ人」――ヨーロッパ人の占拠に長らく抵抗した戦闘好きな土着の民族――として特定する人々は、小アンティル諸島に居住しており、プペ＝デポルトが住んで働いていたサン＝ドマングには基本的にはいなかった。ヨーロッパ人は西インド諸島の先住民をすべて「カリブ人」と呼びがちだが、この地域の諸民族は文化的にも言語的にも多様であった。

一七七五年に、学識ある博物学者ジャン＝バティスト＝クリストフ・フュゼ＝オブレは堂々たる『仏領ギアナ植物誌』を出版し、例の木〔鉄の木〕のアナココというガリビ語名を記している〔図11〕。意義深いことに、アレクサンダーがグレナダ島で実験を行っていたのとほぼ同時期に、フュゼ＝オブレはガリビ人の案内役と助手を雇って仏領ギアナの植物採集をしていた。[*46]〔互いに〕距離が近く境界が抜け穴だらけであることが、この時期のグレナダ島とトリニダード島、ギアナ地方の間の交易――人々と植物と知識の――を流動的にしていた。フュゼ＝オブレはその植物〔鉄の木〕をパナココと科学的に同定することで、ガリビ語を種名に組み込んだのだった。数年後、フランス人博物学者ミシェル＝エティエンヌ・デスクルティルズは、サン＝ドマングに二種類の鉄の木――赤と白――が生えていることを確かめ、本書の表紙〔日本語版では巻頭口絵に掲載〕を飾る素晴らしい色付きの図を描い

たのだった。[★47]

重要なことに、プペ＝デポルトもフュゼ＝オブレもデスクルティルズも皆、この木のすりおろされた樹皮が発汗促進剤として飲料に用いられたと記している。さらに、三者全員が鉄の木は西インド諸島原産だと示唆している。こうした歴史を踏まえると、アレクサンダーの奴隷化されたアフリカ人の医者がアメリカ先住民の治療薬を採り入れた——直接アメリカ先住民自身からか、あるいは間接的にフランスの医療複合体を通してか——ということはありそうなことだ。今日のカリブ海地域の民族植物学者はいくつもの植物を鉄の木と同定しているが、一八世紀後半には、それは決まってロビニア・パナココと関係づけられた。我々は高い蓋然性をもって、これこそがアレクサンダーの奴隷〔医者〕によって用いられた植物であったと言うことができる。

珍しいことではないが、鉄の木（bois fer または bois de fer）には当時多くの用途があり、それはその医学的効用に加えて、その〔木質の〕硬さのために重宝されていた。それは建築材として取引され、「アメリカ大陸からフランスへと大量に輸出」されていた。この木には「上品な光沢があった」と伝えられている。デスクルティルズは「英領の黒人《ニグロ》」がその木で危険な棍棒を作り、彼らの手中で「恐ろしい武器」になったと付け加えている。[★48]

アメリカ先住民は一七六〇〜七〇年代にはジャマイカとサン＝ドマングの大方の地域で姿を消していたが、カリブ海地域の南部（グレナダ島周辺）には〔まだ〕多くが住み続けていた。カリブ人の知識はとても重視されていたため、グアドループでは一七六七年の政令によって、奴隷に植物や根の知識を提供しないよう、カリブ人に対して警告がなされたほどであった。ベルトラン・バジョンは長年彼の私的な狩猟者として仕えた「レーモンという名の先住民」が、蛇毒に対する多くの解毒剤を持っていたと証言している。バジョンの主張では、これらの治療薬は彼がその勤勉さを称えた先住民または〔彼の言い方では〕野蛮人によって「発見され」「命名された」ものだった。バジョンの述べるところでは、レーモンは自らの治療薬に非常に自信があったので、狩猟に行くときには必

ずそれを携行した。[★49]

大西洋広域圏仮説

奴隷化されたアフリカ人〔「黒人医師《ニグロ・ドクター》」〕がアフリカ西岸で用いた木の代用となる現地の木を、西インド諸島で見つけたということも当然ありうる。西アフリカと環カリブ海地域はいずれも熱帯であり、八五科ほどの植物相が両者に共通していた。これらの植物には西ゴンドワナ大陸（パンゲア大陸南部の超大陸）という共通の起源があり、その広大な土地がその後分離したことで、後のアフリカと南米が形成されたのだった（図12）。シエラレオネのウィンターボトムの報告では、ブロム人はイチゴ腫を治療するのにユッフォの樹皮を用いた。その樹皮は茹でられ、朝に下剤として米と一緒に摂取された。さらに彼らは潰瘍を洗浄するのにブッランタの煎じ液に加え、ユッフォの樹皮の煎じ汁をも用いた。ニンテーの液汁も内服薬と外用薬の両方として処方された。[★50]もちろん、ウィンターボトムは一八〇三年の文章の中で、今日ではシエラレオネに住むかつてのアフ

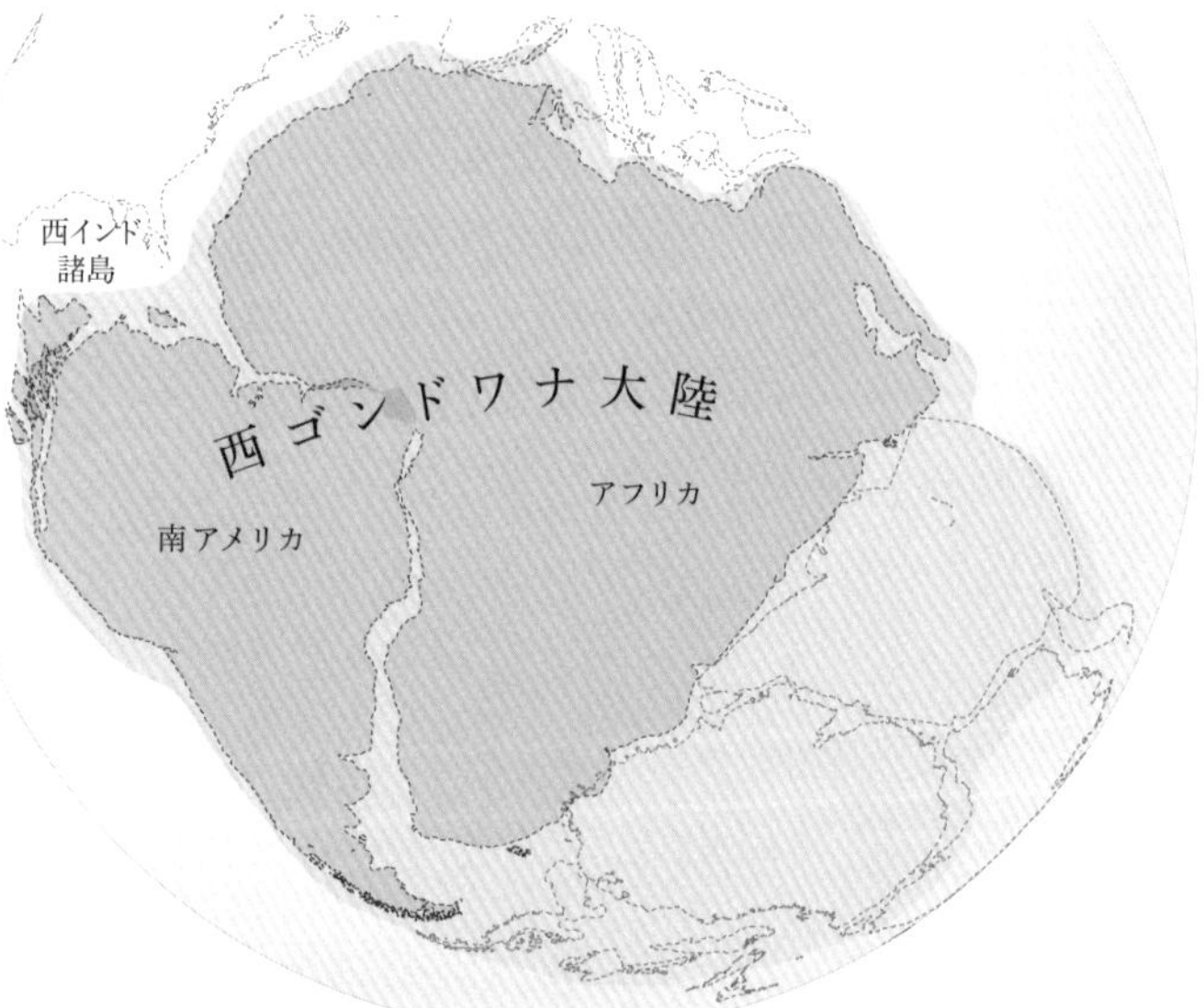

図12　西ゴンドワナ大陸。パンゲア大陸南部の超大陸。

リカ系アメリカ人の治療薬を記録していた可能性もある（ロンドンや南北アメリカ大陸から追い出された黒人は一七八〇〜九〇年代にシエラレオネに定住していた）。これらの植物は鉄の木と同様の仕方で用いられたが、いずれもアレクサンダーが鉄の木として言及したものであったという証拠はない。

最後の可能性は、この〔鉄の〕木の種子がアフリカから直接やってきたというものだ。サン＝ドマングのニコラ＝ルイ・ブルジョワは、アフリカ人の中には「祖国から治療薬を携えてきた」多くの「医者」がいたと記しているが、このことを詳細には論じていない。上述したように、カーニーとロゾモフは出荷記録と図像資料を検討して、アフリカ人奴隷がアメリカ大陸――とりわけカリブ海地域――の熱帯でいかにして彼らの主食となる植物を帰化させたのかを明らかにした[★51]。同じことが医薬品にも当てはまるだろう。食料と医薬品を積み込まれた奴隷船は、南北アメリカ大陸に移植可能な種子や苗木を運んでいた可能性もある。しかし思うに、もしも例のアフリカ人男性〔「黒人医師《ニグロ・ドクター》」〕がアフリカから持参した木を用いていたり、彼がアフリカ西岸で用いていた木の現地での代替品を西インド諸島で見つけていたりしたのなら、彼はおそらくそれをアフリカの名前で呼んだだろう。

ヨーロッパ人の資料は、アフリカ人とアメリカ先住民の両方がイチゴ腫の治療薬を持っていたことを示唆している。一七九四年にリチャード・シャノンは、西インド諸島の「アフリカ人黒人《ニグロ》」はイチゴ腫と性病の両方を、海水浴（塩はこの場合、健康によい）と、発汗を促すために発酵したヤシ酒か柑橘類の果汁で強められたカムウッドの煎じ汁の内服を含む治療法で治したと記録している。ここでいうカムウッドとはアフリカ西部に自生する硬い木質の低木であり、新世界に運ばれたアフリカの治療薬の好例であるかもしれないために興味深い。シャノンは特定の病気や治療薬に対するアフリカ人の命名法を記録しているが、例のイチゴ腫治療薬についてはフランス人著者ジャン・バルボーとジャン＝バティスト・ラバから学んだと記している[★52]。

一七八〇年代までにはイチゴ腫の治療法は大西洋世界の内部で流通していた。それらは半狂乱の緊急性をもってまとめられ、その出所が気にされることもなく、一つまた一つと積み上げられていった。黒人《ニグロ》医者の治療法はカリブ海のその他の地域に広がった。二人ともジャマイカのプランテーション医師であったトマス・ダンサーとジェイムズ・トムソンは、それを採り入れた。ダンサーは直接アレクサンダーの奴隷の発汗技法を指して（しかし木の使用は無視して）、「グレナダ島のある黒人《ニグロ》は、鍋一杯の燃えさかる石炭とともに患者を樽に入れ、非常にうまくイチゴ腫を治すと言われている。そのようにして一日に二度、患者に汗をかかせるのだ」と書いている。トムソンは「しっかりとした食事」から来る充分な栄養とあわせて、「原住民」（彼はこの語でアフリカ系の人々を意味していた）「によって用いられる木を使用すると」、ヨーロッパの標準的な水銀治療よりもいっそう効果的にイチゴ腫の症状を和らげられることを見出した。さらにトムソンが記すには、奴隷は自らの伝統的な医薬品を使用することへの思い入れが強かった。「彼らの意向を汲まなければ、不満を生み出すだけで何の益もない」と彼は記している。[★53] ダンサーとトムソンはその治療法を、彼らが手当てした奴隷から学んだのかもしれない。あるいは『医学哲学評論』でその報告を読んだか、トムソンの場合は母校のエディンバラ大学でジョゼフ・ブラックから学んだのかもしれない。

英領および仏領西インド諸島の医師はイチゴ腫を治療するために、発汗や水浴、煎じ薬の他に、充分な食事と温かい衣服を最良の治療法として勧めた。ダンサーはたっぷりの野菜と「新鮮な肉のおいしいスープ」で「滋養のある」食事を与えて、「体質の力を支えること」を勧めたのだった。[★54]

鉄の木の事例はまったく一筋縄ではいかない。ロビニア・パナココは南北アメリカ大陸原産であり、フランス人のデータの示唆するところでは、プペ＝デポルトがサン＝ドマングの「カリブ人」からこの植物の用法に関する知識を蒐集し、フュゼ＝オブレとデスクルティィルズが仏領ギアナのガリビ人から同様の情報を直接蒐集したのだった。この治療薬が実際アメリカ先住民起源なのだとしたら、その知識はいかにしてアレクサンダーの奴隷化された医者へと伝わったのだろうか。

奴隷〔医者〕は南北アメリカ大陸の土着の諸民族からその治療薬について直接学んだのかもしれない。しかしこの男性が〔アラワク語やガリビ語、カリブ語やアフリカの言語ではなく〕フランス語の名称を用いていたことを考えると、我々はアメリカ先住民とこの奴隷とが、主人の言語であるフランス語をいくらか話したと推定することもできよう。

さらにありそうなのは、アメリカ先住民の治療薬の知識がフランスの医療複合体を通してその奴隷〔医者〕に伝えられたということだ。プペ＝デポルトの大著〔『サン＝ドマング疾病誌』〕は一七七〇年になるまで出版されなかったが、この治療薬は一七三〇年代にはすでにフランスの植民地医学の確立された一部であった。

興味深いのは、ある一人の「黒人《ニグロ》医者」を通じて、その〔治療薬の〕知識がフランス人からイギリス人へと伝わったということである。言い換えれば、移り変わるヨーロッパの体制に奉仕した一人の奴隷が、自らをヨーロッパの帝国間における知の仲介人に仕立てあげたのだ〔図13〕。奴隷化された治療者、とりわけ技術で名を馳せた者は、大西洋世界の医療複合体にとって欠かせない存在であった。アレクサンダーはこの奴隷〔医者〕を農園とともに購入したに違いなく、この男性は主人が誰であるかにかかわらず、仲間の奴隷に奉仕したのであった。

〔本書で〕提案したこの経路――アメリカ先住民からフランス人の医師や博物学者、そして奴隷医者へと渡り、さらにはイギリス人のプランテーション所有者や医師へと至る――は、フランス人が、アメリカ先住民の知識を大西洋世界の医療複合体へともたらす導管の働きをしたことを示唆している。奇妙なことに、英領世界の内部では、例の〔イチゴ腫〕治療薬は「民間の」技術、この場合は奴隷医者の薬物学の一部であるにとどまった。一九世紀初頭でさえ、イギリス人のプランテーション医師はこの知識の情報源として学識あるフランス人の論考ではなく、例の奴隷〔医者〕を引用した。知の循環を、時間や空間、民族、大陸を通してのみならず、特定の信念や教育分野を通して（あるいはこの場合、通さずに）分析することは重要である。政治的に過熱した不安定なマントルが文化的に複雑な地殻を移動させて、交差し重複する大西洋世界を形成するなかで、究極的には植物も人間と同じく、絶えず移動していたのである。

我々は人体実験の歴史が幸福なものではないことも心に留めておかねばならない。アレクサンダーが実験について自ら報告するところでは、奴隷は虐待されてはいなかった。彼は新しい治療薬をまず二人の被験者でのみ試すことで自制を示したが、その二人はまさにこの治療から最も利益を得る者たちであった。しかしそのような事例がすべてではなかった。ジョン・クワイヤーやジェイムズ・トムソンのようなプランテーション医師は、実験において奴隷を搾取した。これらの医師は、個々の患者を治療するのに合理的な範囲を超えて危険を冒し、人体に対して異常なまでの自由を行使したのであった（第4章）。

こうして見てくると、アレクサンダーと黒人《ニグロ》医者の勇気ある実験は、大西洋世界の医療複合体への新たな展望を開くがゆえに興味をそそるものである。しかし我々は、戦争や奴隷制、暴力によって特徴づけられたプランテーション複合体の内部で知識が循環したことを心に留めておかなければならない（第5章、終章）。アレクサンダーがこの奴隷〔医者〕を手に入れたのも、〔元はといえば〕征服によってであったのだ。

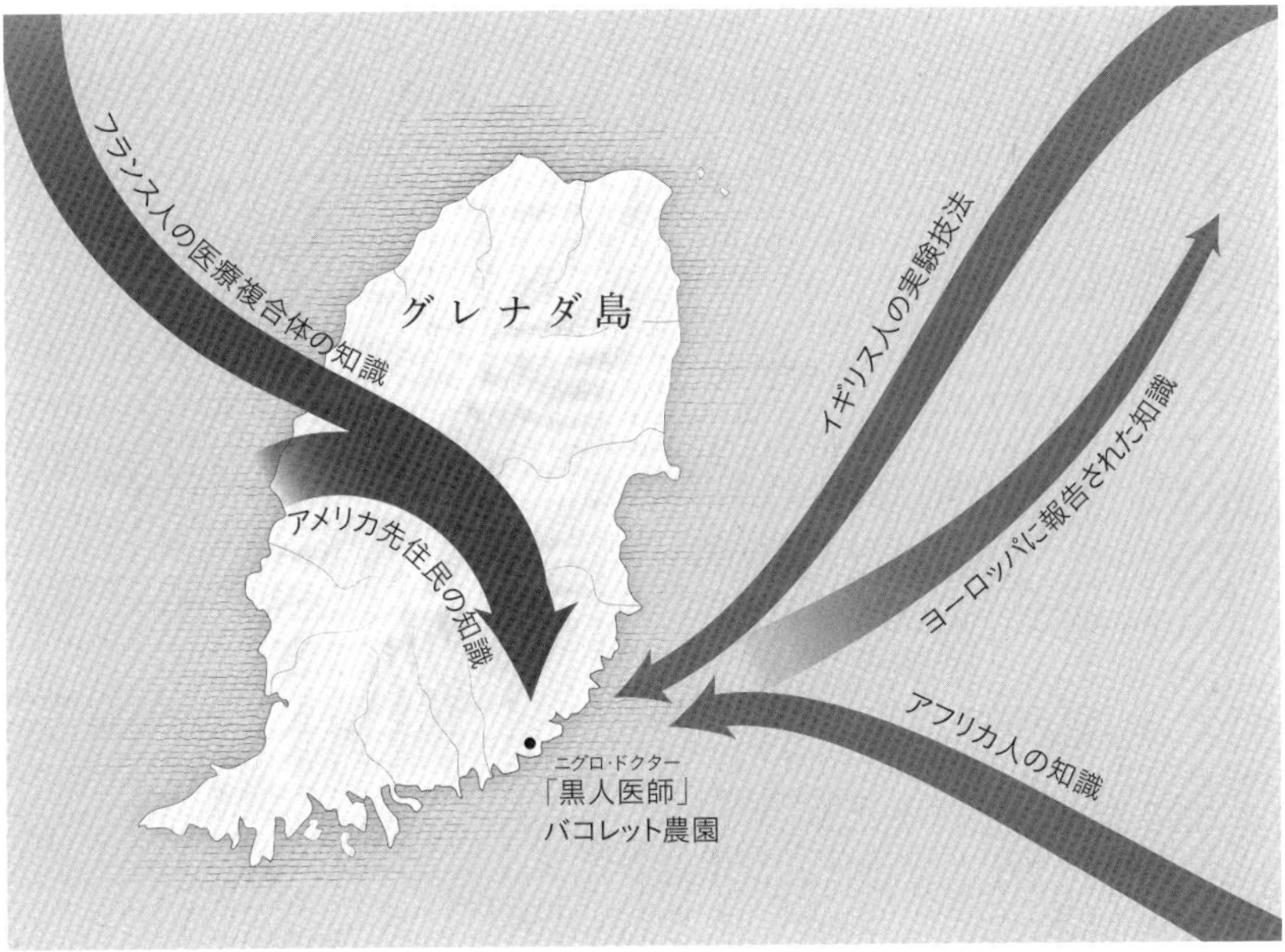

図13　知の仲介人としての「黒人医師《ニグロ・ドクター》」。A・J・アレクサンダーの奴隷化されたアフリカ人は、フランスとイギリスという〔2つの〕帝国間で知識を仲介したように思われる。鉄の木の知識はアメリカ先住民からフランス人医師へと伝わり、奴隷医者、さらにイギリス人のプランテーション所有者や医師へと伝わったことを証拠は示唆している。知識はアメリカ先住民から直接、奴隷化されたアフリカ人へと伝わった可能性もある。

第3章 医療倫理

医療者にあっては真実と名誉だけが医学・薬学という科学に輝きと卓越性を与える。
——ウィリアム・ライト、ジャマイカのプランテーション医師、一七七九年

一八世紀のヨーロッパ人は、過去から多くの考え方を受け継いでいた。たとえば、医師たるもの「〔患者を〕助けるべきで、少なくとも害をなしてはならない」といったヒポクラテスの教えなどである。実際にヒポクラテスの言葉であったかどうかはさておき、この理念は、長らく医療倫理の基本となっていた。しかしながら、一八世紀末までは、人体を実験に使うことに言及する哲学者はほとんどいなかった。倫理はおおむね礼節（上品で立場をわきまえた作法に則った医師のふるまい）、政治倫理（医師が都市や国家、あるいは公共の福祉一般に対して負う責務）、義務観（医師が専門的知識を持った同業者や患者に対して負う義務やつとめ）などで成り立っていた。病人や死にゆくものに対して慰めを与えるという、医師の責務に関するキリスト教とユダヤ教の道徳的な要請が全体を支えていた。医師は、命の神聖さの概念も継承していた。イギリスの偉大な天然痘の人痘接種医であるトマス・ディムズデール男爵は、たとえば、ヒポクラテスの最初の格言を知っているものは、対象が人間の生命にかかわるものである限り慎重でなければならないと同業者に注意を促していた[*01]。それでも、一八世紀末になるまで、医学実験において患者を実験的に使うことにともなって生まれる問題に触れる人はほとんどいなかった。つまり、誰を最初（の被験者）にするのか。まだよくわからない、もしかしたら危険なものかもしれない薬を誰に試すのか。どのような善、公正さ、価値の基準によって判断は下されるのかなどについてである。

今日こうした問題には、慎重に作り上げられた患者の権利やインフォームド・コンセントのための厳格な手順、さらに法的に承認された治療計画書などを用いることで対応しようとしている[*02]。一九四七年に確立されたニュルンベルク綱領は、ナチス政権が犯した残虐行為を繰り返さないことを目的として、患者を保護するための重要な事項について定めている。このうち、最初に置かれているのが、被験者の自発的な同意である。ベルモント・レポート（アメリカ合衆国、一九七九年）は、おもに悲惨なタスキギー梅毒研究への対応として、人体を使った研究の基本的な倫理原則を改めた。ベルモント・レポートの倫理原則では「人格を尊重すること」が強調されている。そのために、被験者は参加にあたって過剰な報酬を提案されることなく、完全に情報開示されたうえで自由意志によって書面化された同意書を提出した志願者でなければならない。二番目の原則は「善行」、つまり、それぞれの被験者に対して利益をできるだけ大きくし、害はできる限り小さくすることである。最後に「正義」に関するベルモント原則は、実験によって直接利益を得る可能性が低い人——貧しい民や囚人、恵まれない人々など——を不当に巻き込んではならないと明言している。一四歳以下の子供と精神疾患を持つものを対象とする場合はさらに踏み込んだ制限がかけられている。[03]

本章では、一八世紀の大西洋世界における医学実験に関する倫理的な歯止めについて考える。この時期に活躍していたヨーロッパ人の内科医や外科医は、現代的な手順や慣習に沿った臨床試験を行ってはいなかった。もっとも、書面化された実験計画書はなかったものの、実験は医師が標準的な方法と理解していた一連の手順に則って行われた。実験を実施するものは、合意に基づく手法や倫理基準に従うことになっていた。実験は政府や〔医師会のような〕専門職団体が管理してはいなかったが、医師たちは注意深く実施した。ジャマイカの実験家であるジェイムズ・トムソンは、「私は、ふさわしい被験者がいなかったために絶好の機会をみすみす逃すことになってしまい、そこから必要な利益を引き出すことができなかったが、これは、ほかの何よりも不安な心を苛むものであった」と述べている。[04]

ヨーロッパにおける倫理——「助けること、少なくとも害をなさぬこと」

近世においては今日と同じく、被験者は希少で、引っ張りだこであった。この時代の医師は身体、できるだけ思いのままにできる身体を死に物狂いで探し求めていた。ヨーロッパ中にできてきた新しい大学の教育病院は、そのような身体を提供するようになった。病院は、貧者の世話をする慈善組織として長らく機能していた。一八世紀になると、ウィーン総合病院やエディンバラ王立診療所のような施設が、福祉費用の低減と国の被後見人の賃金労働への復帰という二つの目的のもと、ヨーロッパ全域に設立された。産科病院もこの時期につくられた。これは、「貧乏で勤勉な労働者の妻」、「貧しい兵士や水兵の妻」あるいは未婚の若い女性に役立てて、国家の利益となる健康な人口を確実に増加させるためだった。[*05] このような都市の病院は——ロンドン、エディンバラやウィーンにあった——大学と連携しており、新しい医師の養成や新しい治療法の開発に貢献することができた。

この時期のヨーロッパの診療病棟は、あらゆる種類の医療技術の実験室として機能していた。膨大な入院患者——文民も軍人も——は、理論的な教育や統制された臨床試験、医療統計の発展に貢献した。病む貧民と教育ある医師の間の階級差は、病院の患者に対して医療者が権威を持つことを許したが、これは、多くが上流層であった有料で診療を受ける患者に対しては見られなかったことである。さらに、入院患者は厳格な食事や行動規制に慣れるので、医師は、〔診療費〕自己負担患者を用いた治験から得るよりもさらに統制のとれた臨床試験ができるようになった。特に、軍の病院は、治療のために多くの患者を、そして、最終的には解剖や検死のための多くの遺体を提供した。[*06]

新しい倫理声明が出されるようになった背景にはこのような状況があったが、特にエディンバラにおいてその動きは顕著であった。新しい実験医学の中心であったエディンバラ大学の薬物学の教授、フランシス・ホームは、新しい教育病院を高く評価していた。彼によれば、そこは「医学研究と医療実践を推進することで」社会が負担しているコストに「充分に報いている」ということであった。非常に多様な「病気の症例」が一つ屋根の下に集められ、学生はそれに容易に接することができたし、医師は自分たちの学識を発展させることができたと、ホームは続けている。彼は、エディンバラ王立診療所の診療病棟を声高に称賛した。この病棟で、医師は定期的にそれぞれの病気に特有の症状や治療法ごとの効果について報告していた。こうした報告がやがて教授の臨床講義のテーマになった。ホームは、「医学校にとってこれより有用なものはなく、医学生や医学そのものの進歩にとってこれ以上望ましい施設はない」と明言している。[*07]

ホームの一七八二年の記述によれば、個人的な良心のほかに倫理的な安全装置はなかった。「医師が治療において彼自身の理性と経験に従うことを妨げるものは何もなかった」とホームは述べている。「医師は自身の良心だけに責任を負っていた」。イングランド国教会[1]の聖職者で、奴隷貿易廃止の立役者の一人（女性解放には消極的）であるトマス・ギズボーンは、それほど楽観視はしていなかった。彼は、「道義心のない」町医者が病院の患者で無謀な実験を行っていることについて、「込み合った病棟では冒険的な実験の不健全な成功は、運、不運に任せた多くの出来事に紛れてしまう」と批判した。ギズボーンは、「名もない、貧しく、そしてすぐに忘れ去られる個人」の死はほとんど何の結果ももたらさないことを懸念していた。彼は、実験家たちのことを「性急すぎるし無知で軽率なうえに頑固である」ことが多いと考えていた。[*08]

ホームとギズボーンが実験を律する上で頼ったのは、個人的な良心だった。これとは対照的に、倫理学者のジョン・グレゴリーの息子であるジェイムズ・グレゴリーと、一八〇三年に初めて医療倫理という言葉を世に出したトマス・パーシヴァルの両名は、個人の名誉を組織の説明責任で補強するという、より革新的な一歩を踏み出すことで、一八世紀の道徳論を、新たに立ち現れてきた医療機関での実践に融合させた。臨床試験と呼ぶものに関して直接的に論じるとすれば、パーシヴァルは、症例に知見のある「内科医または外科医に事前に相談することなくそのような試験を行うべきではない」と規定した。彼は、「医療機関の教授陣がそれぞれの試験のメリット

〈1〉――イングランド国教会　イギリスの宗教改革期にヘンリー八世によって創設されたイングランドとウェールズの体制宗教。日本では英国教会とよばれることもある。イングランドとウェールズでは一九世紀初めまで国教徒以外は大学入学や公職に就くことなどができず、社会的にさまざまな不利益を被った。スコットランドでは監督教会と呼ばれるが体制宗教ではなく、社会的に優越的な地位にあるわけではない。

を慎重かつ誠実に検証し、合理的な理由や正当な類推、あるいは充分に裏づけられた事実に基づいて判断を下すべきである」と続けた。パーシヴァルは、「珍しく興味深い、あるいは示唆に富む」症例の説明は、その症例に関わった内科医や外科医によって記録され、よりよい医療実践に生かされるべきであるというホームの考えを繰り返した。[*09]

この頃の倫理学者は「道徳的な行動規範」はすべての患者に対して同じでなければならないとしていたが、実際にはそうではなかった。人体を用いた医学実験に関する倫理は患者の人生の展望によって異なっていた。概して、上流層の患者に対して実験が行われることはめったになかった。パーシヴァルが医師の適切な行為に関する部分で、実験にかかわる事項を述べる際に、自己負担患者について記していないことには大きな意味がある。上流層の「重要な症例」、とりわけ最終的に死に至ったものの検証に関して、パーシヴァルは、仲間たちに「治療計画のすべて」、特に「用いた複数の治療法の運用とともに投与された薬の量と期間についてもできる限り慎重かつ公平に記録するように」強く勧めた。パーシヴァルには、もし調査が行われるなら、これが重要な法的文書として役立つであろうと思われた。また、副産物としてこれは「専門家の行動における見識と公正さ」の向上に役立つだろうとも考えられた。[*10]

とはいえ、貧しい人々に対する治療がうまくいかなかったとしても、不満はほとんど出なかった。ヨーロッパでは、通常、貧者すなわち病院の患者、兵士、水兵、孤児に加えて、おそらく最も典型的なものとして死刑囚が実験の対象とされた。ほとんどの被験者は、解剖に使われるのと同じ集団に属する人々――高価な医療費、あるいは最悪の場合、キリスト教の埋葬費用を支払ってくれる親族が誰もいない人――であった。ウィリアム・ウィザリングはジギタリスを使った浮腫の治療でよく知られているが、彼の新しい治療薬を診療費を支払う患者に処方する前に、投与量を貧民で試験する慣行について公に議論した。一七七〇年代から一七八〇年代にかけてバーミンガムで診療していたウィザリングは、毎日一時間、貧者を無料で診るのを習慣にしていた。彼が述べるように、この習慣によって、「自分のアイデアをさまざまな症例で実際に試す機会を得ることができた。というのも、診察した貧しい患者は毎年二〇〇〇人から三〇〇〇人にも上ったからである」。患者数の膨大さに圧倒された彼は、絶望的な調子で「このような診療の仕方では〔…〕詳しく診療するようなことはできないし、ましてや発生したすべての症例の記録をとることなど到底不可能である」と述べている。彼はこうした患者について、「ジギタリスがきわめて有効な利尿剤であることをすぐに発見した。しかし、それからかなりの間、投与すべき量と継続期間について過剰なものを推奨してしまった」と続けた。[★11] ウィザリングは、〔診療費〕自己負担患者の症例も多く記録していることから、こうした患者もジギタリスを使った実験の被験者であったということができるかもしれない。しかしながら、彼は〔無料で診療を受ける〕慈善患者を使って投与量を見極めてからしか、自己負担患者にこの薬を処方することはなかった。

歴史家はパーシヴァルの倫理観が教育病院で形成されてきたことを重視しているが、所属している内科医や外科医の合意による実験の規制は軍においても実践されていた。一七八五年、コストなる医師が、フランドルのイギリス陸軍病院において行われた性感染症に対するアヘンを用いた治療の実験結果に関して述べている。実験を開始する前に「この目的のために任命された」委員会が実験の計画を承認した。委員は「この病院の主任内科医のデミルヴィル氏、リールの内科医であるブーシェ氏とサルモン氏、病院の外科医であるシャスタネ父子およびリール連隊の外科医であるゲラン氏とジゴー氏」であった。実験は、委員会の直接の監視のもとに病院の内科医の一人、メルラン氏が執り行った。委員会は「この実験のために」三〇人の患者を「隔離し」、それぞれの症例を正確に記録し、治療の間はずっと患者のもとを毎日訪れた。[★12]

興味深いことに、この治療の効果も委員会が判定した――この方法は、民間の教育病院では標準的な方法とはなっていないようだった。およそ四か月後、当初の三〇人の患者のうち七人が治癒したと満場一致で委員会に判断された。三か月後、さらに七人がやはり治癒したと全員が判断し、残りのうちさらに四人が治ったと委員会の大多数をもって宣言された。しかし、当初の三〇人のうちの七人は治療効果が疑わしいと判定された。患者のうち四人は「治っていない」と判断された。このうち三人は大半が、残り一人は全員がそう判断した。一か月後、委員会は二四人に対して二回目の治験を行った。この時は、八名だけが治ったというのが委員会の判断だった。この実験について記録した医師のコストは、委員会の診断が厳格すぎると述べたものの、こうした実験の結果、梅毒に対しては、アヘンの効果がほとんど証明できなかったと率直に認めている。[13] この時代、他の内科医や外科医、薬剤師が良好な実験結果を証言することもあったが、たいていの場合、医師は独立して仕事をして、他者を交えた検証はしないまま患者が「完全に治った」と診断していたようだ（西インド諸島の事例はまさにそうだった）。

一八世紀のヨーロッパの医療者は公正原則、つまり、実験は対象者に直接利益をもたらすべきで、その後の応用から利益を享受しそうにない人（貧しい民や囚人、恵まれない人々）を不当に巻き込むべきではないという原則についてどのような立ち位置にいたのだろうか。一九世紀までには、社会全体への利益になるかどうかに関係なく、実験によって患者個人に害をなしてはならないという考え方が医師たちの間に受け入れられるようになった。一九世紀の偉大な実験主義者であるクロード・ベルナールは、「命を救ったり、治療したり、その人に何らかの個人的な利益を与えられる場合は、必ずその人に対して実験をするのが、私たちの務めであり権利である。ということは、内科や外科の道徳規範の原則では、たとえその結果が科学にとって、つまり、他人の健康に非常に有益なものであり得たとしても、対象とされる患者に対して少しでも害をもたらす可能性がある場合は、実験を行ってはならないのだ」と述べている。ベルナールは、「ひとえに患者自身の利益という観点から実験や手術を行うことが、科学の利益に資することを妨げるわけではない」と付け加えている[14]（そして、もちろんこれが医学における人体実験の動機である）。

しかしながら、一八世紀には、「公益性」という原則が支配的であった。死刑囚や孤児などの国家の被後見人や、兵士や水兵など国家に雇われている人々は、医学実験に供されることでより広く「社会に利益をもたらす」ことができるという考え方が一般的に受け入れられていた。これによって、社会的価値を認められていなかった人々は、自らの身体を医学に託すことで再評価されることになった。重要なのは、パーシヴァルが彼の倫理のなかで、入院患者を個人ではなく階級とみなして、彼らに対する公正原則を主張したことである。彼の言葉遣いは興味深い。入院患者に「新たな治療法」や「新しい外科的な処置方法」を試すことは、「公共善」に資するという。彼は、こんな具合に新しい治療法を試すことは、とりわけ「貧しい人々の利益」になると強調した。というのも、彼らが「社会の最多数の階級」であり、それゆえ「治療技術の最大の受益者」であるからだ[★15]。

パーシヴァルの見解にもかかわらず、エディンバラでは抑制と均衡のためのさまざまな制度が構築された。それについては、王立診療所での臨床医学の教授として二六年にわたる経験を有するジェイムズ・グレゴリーが概要を説明している。グレゴリーは、医師の「富と名声」を犠牲にするリスクがあったとしても、絶望的な状況にある患者に潜在的な危険をはらむ薬で実験するのは医師の義務であると強調した。しかし、これも含めてすべての方法は、まずは医師の行動を監督する病院の管理者によって、次に薬剤師によって検証された。医師には処方する権限があったが、指示に応じ〔て調剤す〕るのは薬剤師であった。危険と思われる処方を受け取った薬剤師は、医師や時には患者に対してさえも処方の説明や修正を求めることができた。三番目に、そして最も重要なものとして、臨床教授が行ったそれぞれの処方は——事務官がつけた臨床記録簿に記録として残されるという意味で——公開されていた。医学生は、こうした記録を参照し、患者の症例記録をそっくりそのまま書き写すことができた。「科学全般に対する利益以外に一切考慮することなく」行われた「危険な実験」は、すぐに何百、時には何千の「良識ある人々」に知られることになった。グレゴリーは後年、この最後の主張を補強した。つまり、もし患者が実験の結果死亡した場合、医師は「故意の殺人」、あるいは「少なくともイングランドでは過失致死、スコットランドでは故殺と呼ばれるもの」で有罪となり得るとグレゴリーは考えていた。[16]

グレゴリーは、読者に対して臨床とは「経験的であること」あるいは「実験的であること」を意味するのではなく、ベッドから起き上がれない重篤な患者に関する医療行為や説明のことであると念を押した。それでも、こうした倫理をめぐる議論の中で、入院患者は、彼ら自身の知識や同意なく実験に使われる可能性が想定されていたとの指摘は重要である。グレゴリーは、一般的な診療について述べる際に「適切なものであるのならば、実験が臨床病棟や臨床病院で行われるべきでないということを意味するわけではない」と認めている。ただし、彼は続けて、他の病棟や病院、自己負担診療のもとでは認められないと思われる実験の対象に患者が使われることはないとも述べている。この最後の「自己負担診療」が事実上、安全へのブレーキとなっていた。[17]

その頃、ヨーロッパでは慈善病院の患者、兵士、水兵、囚人、孤児などは（慎重に）あらゆる種類の治療方法——性病（男性）やてんかん発作（女性）の治療のための静脈注射から手足の切断や乳房切除のための新しい止血剤まで——の試験に使われた。医学的な見地からすれば、こうした患者には、利用可能性を除けば特別なものは何もなかった。

こうした初期の倫理は大西洋を越えて伝わったのだろうか。新世界のプランテーションで奴隷を治療する際、医師はどのような倫理に基づいていたのだろうか。

西インド諸島における倫理——奴隷の問題

新世界のプランテーションに集中していた奴隷人口は、ヨーロッパ人の医師にとって関心の的であった。ここには、実験に供することができる囚われの身で管理できる集団――豊富に供給される身体――が存在した。新世界の医師による奴隷の身体を使った医学実験はどのような法的あるいは道徳的規範に基づいていたのだろうか。

古代の人は、奴隷に対する医療や彼らの身体への医療のアクセスについて語ることはほとんどなかった。たとえば、「ヒポクラテスの誓い」は医師に対して「女性と男性、自由人と奴隷のいかんを問わず」、「患者の利益」と「いかなる意図的不正」や「害悪」も回避することを求めていた。プラトンは、医師は市民を治療し、一方でその助手は奴隷の看護にあたるように提言しているが、彼はこれについて、それ以上に厳密な区別をしているわけではない。古代世界から継承されてきた伝統は、実験は死刑囚に対して行われるというものであって、奴隷を対象とはしていなかった[★18]。

一八世紀の倫理学者は、奴隷に対する医療は経済的に同程度の自由人――たとえば貧しい人や恵まれない人――と同程度のものにすることを想定していたのかもしれない。すでに見てきたように、ヨーロッパの貧民は治療の見返りに医学に奉仕する義務があると考えられていた。だが、ヨーロッパの貧民と違って、奴隷は権力を持つ奴隷主の貴重な財産であり、奴隷主は新世界の植民地主義の中心でプランテーション複合体の核心的な役割を担う人々であった。多くの場合、植民地のヨーロッパ人医師は――想定されていたように――新しい治療法を試すために奴隷をむやみに使うことはなかった。一七八八年にイギリス政府のために準備された文書が示すのは、次のような前提である。すなわち、奴隷の福祉は「所有者の裁量」に委ねることができる、「『奴隷の』維持という所有者の関心」が奴隷に対する「よい待遇」を保障することになるからというものである。医師や島の当局者は、「黒人《ニグロ》に対してとるべき配慮」を定めたものは、「慣習や使い方」あるいは「人道」から生じたもの以外は「法や他のいかなる規定も存在しない」と報告した。セントクリストファー島の統治評議会は、奴隷に対する適切な健康管理が「所有者の利益」になることを明確に理解していた。同様に、ジャマイカの医師ジョン・ウィリアムソンも、「黒人《ニグロ》の生命と健康」を、奴隷主にとって「価値あるもの」と述べている。[19]

議論を飛躍させるつもりはないが、一八世紀においては奴隷制によって、奴隷は医学的な搾取に過度にさらされることから守られていたようだ。西インド諸島の医師や外科医は無視や苦痛、暴力や拷問などを特徴とするプランテーション複合体にたしかに加担していた。[20] そして奴隷を使った搾取的な医学実験も見られた（第4章）。それでも、奴隷を使った一八世紀の実験は、一九世紀アメリカ南部の病院で奴隷を使って行われた実験（以下参照のこと）や、二〇世紀のアメリカで自由なアフリカ系アメリカ人に対して行われたタスキギー実験とは比較にならない。タスキギー実験では、既知の治療法を患者に秘匿したまま、医師は患者の身体が衰弱して死に至る過程を観察していたのである。

主人が裕福な依頼人である限り、英領西インド諸島にいた大学教育を受けた内科医は、ジェントルマン的な倫理観をもって接した。ジョン・ウィリアムソンは、プランテーション所有者と彼らのところにいる内科医は「親密で」、互いに敬意を払う間柄であったことから、「人間らしい心の通い合い」が生まれたと書いている。ウィリアムソンによれば、ジャマイカでは「人格や義務観」が、医療行為を理想的な形で規定していた。学識のあるプランテーションの医師、ウィリアム・ライトもそれに同意している。たとえば、（以下に見ていく）彼の冷水浴の実験は、彼自身の評判への懸念から、より穏やかなものに変更された。実験的な治療によって死に至った場合、医師は「当然名声を失うだろう」とライトは警告した。彼にとって、「真実と名誉」が「医学という科学に輝きと卓越性」を与えるものだった（図14[21]）。

西インド諸島における奴隷の看護の在り方はヨーロッパにおける貧民の看護のように医師の人道的な感覚に左右されていた。たとえば医師は自身の成功の記録を伸ばすために望みのない患者を見捨てることはしなかった。アンティグアで（医師として）活動していたトマス・フレイザーは、プランテーションで彼らがかなりの「疲労」

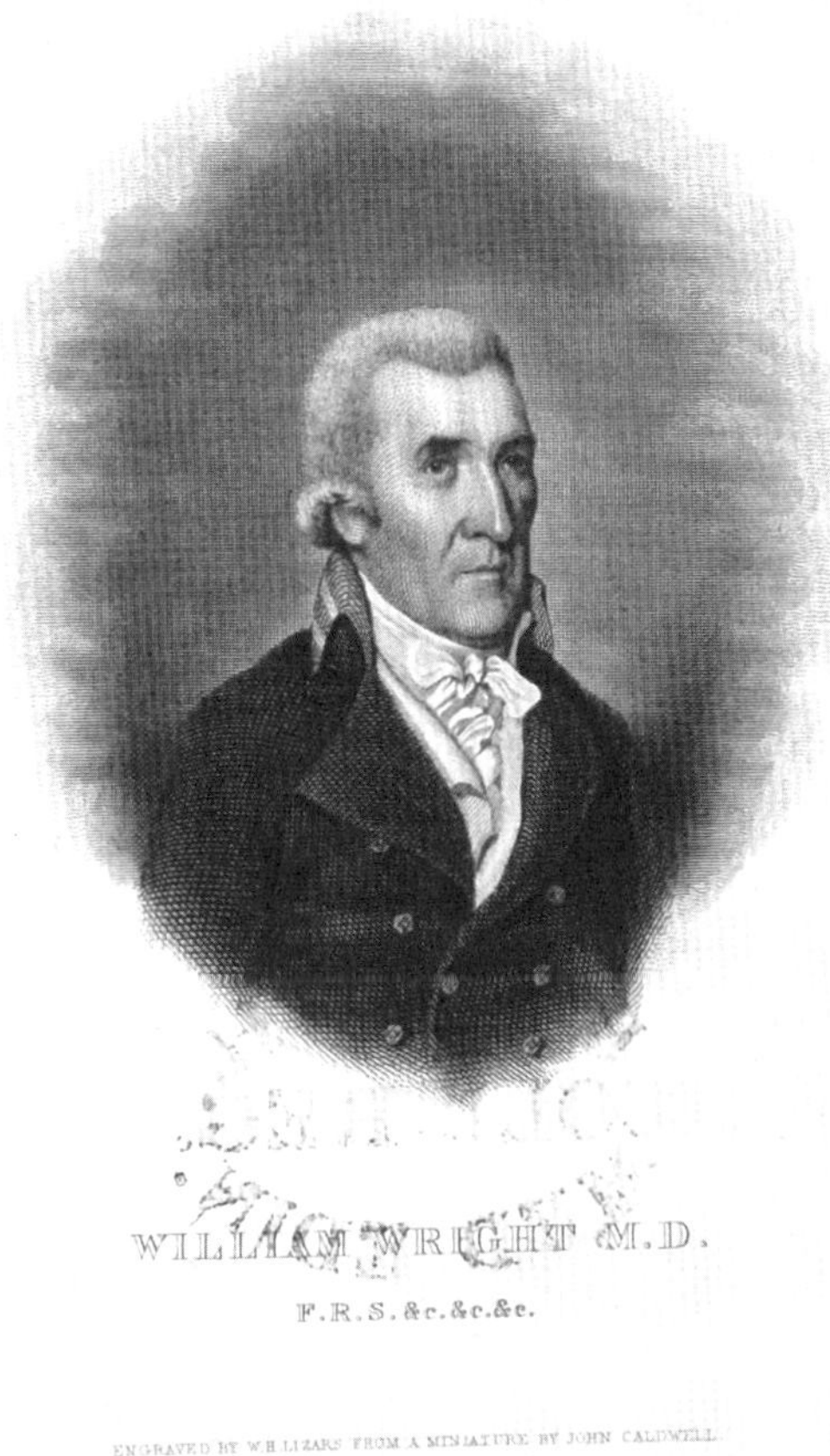
WILLIAM WRIGHT M.D.
F.R.S. &c. &c. &c.
ENGRAVED BY W.H. LIZARS FROM A MINIATURE BY JOHN CALDWELL

図14　ウィリアム・ライト（1735–1819）、スコットランドの海軍医。後にジャマイカのプランテーションの所有者兼医師。ライトはジャマイカのプランテーション医師の典型である。彼はエディンバラで教育を受け、1763年の七年戦争終結まで海軍に勤務した後、ジャマイカでプランテーション医師の職を探した（後に農園所有者となった）。彼は学識ある博物学者として、英国王立医学協会、ロンドン王立協会、およびエディンバラ王立協会のフェローとなった。ジョン・クワイヤーやジェイムズ・トムソンのように地位がより低い医師に関しては、肖像画が残されていない。

に耐えながら仕事をしているにもかかわらず「わずかな手当」しか支給されないことを嘆いていた。そうは言っても、「名声」と「良心」は「患者の回復に少なからず関係しており、それが、満足な結果を確実なものにするために私が常にあらゆる手を尽くす動機となっている」と述べている。ウィリアムソンもやはり、たとえ回復の見込みのない性病（奴隷には珍しくなかったが）であっても、内科医は「採りうる限り」あらゆる手段を試みるべきで、「不幸な人間」を決して見捨ててはならないと述べている。このような慈悲にあふれた倫理は軍にも適用された。レナード・ギレスピーは、セントルシアの王立海軍病院の外科医であったが、「人類全般と、特に我が国の海軍の」生命を維持するという、自身が負っている義務に突き動かされていた。彼のヨーロッパでの同業者と同様にギレスピーは自身の実験と観察の結果を公刊することによって学問を奨励した。★22

とはいえ、医師は、ジェントルマン（2）であってもなくても、プランテーションの所有者に雇われた身であり、彼らの意向に沿わねばならなかった。マッグルダンという名前でのみ知られるジャマイカの医師は、イチゴ腫に対して「手厚い治療法」と考えるもの（エチオピア鉱石（黒色硫化水銀を含む薬））――彼の見込みでは三か月から四か月ほどを要する治療――を試してみようとしたと報告している。しかし、彼が記すところによれば、「農園主は［奴隷の］労働力を失うことも、奴隷にそれほど長時間付き添う労をとることも好まなかった」。強く抗議し、反対したにもかかわらず、マッグルダンはプランテーションの所有者によって自分が治療している六人の奴隷に、昇汞《しょうこう》水（163頁を参照）を塗布することを余儀なくされた。★23

実際のところ、英領カリブ海地域の医師の倫理は契約によって規定されていた。病気の奴隷の看護に関する法や規定についての政府からの審問に対する回答のなかで、島の関係者や内科医は看護に関する金銭的な取り決めを詳述している。医師は、呼び出しに応じて診療し、ジャマイカでは一人あたり年間五シリング（報酬はどの島でもほぼ同額）の報酬を受け取ることになっていた。このため、プランテーションの医師は定期的にプランテーションの病院を訪問していたし、急患や事故に備えて「待機」していた。通常、医師は手術や〔病毒の〕接種や分娩の介助（後者は多くの場合、女性の領域）などに対して、特別手当が支給された。[24]

大学教育を受けた内科医の間では、慈善という上品な倫理が支配的であったという議論を我々はしがちであるが、実際のところ西インド諸島のヨーロッパ人医師の大半はジェントルマンではなかった。植民地の医師は、大半が将来の見通しが明るいとは言いがたい若い男だった。ほとんどはろくに訓練も受けていなかった。仕事は汚く疲れるものだったが、戦時は海軍医として、平時は植民地の医師としてなんとか細々と生計を立てる男たちを引き寄せた。医者はみな内科医、外科医、薬剤師を兼ねており、治療薬を処方し、手術を行い、そして自分で薬の調合もした。ジョン・ウィリアムソンは、ジャマイカには「さまざまな等級」――薬剤師見習いの少年から最高の名声と価値を備えたものまで――の医者がいると述べている。「軽率で無知な男によって多くの災いがもたらされた」が、彼らの多くは外科医としての資格すら持たないまま診療していた。そのうえ、ジェントルマンたるにふさわしい振る舞いの心得も身につけていないことも付け加えておくべきだろうと続けた。[25]

プランテーションの奴隷主は、財産である人間への投資を確実なものにすることには関心があったものの、所有する奴隷の健康や福祉を守るためにはほとんど何もしなかった。医者は白人を診療しても「わずかな報酬しか支払われない」ことや、奴隷に対する医療行為として奴隷主が認めるのは、「彼らが一般的につぎ込んだ苦労にはまったく見合わない」ものでしかないと不満を述べていた。さらに、医者はプランテーションの中には「処方薬や食事に一切注意を払うことなく」、医師の指示が実行されたところがあると不満を漏らしている。加えて奴隷主は病人には通常、「充分な量のワインを与える」ことになっていたが、それも控えさせられることが多かった。[26] ヨー

〈2〉――ジェントルマン　階級としてのジェントルマン。貴族および平民ながら上流階級に属する人々の総称で、イギリスの人口の数パーセントにすぎない支配階級。

ロッパでそうであったように、西インド諸島の医師は経済的な理由のためであったとしても、患者に不充分な医療や食料あるいは衣類や粗末な住居しか与えられていない場合は、それに異議を唱えるのが自分たちの義務であると考えていた。ジャマイカのウィリアムソンやサン＝ドマングのジャン＝バルテルミ・ダジールは、奴隷の物質的な環境改善を強硬に主張した（第5章）。

ヨーロッパでは、病院――慈善目的のものや、後になると教育目的のもの――が医学実験の場であった。一七八〇年代までにイギリスもフランスもプランテーションに病院を設置するようになった。はやくも一七六四年にセントクリストファー島のジェイムズ・グレンジャーはどのプランテーションにも四つに区分された部屋からなる「病院用の建物」が建てられていたと述べている。一番目の部屋は風下に置かれていて熱病、天然痘および感染力の強い病気のため、二番目は手術部屋、三番目は性病、四番目は看護人の部屋であった。イチゴ腫のために追加された簡易な小屋は、他の建物から充分な距離をとって建てられていた。グレンジャーは、「レモンとライムの鬱蒼とした茂み」（レモンとライムは防腐剤や抗壊血病薬として使用されていた）や医療に使う薬草で囲われ、回復期の患者のための散歩道を備えた素晴らしい病院を描いた。フランス人は、「清潔さ」と清浄な空気のため、病院は地面より少し浮かせておくべきだと付け加えた。病院は、女性の「分娩用」に別室を備えていることもあった。ジェイムズ・トムソンは、腕の良い産婆の必要性について記しているが、「彼女は自分の考えに自信を持ちすぎてはいけない」し、必要な時は医師を呼ぶべきであると戒めてもいる。一七九八年に建てられたジャマイカのグッドホープ病院は、こうした建物の中で最も豪華なもので九つの農園をカバーしており、男女それぞれのために三部屋ずつ備えた棟を備えていた（図15[*27]）。

とはいえ、実際のところ、ジャマイカではプランテーション病院のほとんどは、「温室」と呼ばれる二間続きのものであった。これは教育病院と言えるものでは到底なく、運営にあたって委員会も診療手順もなかった。内

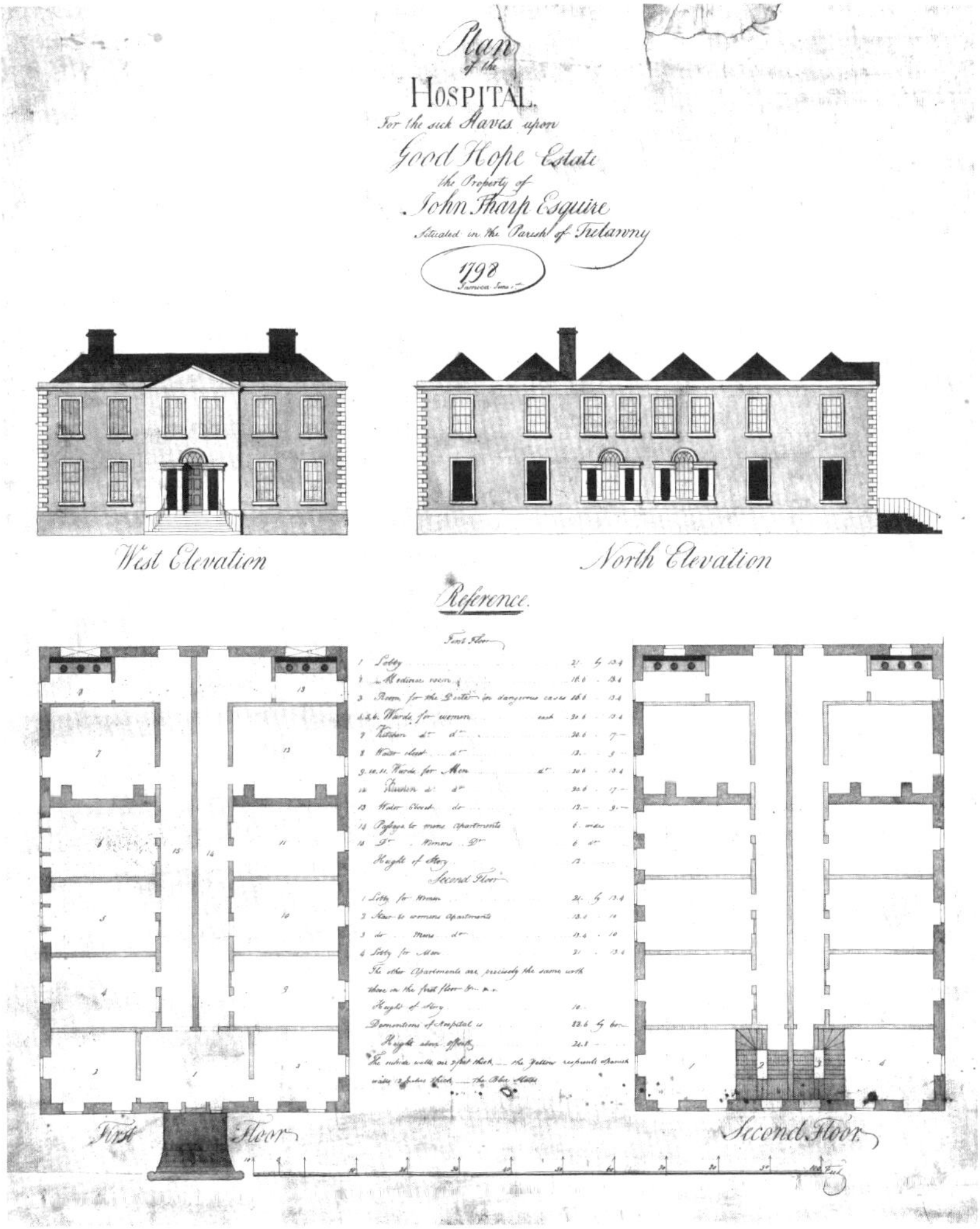

図15　1798年頃にジャマイカのグッドホープ農園に建てられた病気の奴隷のための病院の計画図。このプランテーション病院は当時の水準からするとかなり複雑な作りになっており、男女それぞれのために病棟を備えていた。〔近隣の〕9農園の患者を受け入れた。この「温室」の遺構は現在も見ることができる。

科医もほとんどおらず、学生が訓練されることもなかった。ジャン・バルテルミ＝ダジールは、サン＝ドマングの病院監督官であり、カプ＝フランセにある七五〇床の陸軍病院を教育病院に転換することを切望していた。そんな彼も、一〇床から一六床程度のプランテーション病院をそのようにすることを望んではいなかった。カリブ海地域では英領でも仏領でも病院は急ごしらえで「きわめて不潔」で設備も貧弱なうえに、年老いてほかの仕事をさせることができなくなった奴隷が付き添っていた。ダジールによれば、植民地の病院は私腹を肥やすために病人用の食料や医薬品、ワインのための資金を横流しする契約者の「とどまるところを知らない強欲さ」によって台無しにされていた。ダジールは、「王立病院の無秩序さは王室財政を破綻させ得る」と記している。[28]

奴隷病院は鉄格子と南京錠を備えた監禁場所という意味でも重要だった。ジェイムズ・アデアは、アンティグアの農園主であり医師でもあったが、看護婦である奴隷が薬や食事を定期的に与えるのを怠った場合は厳しく罰するべきと〔農園主に〕助言した。彼女たちをあまり評価していなかったアデアは、看護婦は「薬を無駄にしたり、食料をくすねたりする」と警戒していた。看護婦が職務を確実に遂行するように、アデアは彼女たちを病人と一緒に病院に閉じ込めておくことや、もしいずれかの窓から抜け出した場合は罰するようにプランテーションの管理人に言い含めた。[29] ヨーロッパとは対照的に、西インド諸島ではプランテーション病院は医学実験の場ではなかったことを指摘しておくのは重要である。後で見ていくように、実験には一般のプランテーション奴隷の集団が使われており、病院の入院患者が主として使われていたわけではないからだ。

ジャマイカで最も精力的な実験家ジョン・クワイヤーとジェイムズ・トムソンの二人の仕事については、第4章で見ることにするが、いずれも医療倫理には一切触れていないのが興味深い。クワイヤーは、自身が「実践的な観察」と「事実に関する問題」を述べていると認識していた。彼の技術に関する報告は「実用的であること」を目指していた。とはいえ、クワイヤーもトムソンもプランテーションの医師であり、人々と身近に接する立場にいた。トムソンは、自身が診療した人々への配慮を示している。オービアが奴隷に対して及ぼしている力に打ち勝つために（第5章）、トムソンはプランテーションの医師に対して「世話を任されている人々の信頼を獲得するために、自分自身の力で精進するべきである」と述べている。さらに、トムソンは「プランテーションの医師は実際の病状に大きな支障がない場合は、患者の望みを拒否してはいけない」と続けている。トムソンは医師と奴隷の関係を双方向的なものとして示している。この関係性において、医師は「彼らの中でより多くの知識を持つ人」から有益な情報を得て、それを診療に用いたのである。[30]

医師の行為は、稀な例ながらも患者側――奴隷患者の場合さえも――によって左右されることがあった。ジョン・ウィリアムソンはジャマイカで診療していたが、奴隷が外科手術を嫌がることに気づいていた。ジェイムズという名の、ある奴隷は、足の親指の骨折で苦しんでいたが、骨が腐敗してしまったため、ウィリアムソンは切断が唯一の治療法だと考えた。しかし、ジェイムズは拒否した。ウィリアムソンはジェイムズに対して可能な限りすべての治療法を試したうえで、切断以外に選択肢が残されていないことを伝えた。ジェイムズはそれでも抵抗し、近隣の「超常的な力を持つ老女」を訪ねたいと言った。数週間後、哀れなジェイムズは怪我がよくならないまま戻ってきて、切断手術を受けた。彼は（しばしば報告されている通り）、「完全に」治癒した。[31]

大半の医師が個人で契約を結んでいた英領カリブ海地域と違って、仏領の医療複合体は、『植民地機構《マシン》』のなかでジェイムズ・マクレランとフランソワ・ルグールが明快に詳述しているように、高度に組織化されていた。仏領植民地の内科医は、多かれ少なかれ王から年金を受け取っており、パリが統括する微妙に細かく階層化された制度のなかで仕事をしていた。仏領の現場では、日々の植民地医療業務は王政派遣の内科医あるいは主任医務官、彼らに続いて王政派遣の外科医が監督していた。この時期、仏領カリブ海地域で医学論文を執筆していたのは、このような人々である。彼らは一方で、仏領諸島の軍や都市部の内科医、外科医、薬剤師や産婆に資格を与えた。しかし、プランテーションの外科医は一般的に資格を持たなかった。歴史家のピエール・プルションの推計によれば、一七九一年にサン゠ドマングでは六〇〇人から八〇〇人ほどが医師として働いていた[*32]。

このような階層構造に鑑みれば、仏領カリブ海地域における実験の遂行はパリから統制されることも多く、それが植民地の内科医に充分に吟味した証拠の提示という根本を無視させることにもつながった。たとえば、一七八六年、サン゠ドマングの学術協会、フィラデルフィア・サークルが長大な『破傷風に関する論文と所見』を公刊した。この中では、多くの子供の奴隷を死に至らしめる破壊的な病である破傷風について、植民地からの情報を求めるフランス王立医学協会の要請に対する返答が、精査されることなく掲載されている[*33]。多くのプランテーション医師による観察が集められ、この協会によって公刊された。

英領と同じく仏領カリブ海植民地でも大学教育を受けた医師は人類の利益のために仕事をしていると考えていた。サン゠ドマングの偉大な植民地医師であったジャン゠バルテルミ・ダジールは、優れた医師は「人類」の利益に資する有用な見解を発表するために精力的に働くことを強調した。それでも、彼は英領で働く同業者とは対照的に、優れた医師は「同胞市民や政府」にも奉仕するのだと付け加えた。仏領植民地の医師は少なくとも表向きは重商主義者として国家統制主義的な目標を追求していた。重商主義者にとって、富を構成するのに不可欠な要素は三つであった。すなわち、人口、産業、それに外国との貿易である。フランスの医師は労働力――水兵、兵士、奴隷――を健康で生産活動ができる状態に維持するのが自分たちの役割であると理解していた。王政派遣のカイエンヌの外科医のベルトラン・バジョンは、読者に対して黒人《ニグロ》は医師が注意と研ぎ澄まされた感性を向けるにふさわしい対象であると述べた。それでも、新しい治療法を開発する最大の動機は、南北アメリカ大陸では黒人《ニグロ》が富を生み出すからだとすぐに続けている。彼は、「大地を耕し、ヨーロッパを支える富を生み出しているのは、彼らの肉体である」と強調した。一七九〇年代のイギリスに根付いたマルサスの人口抑制主義は、富を増やすためにあらゆる労働力の総動員が必要な奴隷経済下においては見る影もなかった。[34]

ダジールは、このような経済的な議論を一七七六年に著した『黒人《ニグロ》の病気に関する所見』の巻頭で力強く展開した。海軍大臣であったアルビー伯爵、アントワーヌ＝レーモン＝ジャン＝グアルベール＝ガブリエル・ド・サルティーヌへの献辞のなかで「ヨーロッパ人は傲慢にもアフリカ人を奴隷にした。彼らアフリカ人は非常に有用であるにもかかわらず、人間のなかで最も不幸で顧みられることのない人々である」と断言した。そして、「豊かさを決定づけるのは植民地の人口なのだから」人道、個人の利益、政治のいずれの面からも彼ら〔アフリカ人〕を救済する必要があると彼は続けた。そこに住む人が壮健であれば、植民地は栄え、住人が虚弱であれば、植民地は衰退する。ダジールは、「植民地の有り余る富の源泉となるのは、ひとえに黒人《ニグロ》人口の大きさにかかっている」と主張した。[35]

新世界における仏領植民地を比較して、ダジールは、奴隷にされたアフリカ人が入植したサン＝ドマングのような領土は目もくらむような巨万の富を生み出しているが、カナダのようにヨーロッパ人だけが入植した領土は、すぐに貧困状態に陥ってしまっていると評価していた。ダジールは、自身の職務は医師として黒人《ニグロ》、兵士、水兵の病を治すことであると考えていた。この仕事は、「とりわけ植民地の富にとって決定的に重要であるばかりでなく、国民の商業活動全般や国家の繁栄にとっても重要」であると彼は結論づけていた。この時代、頑健な奴隷は、「黒人《ニグロ》インド貨（nègre pièce d'Inde）」――一五歳から三〇歳で、壮健で肉体的な欠陥がなく、歯もすべて揃った完璧な男性標本を表す会計単位――として知られていたような高い価値を持っていた。[36]

誰を最初にするのか――冷水を用いた実験

自己実験――医師自身が「最初の実験台になるべきだ」という考え方――は、大西洋世界の実験文化の一部であった。積極的に自分自身に対して試すというのは、特定の治療についての医師の「信念」を量るものでもあった。[★37] すでに見てきたように、この時期を通じて医師は新しい治療薬や価値ある植物を求めて、生物資源探査を行った。役に立つかもしれない物質が見つかると、実験家はすでに知られている薬との関連を判断するために、その色や匂いや味を確かめた。ヨーロッパでは、そうした物質はその後に実験室で化学的特性が検査された。カリブ海地域では、物質はつつかれたり、口に含んだりされながら精査され、時にはさらに分析するためにヨーロッパに送られることもあった。次に行われる検査、なかでも毒性検査は動物を使って行われた。ウィーンでは、実験薬理学の先駆者であるアントン・フォン・シュテルクが、（ヘムロックからの抽出剤を用いた）乳がんの驚くべき治療薬に関する有名な実験を、一七六〇年代に子犬を対象に行っていた。彼は、この物質の最初の試験を人間に行うのは、「犯罪的」ですらあると述べている。ヨーロッパでは犬が実験動物として選ばれた。西インド諸島では、それは鶏であった。カイエンヌのバジョンは一七七一年に、マニオク[3]すなわちキャッサバの根の致死量を検証するために「無数」の動物――そのほとんどが鶏であった――を使った実験を数えきれないくらい行った。生のマニオクは猛毒を持っている（根に青酸カリやその他の毒が含まれている）。しかし、調理されると栄養豊富なひと皿になるのである。[★38]

〔動物実験の〕次の段階は自己実験であった。薬となる可能性のある物質の匂いを嗅ぎ、それから皮膚につけてみる、そして最後に実際に摂取してみる――まずはほんの少しを舌先に乗せ、それから、問題がなさそうであれば、内服するのである。

歴史家のスチュワート・ストリックランドは、ヨハン・リッター[4]のような自然哲学者は、自身の身体を計量機器として利用したと述べている。すなわち彼は自己の身体を実験室のそこかしこに置かれたボルタ電堆《でんたい》[5]やライデン瓶[6]、温度計やその他の「測定装置」の認識論上の等価物とみなしていたというのである。実験者の身体は他の装置を使った場合には得られない独自の情報を与えてくれる。それでも、実験者の身体が人間の誤った「先入観」とは無縁の無生物にできる限り近い道具のように機能するのが理想だった。内科医は物理学者とは違って、自分の身体を唯一無比の計量機器として利用することはめったになかった。死に向かう二年半にわたって毎日アヘンを摂取し、その身体への効果を記録していたアルブレヒト・フォン・ハラーのような例もあるが[39]、より一般的なのは、医師が単に最初の治療対象者となることだった。

医者の自己実験家によって収集された情報は信頼性が高いとされていた。というのも、医療の専門家は、実験に関連する効果と彼自身の身体の他の主観的状態とを区別できるだろうと考えられていたからである。さらに、この結果は健康な身体から得られた情報であるために「純粋」であるともみなされていた（つまり、すでに病で弱った身体よりも、危険な薬に適切に対応できると考えられていた）。「自分を最初の被験者にすること」に積極的な実験家の自己実験は、医師が致命的な結果をもたらすかもしれない薬を他の患者に試す場合の批判をかわすことにもなった[40]。

自己実験は時に極端なものになることがあった。一七九〇年代には、エディンバラの医学生と思われる二人のジェントルマンが、発病の有無を確かめようと淋病の膿を自分自身に接種した。彼らの実験は、まず淋病の膿を尿道に注入することから始まった。それから「包皮と亀頭の皮膚を外科用のナイフで傷つけ」、そこに膿を擂りこんだ。どちらを試している間も、若干のかゆみは出たものの淋病は発症しなかった。この試験について報告していた外

〈3〉——マニオク（別称キャッサバ）　熱帯地域で広く栽培される植物。新大陸やアフリカの熱帯地域などで根の部分にあたる芋が食用とされている。
〈4〉——ヨハン・リッター（Johan Ritter : 1776–1810）　シレジア、ザーミッツの生まれ。電気を用いたさまざまな実験を行い、電気刺激による筋肉の収縮や紫外線を発見するなどした。
〈5〉——ボルタ電堆　イタリアの物理学者ボルタ（Alessandro Volta : 1745–1827）が「動物電気説」に反対して「金属電気説」を証明するために発明した、電池の前駆段階の装置。
〈6〉——ライデン瓶　静電気を蓄えるガラス瓶。

科医のベンジャミン・ベルは、「この種の実験は〔被験者に〕あまりに大きな不安や苦痛を抱えさせることになるので、対象の性質上必要とされるだけ充分な回数の実験が繰り返されたことは、これまでにもこれからもないだろう」と報告している。ベルは、さらに淋病や性病一般の実験は結果に関して「強い偏見」を伴うものであるため、「信頼するに足りない」と判断していた。[*41]

一八世紀の終わりに近づくにつれて、自己実験はより体系化され組織的になっていった。個々の実験者の身体の固有性を克服する（他人の身体の場合と調整する）試みとして、医師や医学生は、集団を対象に効果が期待できそうな薬を試験するようになった。ジャマイカのジェイムズ・トムソンは、エディンバラで自己実験についてどのように学んだのかを詳しく話した。そこでは、学生が「さまざまな薬について実験する目的で」グループごとに分けられていた。彼の報告によれば、それぞれの人は特定の薬を健康な自分の身体で試すことを求められていた。各人が「脈拍、嘔吐、眩暈やその他あらゆる体調」を詳しく記録した。薬は異なる人たちが同時に服用し、結果が比較された。トムソンは、「一般的にいうと、病的な状態でも同様の結果が得られると考えられるため、私たちが予防したかったいくつかの症状をうまく回避できるだろう」としている。[*42]トムソンは、ジャマイカに豊富に生えている多くの薬草を研究するにあたって、この形式の自己実験を取り入れていた。たとえば、彼は焙煎していないコーヒーをまず自分自身で試験し、それから自分が治療している患者に試した。

こうした伝統は仏領カリブ海地域でも活発だった。カイエンヌのベルトラン・バジョンは幾度かの奴隷の中毒事故から、キャッサバ中毒で死んだ動物の肉を食べた人間が重篤な症状に陥るということに気づいた。この観察結果を確認するために、バジョンは、彼自身と彼の友人で同居していたド・ラ・リュスティエール氏を対象に試験した。二人はそれぞれ中毒死した鶏を食べ、重篤な症状に陥った。原因を厳密に特定するために彼らは実験を繰り返した。これらの自己実験から、二人は中毒死した動物の肉の公売は規制されるべきであると結論づけた。[*43]

こうした状況であれば、ウィリアム・ライトが新しい冷水浴治療をまずは自分で試したと主張したのも不思議ではない。ライトは、熱病、破傷風、天然痘の治療に冷水浴を二〇年間にわたって試した。彼の治療法は、発熱の「発作」に襲われた患者にバケツ数杯の冷水を浴びせかけるというものだった。彼は真水よりも海水を好んだ。我々には、この治療法が〔身体に大きな衝撃を与える〕侵襲的なものであるようには見えないが、一八世紀の多くの医者は突然の冷水によるショックは、とりわけ病で弱った体には極めて危険であると教えていた。[★44]

ライト自身が記すところによれば、「非常に強い熱暑」の下で労働していた人々が冷水で手と顔を洗うことで大きな爽快感を得ているのを観察したことが、冷水浴を思いつくきっかけになったという。ただし、「ジャマイカで一般的であった治療法とはかなり違う新しい方法」であったためになかなか〔実践を〕公言することができずに、「絶好の機会が訪れるまで」長い間この考えを自分の中にしまい込んでいた。[★45] ロンドンで一七八六年に出版された彼の論文によれば、その機会は一七七七年八月、イギリスに向かう船上でやってきた。しかも、被験者は彼自身であった。

ライトはジャマイカから帰国する船で病気の水兵に付き添っていたところ、自分自身も発熱したと記している。水兵は、冷たい空気にあたるのを拒んだが、病状が悪化すると、薬や食べ物も受けつけなくなった。病気になって八日目に彼は亡くなった。ライトが発病した際、おそらく同じ病だろうと考えて、自分自身で「おだやかに嘔吐を促し」、翌朝、「タマリンドの煎じ薬」を服用した。就寝時にアヘンを吸引したが、楽にはならなかった。彼は、標準的な治療――キナノキの樹皮を六時間ごとにポートワインと一緒に服用するといったもの――を続けたが、症状は改善しなかった。甲板に移してもらって冷たい空気にあたると、彼は気分がよくなった。「このような状況に加えて、他に試した方法がどれも効果がなかったことが、自分と同じように発熱した患者にこれまで試したいと思っていた治療を、自分自身で試す決断を促すことになった」。そして、実験が行われることになった。[★46]

午後三時頃、ライトは衣服を脱いでバケツ三杯分の冷たい海水を浴びた。「大きなショックを受けたが、すぐに楽になった」と彼は述べている。一日二回の「冷水浴」を三日間続けたところ、次第に症状が好転した。同じ船に乗り合わせていた若いジェントルマンは、ライトの回復を目の当たりにしていたため、自身が発熱すると冷水浴を望んだ。ライトは彼の要望を受け入れて、彼に対して頻回の冷水浴とより標準的な治療――きれいな空気と清潔な衣服、適量のワイン、それに〔キナノキの〕樹皮――とを組み合わせた。この男性もまもなく健康を回復した。[47]

彼の主張とは裏腹に、実際にはライトが「最初に」自分で試したわけではないことがわかっている。一七七九年にロンドン医学協会で報告されながら一八〇七年まで出版されなかった論文によれば、ライトは一七六八年に致命的な天然痘が流行した際、五〇〇名の被験者に彼の冷水浴を試したと記しているのである（この天然痘の流行は、第4章で見るようにクワイヤーが人痘接種の実験を実行するきっかけにもなった）。重要なのは、こうした被験者に対するこの試験が、ライト自身の自己実験よりおよそ一〇年も前に行われていたことである。明言されてはいないが、大人数というところから、この時の被験者がおそらく奴隷――最も可能性が高いのは、彼がプランテーションの医者であり奴隷主でもあったセントジェイムズ教区の奴隷――であったことがうかがえる。ライトは、「天然痘」の発熱の症状に見舞われた患者は、間髪を入れず「裸にして四時間ないし六時間ごとに冷水を」浴びせるよう助手に指示した。結果は良好だった。患者の発熱や頭痛、背中痛は緩和され、もっと重要なことに、軽い症状で済んだ。ライトは、この方法を試した五〇〇人のうち、彼の冷水浴のために何らかの悪い結果が出たものはほとんどいなかったと回想している。[48]

ライトは、一七七九年のこの実験結果はロンドン医学協会が彼の実験を「性急で無謀すぎる」として認可しなかったために、公表を差し止められたと主張している。たしかにその通りだったのかもしれないが、医学協会が彼の論文を認めようとしなかったのには、別の面が影響していた可能性もある。この論文の中でライトは、一七八六年に示唆したように、冷水浴のアイデアを彼自身の観察結果からではなく、ヨーロッパにおける天然痘の伝統的な人痘接種医、すなわちトマス・シデナム、ロバートおよびダニエル・サットン、トマス・ディムズデールのみならず、おそらく驚くべきことだが、マルーン〔203頁を参照〕の黒人からも得ていたと報告した。後でジェイムズ・トムソンの業績に関して見ていくように、アフリカ起源の治療は、ジャマイカではそうではなかったが、ヨーロッパの出版物からは削除されることが珍しくなかった〔終章参照〕。一七七九年の論文の中で、ライトは事実として、「ジャマイカのマルーン黒人《ニグロ》とギニア湾岸のいくつかの地域では、天然痘、特に発疹性の発熱の際には湿った粘土で身体を覆う習慣があった」ことを述べている。その成功がライトに冷水浴を試すことを「決断させた」。この論文でライトはもう一つのアフリカの伝統的な治療法について報告している。天然痘の膿疱が最もひどいときに、鋭くとがった道具で膿を出すというもので、ヨーロッパではかなり物議を醸していたが、ギニア湾岸ではごく一般的に行われていた。ヨーロッパ人の同業者が懸念したのは、ライトの冷水浴そのものではなく、彼のアフリカ起源の治療法に対する信頼だったのかもしれない。ライトは、後の公刊物のなかで、「北米の野蛮人は昔から発熱の治療として冷水浴を行っている」と指摘している。彼が紹介した技法というのは、アメリカ先住民が「病人を寝かせた狭い小屋の中で火をおこして外気を遮断する。〔病気の〕先住民がかなり熱くなった頃に急に冷たい水の流れに身体をつけ、それからすぐに小屋に戻すと病人は汗だくになる」というものだった。[*49]

　ライトはのちに八歳ぐらいの奴隷に冷水浴を試した。このとき彼は、西インド諸島のアフリカ人、特に子供たちに蔓延していた破傷風にも冷水浴を試した。ライトはトレロニー教区のジョン・シンプソン氏が所有する一二歳の奴隷の少年に対して彼の技術を試すのを、彼の言葉によれば、「ふさわしい機会」ととらえていた。名前もわからないこの少年は、六月の暑さで日焼けに苦しんでいたが、破傷風に伴う激しい痙攣《オビスソトノス》に襲われていた。「まもなく口をきくこともできなくなった少年は、屋敷に運ばれた。そこで意識不明のまま時に痙攣《けいれん》を起こしながら横たわっていた」。地元の外科医によって血を抜かれ、樟脳入りの酒を摺りこまれ、気付け薬[7]や浣腸で刺激しながら、アヘンチンキ、セージ茶、粥などが与えられた。ライトにその少年が送られたのは三日後、事態が絶望的になってからだった[★50]。

ライトは、この症例は彼の冷水浴法を試すのに絶好の機会だと判断した。というのは、少年の病状はもはや打つ手がないように見えたからである。重要なのは、プランテーションの外科医も実験的な手法を試すことに同意したことである。

> 少年は裸にされて野外に連れ出された。四肢がかなり硬直していたので、座らせるのはひと苦労であった。大きなバケツ二杯分の水を同時に無理やり浴びせられた。水のショックで彼はまず立ち上がり、かなり正気を取り戻して、自分の身に起きたことに驚いたようだった。乾いた布でこすった後、ゆったりした上着を着せられた。ゆっくりとじんわりと体温が戻っていた。助けを借りながら少し歩いたあと、手こずりながら横たわった。少年の顎の緊張はかなりほぐれており、スープを少し飲みこんだ。私は彼に涼しくて風通しの良い場所で休んでいるように指示した。シーツを一枚かけておくこと、四時間ごとに冷水を浴びせるということも。

この処置は三時間ごとに繰り返され、徐々に減らして、最後は一日二回になった。ライトの到着後およそ六日で「治療は完了した[★51]」。

ライトは彼の治療法を他の四人——男三人、女性一人、年齢は二二歳から五七歳——にも試し、すべてについてよい結果を得た。これは「自分で先に試す」のとは程遠く、ライトは一七七七年に自分自身にこれを試す前に、何年間かにわたって良好な症例を蓄積し、この治療法を試して成功した同業者たちにも確認していた。もちろんこれは、ライトが病気にならなかったために、自分自身で試す機会がなかったからと言うこともできるだろう。それでも、彼が奴隷の被験者で実験したことについて（一連の論文の二番目に出版された）彼の自己実験の報告で触れていないのは驚くべきことである。[★52]

奴隷たちが最初の実験台にされるのは珍しくなかった。サン＝ドマングのジャン＝バティスト＝ルネ・プペ＝デポルトは、「黒人《ニグロ》」（おそらく奴隷であると思われる）の淋病を「シマニシキソウ」〈8〉（*Chamaesyce hirta*）の煎じ薬で治療したと報告している。奴隷主は奴隷が治癒したとみられる場合、その治療法を自分自身にも取り入れてよい結果を得た。また、サン＝ドマングのプランテーションの女主人は四〇〇人の奴隷に対する人痘接種のあと、自分自身も果敢に挑んで成功したと娘に書き送っている。[★53]

ライトの試験では、彼が最初の被験者として奴隷を選ぶ傾向にあったことも見て取れる。ライトにとっては、一七七二年にジャマイカ在住の白人の桶職人を対象に実験したことが重要であったが、これはプランテーションの奴隷に対して最初に実験してから数年後のことだった。一七七二年、ライトは発熱した二〇歳のウィリアム・ジュエルの治療に呼ばれた。ライトは窓と扉をあけ放ち、寝具を取り払ったうえで、冷水——飲料水のみ——をかけて彼〔の身体〕を冷やした。男性は深く感謝し、「何度もお礼を」言った。ライトが男性に冷水を浴びせ続けることをしなかったのは不思議なことだが、おそらく、状況はそこまで切迫していなかったのだろう。[★54]

〈7〉——気付け薬　smelling salt　かがせて使う気付け薬。炭酸アンモニウムを有効成分とする伝統的薬品。気絶した人・意識が朦朧としている人などの鼻に近づけ、刺激臭によって意識を回復させるためのもの。

〈8〉——シマニシキソウ　熱帯アメリカ原産とされるトウダイグサ科の一年草。

ライトは冷水浴試験についてさらに報告している。その中には、一七八四年に生後わずか七日の奴隷の赤ん坊に行われたものも含まれていた。ライトはその子を治療するために呼ばれたが、その子は自身が所有する奴隷で、何千人もの命を奪う恐ろしい破傷風で苦しんでいた。彼は母親に、状況からみて望みはほとんどないと伝えねばならなかった。なぜなら、打つ手がもう残っていなかったからである。そこでライトは、やや難航したものの母親を説得して冷水浴に同意させた。子供は現地の産婆——ライトによれば、「有能な有色の女性」——に衣服を脱がされてライトの手に委ねられた。ライトは冷たい井戸水を張った小さな風呂桶の中に突然、子供を浸けた。呼吸が止まって、子供は硬直した。ムラートの産婆はライトがその幼い子供を殺したと非難した。しかし彼は産婆に子供の皮膚を拭かせて、身体を油で強くこすらせた。まもなく子供は呼吸し始めた。それから一時間もすると、母親の胸に抱かれて夢中で乳を吸った。彼は産婆が手柄を独り占めしたことに落胆した。子供はそれから「虫熱」で亡くなるまで二年間生きた。[55]

ライト（あるいは、少なくとも彼の『回想録』の編集者とされているジョン・ミッチェル）は、彼こそが「間違いなく」発熱の際の冷水浴法の第一発見者であるという評価をゆるぎないものにしようと腐心していた。ライトは、彼の業績が正当に評価されていないのではないかと不安に思っていた。というのも、彼の評価を確かなものにするはずの論文は、ロンドン医学協会で一七七九年から八四年の間に三度も口頭で報告されたにもかかわらず、その出版は「無言の圧力を受けた」からである。[56]

第一発見者は自分であるというライトの主張はかなり奇妙である。というのも、フランス人は、奴隷が熱を下げるために普段から冷水浴を用いていたことをよく知っていたからである。カイエンヌのベルトラン・バジョンが報告するところでは、一七四〇年代にそこで働いていたピエール・バレールは破傷風を、冷水浴を用いて治療したが、それについて彼自身もマルティニーク在住のド・シャンヴァロンなる人物もなんら明確な効果を見出すことはなかった。医師たちは一七七八年に（特にコメントを付さず）植民地の軍の病院でこの手法を採用した。長くサン＝ドマングに在住しており、カプ＝フランセの農務長官であったニコラ＝ルイ・ブルジョワも、発熱に対応するために「黒人《ニグロ》たちは自分で冷たい水を浴びたり、冷水につかったりしたりしている」と報告した。ブルジョワは、白人もこの手法を試して、よい効果を得ていると見ていたし、自分自身にもこの治療法を試した。彼は、黒人たちが冷たい水を浴びるのに加えて、渓谷や川底で集めてきた野生のスベリヒユや香辛料で頭を冷やしていたことも記している。ジャマイカでは、トマス・ダンサーが一七七七年に、古くから冷水浴がどのように行われてきたのかについてたどるとともに、暖かい地域での病気に対する冷水浴の効果を記した論文を書いている。ライトは自分が第一発見者だと主張してはいたが、彼自身も認めているように、冷水浴は古くから近代にいたるまで実践されていたのである。[★57]

ライトの実験では奴隷が最初の被験者となったが、いつもそうであったわけではない。イングランドのリヴァプール診療所の医師ジェイムズ・カリーも冷水治療を試していた。興味深いことに、彼は最初に自分自身ではなく、性感染症に苦しむ患者のための「ロック・ホスピタル」[(10)]として使われていた病棟にいた女性に試した。一七八六年の冬、感染性の熱病が流行すると、病院全体にあっという間に広がった。厳しい寒さのために適切な換気が行われなかった。また、カリーは理由を述べてはいないが、病棟の秩序と清潔さが悪化した。カリーは感染した一六人の女性のうち八人を被験者とした。彼は「ライト医師が示す方法で」冷水を浴びせる方法を「初めて」試すと述べた。よい結果が出ると、一人を除いて残りの患者にもこの治療を行った。カリーは、冷水治療を行わなかった患者に関して性病で衰弱しすぎていると判断していたが、実際、数日後に亡くなった。冷水浴は優

〈9〉――ロック・ホスピタル　イギリスで性感染症の女性を入院させた病院。

れた結果をもたらし、一七九七年、カリーが著作を公刊する頃までには、感染性の熱病の一五三の症例で良好な結果を記録した[58]。

カリーの試験で用いられた患者の集団を調べてみると興味深いことがわかる。一五三人のうち九四人は病院の患者（カリーはリヴァプール診療所の医師だった）、三二人はリヴァプールに駐留していた兵士、残り二七人が自己負担患者だった。患者は女性（感染した病院看護婦も含まれる）とさまざまな年齢の男性だった。一七九七年までにカリーと同業者たちはこの治療に強い自信を持つようになっていたため、良好な結果を記録するのをやめて、冷水浴が失敗した症例だけを記録するようになった。カリーは冷水浴療法を痙攣性疾患と精神疾患にも用いるようになった[59]。

発熱に冷水浴を用いるのは「広く受け入れられており、ロンドンの上流層にも認められている」し、「彼らのみじめな住宅事情でも許されれば」貧しい人たちの間でもよく行われていると、一七九九年、カリーはライトに対して報告した。新しい治療法をどちらが先に導入したのかをめぐる威信をかけた論争において、カリーはライトの優先権（ライトはこの点を主張するのに熱心だった）を早々に認めていた。ライトはといえば、カリーが臨床用の体温計の革新的な使用によって、冷水浴を人間に適用する際の、より厳密な規則を確立した点で、カリーの貢献を認めていた。かなり後になって、カリーの業績はライトのものよりも早いのではないかと指摘された際は、ライト（あるいは彼の編集者）は、その主張に強硬に反論した[60]。

エディンバラのジェイムズ・グレゴリーは、医者たちが喜んで「自分自身を最初の実験台に」すらしてしまう、彼が「科学への多大な情熱」と呼ぶものの倫理的な含意について論評している。彼は、医師は「自分の好奇心を満足させるためだけに」危険な医療や手法を試すべきではないと警鐘を鳴らした。多くの医学者たちは、「難しく」、「危険な実験」を科学の進歩のために「自分自身」に積極的に試そうとしたし、グレゴリーはそれを彼らの権利だと考えていた。しかしながら、「純粋に科学への情熱」からであったとしても、そのような実験を患者に試すのは、「罪がない」とはいえないだろう。グレゴリーにとっては、患者の命を救うための実験は許される、あるいは求められてさえいるが、患者を不必要な危険にさらさず、慎重を期すことを原則とするのが、医者の誓いの中に示された「医師の義務」であった。[★61]

奴隷――保護されたカテゴリー？

彼らの法的に特殊なカテゴリー――人間でありながら、権力を持った奴隷主の財産――に鑑みれば、奴隷は、生成しつつあった医療倫理の規範のなかで保護された階層になったといえるのだろうか。奴隷という身分は法的なカテゴリーであり、奴隷とされた人々は他の患者、ヨーロッパの貧民や恵まれない人々からも区別されていた。エディンバラのジェイムズ・グレゴリーが強調するように、エディンバラの一〇〇床の診療病棟の慈善患者は、病院長や内科医、外科医の「財産」ではなく、医師が患者に対して負っている「至高のそして確固たる」義務によって奉仕され、保護されるべき人間であった。[★62]対照的に、奴隷は人間でありながら財産とみなされており、そのために特別な保護が必要であると考えられていた。奴隷制が廃止されるまで、奴隷を実験における搾取から守る二つの歴史的な指針が存在した。一つはヨーロッパの中心で生まれつつあった医療倫理であり、もう一つが主人と奴隷の相互的な義務を法制化した〔フランスの〕『黒人法典』である。

一八〇〇年出版のジェイムズ・グレゴリーの『王立病院長の追悼』や、トマス・パーシヴァルが一八〇三年に出した『医療倫理』においては、医学実験における奴隷の使用に言及されていることが期待されるかもしれない。たしかに奴隷制はヨーロッパにおいて、そして医学界において盛んに議論された。歴史家のローレンス・マッカローは、グレゴリーの父ジョンがそうした議論にかかわっていたことを示している。[★63]ジェイムズ・グレゴリーは、奴隷貿易廃止の問題を一八〇〇年の『追悼』のなかで扱っている（もっとも、一八〇三年の『追悼　増補』では扱っていない）。
ヨーロッパの医者は、西インド諸島で行われている実験について知らなかったという人がいるかもしれない。しかし大西洋世界の医療複合体は、このニュースをすぐさま（ヨーロッパの）玄関先まで届けたということを忘れてはならない。ウィリアム・ライトの論文はロンドン医学協会で報告された。A・J・アレクサンダーの実験はエディンバラのジョゼフ・ブラックに送られ、その通知は『医学哲学評論』に掲載された。一七九八年から一八〇一年までエディンバラの王立内科医協会会長であったジェイムズ・グレゴリーは、社会問題を幅広く扱う立場にあった。自身も西インド諸島の実験家であったウィリアム・ライトが、一八〇一年にジェイムズ・グレゴリーの職務を継いだ。英米系医療倫理の正典をなす論文のどれ一つとして、奴隷を実験に使用することを認めてもいなければ非難することもしていないというのは重要である。
奴隷の保護につながる二つ目の歴史的な指針となったのが、『黒人法典』である。これは、一六八五年にフランス帝国における奴隷に関する基本法を確立した勅令である。ジャマイカ評議会は、フランスの法体系を参照して独自の「統合奴隷法」を一七八八年に定めた（一六九六年以来、制定された奴隷に関連する法を置き換えるものであった）。これらの法は、医療的なケアについて軽く触れているだけである。フランスの法は奴隷主が従うべき条件を定めており、「高齢、病気またはその他の理由により弱った奴隷は［…］奴隷主が食事や看護の手配をすべきである」と定めている。また、奴隷が遺棄された場合は、彼あるいは彼女は植民地の病院に奴隷主の負担により、一日あたり六ソル[10]で入れることになっていた。[★64]
ジャマイカ法と呼ばれるこの「黒人《ニグロ》法体系」は、奴隷の従属と統制とともに奴隷主に求められる具体的な義務も詳述している。たとえば、奴隷は叛乱の謀議やあちこち外を歩き回ること、集合すること、太鼓を叩くこと、超自然的な力があるかのように振る舞うことが禁じられていた。一方、奴隷主の側は、定められた種類の衣類、食料、住居を用意し宗教教育を行うことが求められた。一七八八年のイギリスの法律は、ヨーロッパにおける人道主義運動の高揚を受けて、奴隷により幅広い保護、たとえば、奴隷主の気まぐれによる過酷な罰からの保護などを与えることを強調している。それでも、奴隷主は極端に厳しい処罰を下す裁量をまだ手にしていた。一例を挙げれば、一度の過ちに対して三九回以上のむち打ちを与えた奴隷主に科せられるのはわずか五ポンドだった。[65]

ジャマイカ法三一条は、医療の問題に最も密接にかかわる条項である。立法者は奴隷人口の「自然増」を促そうとしていた。そのために、プランテーションの監督に対して、それぞれの年にそのプランテーションで生まれて生存している奴隷一人あたり二〇シリングの報奨金を提供するとしている。さらにこの条項は、プランテーションの医者および外科医にも直接言及している。彼らは毎年プランテーションで死亡したすべての奴隷について、それぞれが知る限りの情報を添えて報告することが求められ、「怠った場合には二〇ポンドの罰金が科せられた」。この条項が、医学実験による死亡を明るみに出すことになったのかもしれない。奴隷を搾取的な医学実験に使うことへの制限が定められるとすれば、この法律のまさにこの部分であった。しかし、何の手も打たれることはなかった。奴隷を医学実験から守ることに特化した医療倫理の発展あるいは法整備は、歴史的な未踏の道として手付かずのまま残された。

本章における私の論点は、奴隷は、主人の経済的な利害のために、ある程度は保護されていたということである。[66] 主人は、最小限のコストで最大の投資効果を得ようとした。プランテーションの所有者は、労働力を天然痘やイチゴ腫の接種のような実験的な治療に提供することもあったが、これは稀であったし、そうすることで大きな経済的損失を被る懸念がない時だけであった。タスキギー実験のように科学のためにアフリカ系の人々を利用

〈10〉——ソル　フランス革命の頃まで使われていたフランスの貨幣単位。二〇分の一リーブル。

するのは、プランテーション文化の一部とは決して言えないのである。

この論点は、近世の西インド諸島ではまさにその通りであった。問いの核心は、すなわち、ジョン・ウォーナーが描いたように、奴隷の人々を搾取するという点でアメリカ南部は「特殊」だったのかということである。[67] アメリカ南部は奴隷制が長期にわたって残存したという意味で他の地域と異なる（英領西インド諸島では一八三三年に奴隷が解放されたし、仏領では一七九四年から一八〇二年のあと、一八四八年に再び解放された）。

アメリカ南部では一八三〇年代、そこに医学校が設立されるようになった頃も奴隷制はまだ繁栄していた。こうした医学校ができたことによって、教育や試験のための人体への需要がさらに増すことになった。歴史家のスティーヴン・ケニーは、これらの機関で奴隷の身体がどのように搾取されたのか――解剖や解剖学の授業、臨床試験など――について記録している。たとえば、一八五二年、オーガスタのジョージア医学校では、昼は清掃員、夜は墓荒らしをさせるためにグランディソン・ハリスという人物を購入した。歴史家のトッド・サヴィットの報告によれば、ハリスは五〇年にわたってこの仕事に従事した。[68]

奴隷や解放後のアフリカ系の人々を保護する必要性は、J・マリオン・シムズが、六人の女性奴隷に対して行ったよく知られた実験によって明らかになった。この実験は、膣瘻《ちつろう》、つまり、膣と膀胱や直腸の間の裂傷を外科手術によってうまく修復する手技を開発するためのものであった。シムズはなんらかの成功を収めるまでに三年にもわたって、これらの女性に対して二〇回以上も手術を繰り返したが、すべて麻酔なしで行われた。これによって誘発された膀胱感染症だけでも、アヘンなしには耐えがたいものであり、シムズは、手術の二週間後まで被験者を静かにさせるためにアヘンを与えた。[69] アメリカ合衆国では、アメリカ医学協会（AMA）が初めての倫理規定を一八四八年に策定した。一八四五年から四九年にかけて行われたシムズの実験は、完全に認められた倫理の範囲内であったようだ。

一八六九年、シムズはニューヨーク医学アカデミーにより、上流階級の患者に対する守秘義務違反で厳しく批判されたが、奴隷に対する実験に関してでなかったことは、（これらの手術はアラバマで行われていたものだったとはいえ）驚くべきことである。[70] 同業者から非難されるどころか、一八七六年、シムズはAMAの会長に選任された。初期のこの協会は、奴隷の保護について決定的な失敗を犯したというべきであろう。一八四八年にAMAが弱い立場の人を守るために行動していたら、歴史は違っていただろう。

奴隷主はなぜシムズや他の医師に奴隷に対する実験をさせたのだろうか。アメリカ南部において医学校ができはじめると、新しい経済論理が生まれてきた。シムズが自分の診療所で治療した女性奴隷は、（奴隷主も含めて）誰にとっても——シムズが言うように、彼女たち自身にとってすら——価値がなかった。膀胱膣瘻は、主として出産によって起きるが、レイプによっても引き起こされることがある。膀胱と膣、時には結腸の間が裂けて尿や便が「昼夜を問わず」流れ出てしまう。シムズは家の隅々まで悪臭が立ちこめていると述べている。彼は、「（彼女たちは）死んだほうがましだ」と続けた。「しかし、こうした患者は決して死ぬことはなかった。彼女たちは生きて苦しまなければならなかった」のである。[71]

彼の著作で明らかにされているところによれば、シムズの倫理とは、女性奴隷の同意に基づくことであった。シムズは、患者が「進んで、そして感謝を持って」手術に臨んだと記し、彼女たちの「壮絶な忍耐力」を褒めたたえている。しかし、倫理学者のロバート・ベイカーが指摘するのは、こうした女性たちがもし同意していなかったとしても、彼女たちには、不満を抱えた外科の患者がよくやるように、単に「歩いて（診察室を）出ていく」力などなかったということである。[72] 彼女たちが協力的でない場合、主人の元に還されるか、自活を余儀なくされるかであった。

シムズにとって道徳的な立場の要となるのは、彼が「患者の完全な同意なくしては手術を行わない」ことと、「命を危険にさらし得る」手術は行わないというものだった。しかし、すでに見てきたように、奴隷にとって医師の彼らの身体へのアクセスを左右する同意とは、彼ら自身のではなく、奴隷主のそれであった。シムズと奴隷主の間には取引が成立していた。奴隷主はこうした実験のために、シムズに奴隷である女性を「差し出した」。一方で、シムズは自分の費用で（食料、医療、住居、看護を提供して）彼女たちを「手元に置いた」。奴隷主は奴隷の衣類と税金だけを負担すればよかったのである。[★73]

一九世紀アメリカ南部のプランテーション所有者は、医学校の設立にともなって生まれてきた奴隷の医療に関して、新しい経済論理に従うことになった。奴隷主が奴隷を〔受診させるために〕送り出すのを促そうと、医学校の役員は医師の診察費用を免除した。[★74]プランテーション所有者は、奴隷たちの食料と看護の費用だけを負担した。これは、所有者の全体的なコストを下げることになった。彼らは医師を雇う必要はなかったし、自分でプランテーションの病院を維持することも、自分の奴隷の中から看護にあたる人員を提供することもなかった。一方で、カリブ海諸島では、アメリカ南部とは違って奴隷解放の前に医学校が設立されることはなかった。英領及び仏領のカリブ海諸島にも医学校が設立されていたら、〔一九世紀アメリカ南部と〕同じ論理がまかり通っていたかもしれない。

一八世紀の英領および仏領西インド諸島において、奴隷は〔ヨーロッパの〕貧民や病院の患者、孤児などがされていた以上に医学実験に利用されたわけではない。絶望的な状況において、医師は新しい医療を試す切り札として貧民や、膨大な数の兵士や水兵を頼った。ヨーロッパでは、新しい治療や外科的な手技を試したいという医師たちの欲求に歯止めをかけていたのは自らの評判や最終的には病院の委員会であった。西インド諸島では、権力を握る奴隷主たちは奴隷に対する多額の投資を行っていた。これらを保全しようとする彼らの関心から、医師に監視の目が向けられることになった。

経済的な利害に基づいて行われた、こうした類の奴隷に対する保護は、結局のところ充分なものとは言えなかった。経済論理の変化につれて、奴隷たちの運命も変わった。奴隷を保護するための倫理や法律の制定などの道が選択されなかったために、搾取の扉が開いてしまった。現在の姿勢や行動は、過去の試行錯誤の賜物である。一八世紀の医療倫理が少なくとも奴隷を無視しないこと、あるいは奴隷を保護するために発展していたなら、その後の世紀に貧しいアフリカ系アメリカ人やその他の弱い立場の人々を見境なく搾取するのを避けられただろうに。

第4章
搾取的な実験

私がいつも話題にしている被験者は黒人《ニグロ》である。

——ジョン・クワイヤー、ジャマイカのプランテーション医師、一七七二年

一八世紀の医学実験はいくつかのカテゴリーに分けられる。一つ目はトムソンの肌の色に関する生体構造の研究、とりわけ人種間の解剖学的、生理学的な差異を探求するもの（第1章）、二つ目はコリン・チザムらが人間の定常的な特性（体温）について行った研究で、その中では人種が変数の一つと考えられていた（第1章）。三つ目としてはグレナダ島に住むA・J・アレクサンダーによるイチゴ腫の治療研究のように、被験者であるプランテーション奴隷に対して新たな医療的な介入が試みられるものもあった（第2章）。この最後のカテゴリーの試験は被験者に対して搾取的とは限らなかった。というのも、被験者は、まさしくこの特定の治療によって最も恩恵を受ける人たちだったからである。アレクサンダーのイチゴ腫の患者や、海軍医であったレナード・ギレスピーの水兵は（以下で見る）、大きな集団内の類似した人々（アレクサンダーの場合は奴隷、ギレスピーは水兵）に対する治療法を見つけるために被験者となったが、試されたのは治療対象となった特定の患者を治すために考案されたものであった。このような場合、被験者は新しい治療が行われている期間中ずっと観察され続けて結果も記録され、それが他の医師たちにも手紙などで周知されたほか、その地域内のみならず帝国全域における治療効果をより高める取り組みとして、実験の内容が出版されることもよくあった。

当時の倫理学者たちは、一般的な治療法がうまくいかない——熱帯地域ではよく起こるが——ときに、治療的な実験をすることを認めていた。ジョン・グレゴリーは、医学講義において、「ほかに打つ手がない場合は、普段は採らない策も試してみるべきである。そのような場合、状況がより良好であれば危険とみなされるような医療に頼らねばならないこともある」と述べた[*01]。グレゴリーは、これらの実験的方法は、医師が自分自身や自分の子に積極的に試そうとする場合に限るとの心得を添えており、医師または彼に近しい人が最初の被験者であるべきとの原則を想起させる（第3章）。

今日では、インフォームド・コンセントも求められる。これは一八世紀において大規模実験の対象となった人々――貧者、兵士、水兵や奴隷――に対しては、そうではなかった。その治療が被験者にとって最善の利益になると医師が判断したり、奴隷の場合は奴隷主が認めたりした場合は、それで充分であった。

とはいえ、新しい医療的介入の実験は、搾取的なものにもなりえた。本章では、一七六〇年代にジョン・クワイヤーがジャマイカの奴隷に対して行った天然痘の人痘接種実験と、一八一〇年代にやはりジャマイカでジェイムズ・トムソンが子供の奴隷たちに対して行ったイチゴ腫の実験について検討する。これらの実験は搾取的なものであった。というのも、これは被験者個人を治療する場合に妥当とされる範囲を超えて、リスクを冒すものでもあったからだ。つまり、健康な人を意図的に病気にしたり、病人をより重篤な状態にしたりするものだった。[02] クワイヤーの実験もトムソンの実験も、病気について科学的な理解を深めるためのものであり、必ずしも患者個人の利益を最大にすることを中心に計画されたものではなかった。

しかし、大西洋世界の医療複合体の中で弱い立場に置かれていた人々は、奴隷だけではなかった。西インド諸島では、切羽詰まった状況に陥った場合、兵士や水兵も被験者とされた。ヨーロッパの貧者やカリブ海地域の奴隷と同じく、兵士や水兵も自らの運命に関して選択肢をほとんど持たなかった。この点でレナード・ギレスピーの実験は興味深い。腐敗性潰瘍の流行に直面することになったギレスピーは、あらゆる治療法を手当たり次第に試したがうまくいかず、最後に、セントルシア島の海軍病院で彼とともに働いていた奴隷が提案した治療法が効果的であるという発見にたどり着いた。ギレスピーの海軍の被験者は、治療についてほとんど選択肢がなかったが、直接搾取されたわけではない。それぞれの患者に対する治療は、他の患者の治療法を見つけたり、科学的な疑問に答えたりするためのものではなく、患者自身を治すための取り組みであった。

以下は西インド諸島の奴隷とヨーロッパの貧しい人々を利用した搾取的な実験の事例研究である。まずジョン・クワイヤーの天然痘に関する実験を検討する。クワイヤーの実験はプランテーション奴隷という大きな集団に対して行われたもので、ヨーロッパ人の身体を使っては問えなかった疑問に答えるために、設計されたものであることは明らかだった。ここからさらに、人種（クワイヤー自身からではなくロンドンからであったが）や、実験される人体の互換性に関する疑問が生まれることになった。続いて、ジェイムズ・トムソンによる子供の奴隷を対象とするイチゴ腫の実験を検討する。トムソンはアフリカ人に対する気遣いを持っていたにもかかわらず、人体を驚くほど好き勝手に扱った。一方では兵士や水兵に対して、他方でヨーロッパの貧しい人々に対して、どのように医療技術が試されたのかを分析することによって、クワイヤーとトムソンの実験を文脈の中に位置づける。本章は最後に人体の互換性という概念について探求を行う。奴隷に対して行われた実験はヨーロッパのエリートに対しても有効であると認識されていたのだろうか。同様に、男女の身体は、どの程度違っている、あるいは互換可能と見られていたのだろうか。

クワイヤーの天然痘実験

ジャマイカ高地の農村部でプランテーション医師として働いていたジョン・クワイヤーは、一七六八年にジャマイカ全土で天然痘が流行した折に、自分が診療していた八五〇人の人々に対して人痘接種実験を何の制約もなく始めることができた。[*03] 人痘接種とは、健康な人の腕や脚に小さな切り傷をつくり、天然痘に罹《かか》った人の膿疱から採取した感染物質を「移植する」ことによって天然痘を誘発するものである（図16）。「人為的に」感染させた天然痘は、「自然に」感染した場合よりも人が生き延びる可能性が高く、生涯にわたる免疫が期待できた。

人痘接種は、クワイヤーが実験したときにはすでに新しいものではなかった。ヨーロッパでは一七二一年にロンドンのニューゲート監獄で実験されていたし、西インド諸島では一七二七年には行われていた。クワイヤーの実験は、一七五五年にロンドンの内科医協会が手順を承認した後に実施された。伝染病の流行に直面したクワ

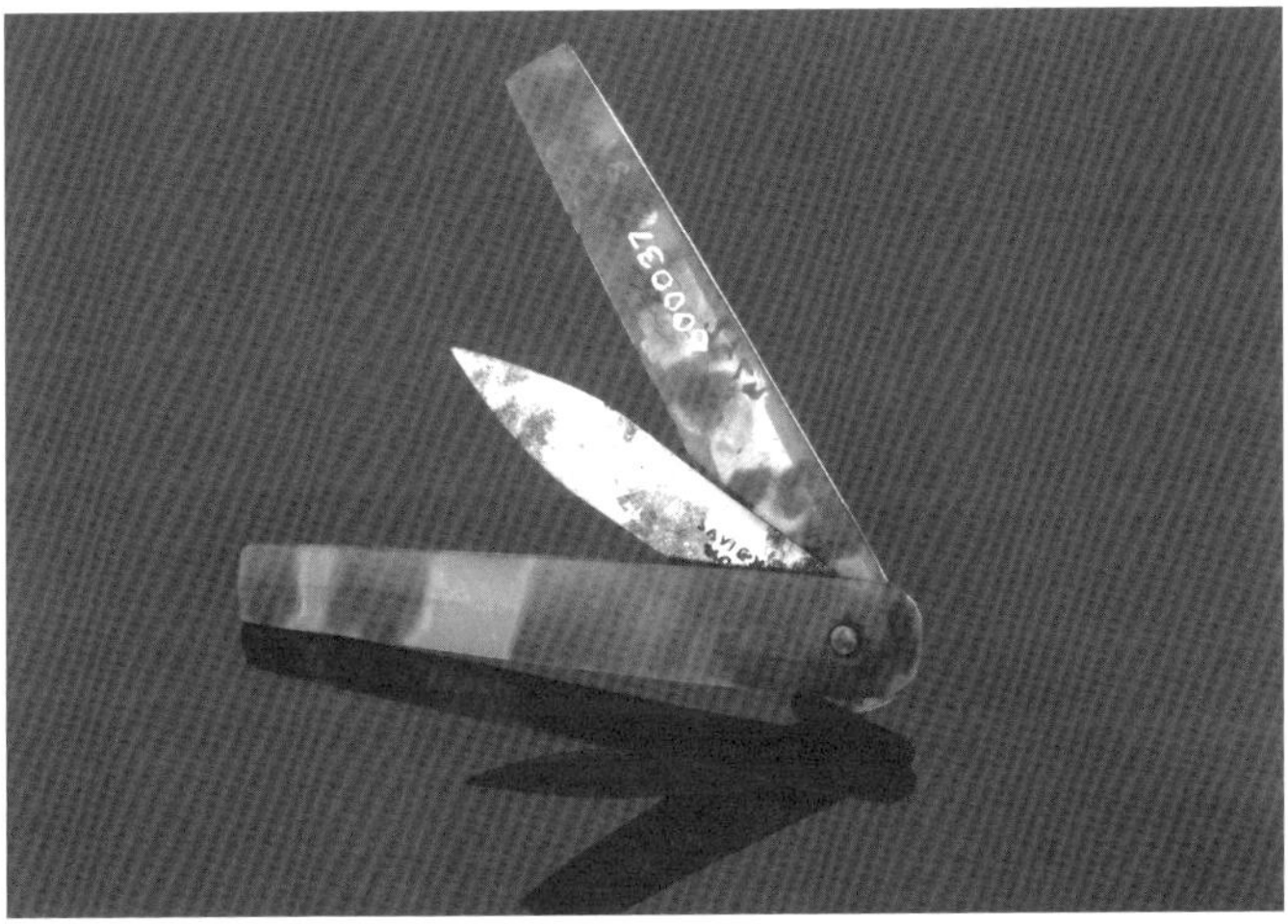

図16　イギリスの種痘家、エドワード・ジェンナーが所有していた外科用ナイフ。ジョン・クワイヤーやジェイムズ・トムソンも、接種のために患者の腕や脚に小さな切り傷——一般的には4つないし5つ——を開けるのに同じような器具を使ったと思われる。天然痘や他の感染性物質はこうした切り傷から接種された。

イヤーをはじめとする植民地の人々は、イギリスで人痘接種が「驚くべき」成功を収めたことを伝え聞いたため、それを行うことにした。サン＝ドマングでは一七四五年に医師が奴隷に対する人痘接種を始めた。一七七二年までには「数百人単位」で人痘接種を実施し、一七七四年までには「数千人単位」で接種した。それでも、手順は危険をはらんでおり、いまだ激しい論争の的だった。サウスカロライナのような植民地では人痘接種は一七三八年に禁止され、一七六〇年に再び禁止された。[★04]

　興味深いことに、シャルル＝マリー・ド・ラ・コンダミーヌは、一七五四年に出した人痘接種を推奨する冊子（英語版は一七七五年に出版）の中で、クワイヤーも十年後に向き合うことになるディレンマに直面した。アメリカの農園主は、（天然痘のような）感染症の脅威にさらされた場合、プランテーションの全員に接種を行うべきかどうかというものである。ラ・コンダミーヌは、天然痘の人痘接種は「理性」と「経験」に裏打ちされた「確実な予防法」であり、「最大の善」を確かなものにするために「小さな」悪を取り入れることは「妥当」であると考えていた。彼は、これは「モラル」ではなく「計算」の問題であると主張した。ラ・コンダミーヌによれば、自然に天然痘に罹患する場合、農園主は奴隷の「七分の一」を失うのに対して、人痘接種では一人だけであろうとしている。彼は、「黒人《ニグロ》奴隷に対して行われた［…］試験」はヨーロッパ人に対するものよりも多くの死者を出したが、これは適切な配慮がなされなかったためだろうとも付け加えている。ラ・コンダミーヌは、「より有益なのは、人痘接種を行うことであるのは明らかだ」と断言した。[05]

　クワイヤーは同じような計算をするプランテーションの所有者に雇われていた。そして、重要なのは、奴隷主たちが「彼らの資産を保全する」ための最終的な決定権を持っていたことである。それぞれの奴隷の同意には何の意味もなかった。クワイヤーが述べているように、プランテーションの医師はめったに自分で患者を選ぶことはできなかった。医師は時には天然痘に感染する危険があるような劣悪な環境の奴隷小屋〔での接種を余儀なくされることもあったし〕、また時には、「自分の判断や意志」に反して人痘接種を行うよう、頑迷な奴隷主から要請されることもあった。[06]

　そうした状況であれば、クワイヤーは医学研究の一環としてか否かにかかわらず人痘接種を行っていたのだろう。しかし、クワイヤーは単純に人痘接種をしていたわけではない。彼の報告書からは、クワイヤーが、奴隷を使いながら、ヨーロッパの医師たちがあえて追究することのなかった疑問を探求していたことがうかがえる。そして、彼は出版することを念頭に情報を収集していた。彼は自分で得た結果を三通の詳細な書簡にして、ロンドンで活躍していたドナルド・モンロー（高名なアレクサンダー・モンローの息子）に送った（一七七〇年、一七七三年、一七七四年）。これらはロンドンの内科医協会で報告され、『医療紀要』の中で公刊されたあと、まとめて書籍化された。[07]

　モンローは、軍医として大きな集団——彼の場合は兵士——における病気の管理に関心があった。モンローもクワイヤーも七年戦争の間、ドイツで従軍していた。モンローは一七六〇年代に西インド諸島を訪れ〔クワイヤーは一七六七年にようやく到着〕、ロンドンの医師〔モンロー〕はクワイヤーに熱帯の病気について「彼が観察したことをロンドンに知らせるように」頼んだ。モンローはイギリスの医療複合体の主要人物として活躍していた。彼はロンドンの王立協会とエディンバラの王立内科医協会のフェローであった。残念ながら、この二人の論文は現存しておらず、公刊された報告を拾い集めて二人の情報交換の詳細を知るしか術《すべ》がない。[08] 興味深いことに、モンローはロンドンのセント・ジョージ病院の医師であると同時に、臨床医学が発達しつつあったエディンバラの医学界の一員でもあった。クワイヤーは、自分が行う実験――まさにそれらを「実験」と称していた――を率直に記述して公表した。[09]

クワイヤーは一七六八年三月に人痘接種を始めた。彼は準備方法から二次的な発熱の手当に至るまで、誘発された天然痘のすべての過程について研究、観察、記述し、所定の手順を定めていった。彼は単純に観察するだけでなく、当時、医学論争の的となっていた問題を扱う実験も工夫した。すなわち月経中や妊娠中の女性、新生児やすでに浮腫、イチゴ腫や発熱などの症状がある人に安全に人痘接種を行うことができるのかどうかを試してみた。ほとんどの実験は集団人痘接種の中で行われたが、中には、彼自身が費用を負担して、同じ被験者に対して何度も接種することもあった。[10] 実験全体を通して、困難な事態に陥った場合は、科学的であることを旨とした。

クワイヤーの試験は、個々の患者ではなく、彼が診療する患者グループ、すなわち奴隷の治療を目指していた。通常、「一度に一つのプランテーションの奴隷すべてに接種することを求められていた」ため、彼の目標は、暑い気候の中での接種の「実践規則」を考案することであった。この点から見て重要な問題は、同一人物に何度も接種を行うことが安全かどうかであった。これまで接種を受けたことがあるかどうか疑わしい奴隷に対して、医師は安全に接種を行うことができるのだろうか。クワイヤーは、「接種結果を観察する」という「唯一の目的」

のために、天然痘の既往歴のある「少なくない数の」人々にも多くの接種実験を行ったと記している。[★11]

クワイヤーは関連する疑問についても研究した。つまり、軽い天然痘にかかったことのある患者は、再び罹患することがあるのか、あるいは、生涯にわたって罹患を回避することができるのかである。この実験のために、クワイヤーは、何年か前に人痘接種を受け（このうち何人かはクワイヤー自身が接種した）、天然痘の軽い症状を経験した一三人の被験者——彼が男性名詞で呼んでいることから、おそらくすべて男性だと思われる——を自分の都合で選んだ。彼のいつもの手順に沿って被験者を水銀で消毒して準備し、この接種のために設けた両腕の切開部に「天然痘の病毒」を挿入した。（実験は）すべて順調に運び、クワイヤーは、それらの患者が初回の人痘接種によって守られていると実証することができた。彼の目的はプランテーション所有者（彼自身も小さなプランテーションを所有していた）が必要としていたものと同じであって、医者が「確信をもって」奴隷が天然痘の免疫を持っている（そうであれば奴隷の評価額が上がる）のか否かを判断できるようにすることだった。[★12]

クワイヤーの実験（あるいはそれについての記録）は大胆であったが、時とともにいっそう大胆さが増した。一七七四年に彼は一四六人に人痘接種を施した。そのうち一二〇人が子供で、その中に乳飲み子が五〇人含まれていた。これに対してヨーロッパでは批判が寄せられた。人痘接種の第一人者のひとり、トマス・ディムズデールは、「両親が強く求める場合」でなければ二歳以下の子供に人痘接種はすべきでないと明言した。[★13]

クワイヤーの仕事は人種に関する問題を提起したという点で興味深い。しかし、明らかにこれはクワイヤー自身の疑問ではなかった。この問題は、クワイヤーの妊婦に対する実験への反応としてロンドンで提起され、そこから〔西インド諸島に〕届いたものである。クワイヤーの実験は妊婦に対する人痘接種が流産を引き起こすか否かを見るためのものであった。ヨーロッパでは妊婦に人痘接種をしないのが一般的であった。これは、医学的には緊急性の高い疑問であった。というのは、天然痘に自然感染した妊婦は一般的に流産し、集団人痘接種の時に接種しなかった妊婦は、天然痘に罹患して重篤な症状に陥ったり、亡くなったりする危険にさらされることになったからである。

一七七〇年の最初の手紙の中で、クワイヤーはロンドンの同業者たちに朗報を伝えた。彼の実験からは、妊婦への人痘接種は何の問題もないことが示されており、医師は少なくとも妊娠六か月から七か月頃であれば、自由に妊婦に人痘接種することができるということだった。しかし、ロンドンに戻ったモンローは大問題に発展しうる疑問を提起した。「黒人女性《ニグロ》」に対して行った医学実験の結果がイギリス人女性に対しても有効か否かということである。モンローは長い注釈（彼の論文中唯一の注釈）の中で「手稿段階のこの論文を熟読した幾人かのジェントルマン」は、「この国（イギリス）の妊娠女性に人痘接種を行う妥当性について疑念を呈しており、どうしても必要な場合を除いてはそうした試みはすべきではないと考えていた」と述べている。モンローは、特に「上流階級に属し繊細な体質を持つ（ヨーロッパの）女性」に関心を寄せ、彼女たちを「黒人女性《ニグロ》」と比較している。「黒人女性《ニグロ》」は、モンローが「頑丈で外気に長くさらされながら、子供を短い間隔で産み、出産のあと一日ないし二日で通常の労働に戻る」だけでなく、それ以外の困難も「何の苦もなく」こなすと特徴を述べている人々である。そのような女性に適した処置は、「ヨーロッパの豪奢な環境で教育を受け優美な慣習を持つ女性」に甚大な悪影響をもたらす可能性があると警告した。[*14]

疑問が示されるまで、クワイヤーは人体の互換性を疑うことはなかった。彼が実験の対象としたのはすべて奴隷（それゆえアフリカ系の人々）であったが、彼がその結果の適用範囲を彼らに限定していたようには見えない。彼の研究全体が目的としていたのは、クワイヤーの最初の手紙にあるように、「人類の利益」になるような治療法を発見することであって、その目的のために彼はアフリカ系の人々を被験者として使ったのである。クワイヤーが、自分の周囲にいるヨーロッパ系の人たち――プランテーション所有者や管理人およびその妻子、あるいは最終的には彼自身の混血の子供（彼の最初の子供は、クワイヤーが実験を行っていた一七七〇年に生まれた混血のジョゼフである）――に対して実験を行わなかったのは不思議なことである。[15]

モンローの注釈に対応して、クワイヤーは一七七三年の書簡の中で立場を変えた。「私がいつも話題にしている被験者は、黒人《ニグロ》〔女性〕です。そのため、もし私の書いたことが何らかの手本に値すると考えられたなら、私が接種をお勧めするつもりがなかった人にまで接種が施されることになったでしょうし、それによって知らないうちに私が誰かに害を与えてしまうことになったかもしれません」とクワイヤーは書いている。[16]

クワイヤーは、彼の実験――妊婦に対するもの（その他の結果については疑問視されなかった）――は繊細なヨーロッパの上流階級の女性たちには適用できないかもしれないと譲歩はしたが、モンローや彼の同業者によるアフリカ系の女性――そのうちの何人かはクワイヤー自身の妻代わりの女性であり、彼の子供の母親でもあった――の特徴の説明には反論した。クワイヤーは、出産においては、女性奴隷の場合もヨーロッパの女性と同じように細心の注意を要すると考えていた。さらに、彼は「黒人《ニグロ》がどんなに強靭であったとしても、少なくともこの国〔ジャマイカ〕では、あなたたちが想像しているように女性が出産の苦しみから免れているとは思えない」と強く主張している。そして、出産後の女性奴隷は手厚く世話をされ、最長でひと月ほどは家で休養すると続けている。立場を少し修正しながら、クワイヤーは、女性奴隷にとっての出産は、少なくとも「ヨーロッパで質素な生活を送っている女性たち〔貧しい農民など日々の生活のために激しい肉体労働をしている人たち〕」にとっての出産と同じくらい危険を伴うものだと付け加えている。[17]

この二通目の書簡の中で、クワイヤーは、妊婦に対する接種――そのうちの「大半に」免疫がついたと彼は主張している――によって「流産が引き起こされた例は一つもない」という主張を繰り返した。イギリスに戻った仲間たちからこの件について再び追及されたクワイヤーは、一年後の一七七四年に送られた三番目にして最後の書簡の中で、この問題を厳密に検証することに尽力した。そうするなかで、彼の最初の研究において二人の女性奴隷が流産していたことがわかった。しかし、このような出産、流産、同類の婦人病は奴隷の産婆が厳重に監督していて、彼はそこに立ち会うよう要請されていなかった。そのうえ、これらの女性が彼の実験の被験者であったことを考えるとさらに異例であるが、彼はこの不幸な事例についてその時は知らされていなかったというのである。モンローをはじめ、多くの人から「多数の疑念や反論」が寄せられたため、クワイヤーはあらたに実験を始めた。この実験において、人痘接種を受けた二人の女性のうち一人が流産した。しかし、彼は他の事情によるものであると考えた。ところが、ロンドンからの異議を受けて、クワイヤーは、これはあくまで「個人的な見解」であると述べた。[18]

実験全般をとおして、クワイヤーは患者の死亡についてほとんど報告していない。彼はヨーロッパの人痘接種技術をプランテーションで実践するにあたって最善の方法を把握するために慎重に研究した。奴隷は、大勢で一緒に住んでおり、出身地もさまざまで、共通の言葉を持たない場合も少なくなかったため、プランテーションの医師が天然痘に対する免疫をすでに持っているのかどうかを判断するのが難しい場合も珍しくなかった。それでも、クワイヤーはほとんど躊躇することなく実験していた。彼は人痘接種に対する関心を持ち続けており、「再び機会が与えられれば、必ず実験を再開するだろう」と述べている。[19]

クワイヤーは奴隷に対して幅広く実験を行ったが、人種の違いに関する概念を発展させることはなかった。彼は時折、〔黒人〕奴隷が接種に耐えられる薬の量は白人に比べてどの程度多いのかに関して、両者の違いに言及することがあった。三〇〇人の奴隷を対象にしたある実験で、彼は接種にあたって被接種者に必要となる準備の種類（水銀と下剤は処置の前か後のどちらに処方するのが最もよいのか、あるいは、まったく使わないほうがよいのか）を検証し、「黒人《ニグロ》」にとって「強い下剤を繰り返し処方されることが」いかに耐えがたいかを論証している。[20] 彼はまた、奴隷の多くは、すでに性病で水銀が投与されているため、水銀調剤には耐えられないことも発見した。それでも、クワイヤーはこれらの所見から人種の違いを導き出すことはなかった。彼のあとに活躍したトムソンとは違って、クワイヤーは、人種の生理学には興味を示さなかった。また、黒人と白人の身体に人痘接種がどのように異なる作用をもたらすのかを検証するために、彼の大規模な人痘接種実験を用いることもなかった。彼は奴隷に対して実験したが、その結果は（妊婦に関する留意事項は除いて）「人類」全体に適用し得ると固く信じていた。

一七六八年の天然痘の流行期間に実験したのはクワイヤーだけではない。ウィリアム・ライトの冷水浴の実験については第3章で詳しく見たが、ライトは、カリブ海地域の多くの医師と同様に、多数の奴隷に人痘接種を行った。これらの医師も、当時の医療にまつわる疑問を解決するために観察と実験を結びつけた。医師は、たとえば、すでに天然痘に罹患歴のある人に生じた膿疱に感染力があるのかどうかを知ろうとしていた。ライトをはじめ多くが、天然痘に免疫のある乳母がこの病気に罹患している乳児に授乳したとき、乳房や腕に膿疱ができることがよくあるのに気づいていた。ライトはこの一般的な観察を確かめるために「実験」を行った。一七六八年、ライトの左親指にたまたまできていた膿疱から六人の「価値ある」黒人《ニグロ》に接種を行った。ライトは一七四五年に天然痘を患ったが、人痘接種をしたり、この病気にかかった人の世話をしたりすると、時によって彼自身に膿疱ができることがあるのを知っていた。この接種によって、六人の奴隷は一般的な形で天然痘に罹った。これによって、提供者が天然痘を発症していなくても、時おりできる膿疱には感染力があることが「疑う余地なく」証明されたとライトは述べている。[★21]

クワイヤーが天然痘や人痘接種の実践について奴隷自身が持っていた知識にまったく関心を示さなかったのは興味深い。これはクワイヤーがジャマイカに深く根差した人物で、一七六七年の来島以来一八二二年に亡くなるまでそこにずっと居住し、セントジョン教区とセント・トマス・イン・ザ・ヴェイル教区およびクラレンドン教区にいた年間五〇〇〇人の奴隷を診療していたことを考えると奇妙なことでもある。歴史家のマイケル・クレイトンが指摘するように、クワイヤーは「現地の人」になってしまっていたのである。一方で、クワイヤーの協力者の息子でやはりジャマイカで活動したジェイムズ・トムソンはアフリカ起源の人痘接種を重視し、彼の著書、『黒人《ニグロ》の疾病論』でも「人痘接種はアフリカの広い地域で非常に古い時代から知られている」と記している。さらに、「アフリカ人はそれを、天然痘を買うという言葉で表現しているが、これは、感染物質を採取させた子供の親が、それによって病気に感染した人から何らかの報酬を期待するのが常であるからだ。もし浸出液やかさぶたを子供の腕から採取しておきながら、謝礼が何もないと母親がかなり気分を害するのは、[…] 医者なら誰でも知っている」と続けている。さらに、「我々が人類の中で最も劣ったとみなしがちである地球上のこの地域の [⋯] 住民には、何百万人もの命を救ってきた方法が、早い時期から知られていたのである」とも記している。[★22]

トムソンは、ヨーロッパ人のこうした無知を、彼らの「優越性」の概念のせいだとした。トムソンは大胆に、あえて強い言葉で「もしこの発見の実践がもっと早くに一般化していたら、人間の歴史がどんなに違ったものになっていたことだろう。疑うことを知らないアメリカの先住民が暮らす平和な海岸にスペイン人が呪われた足跡を残すより前に、これが彼らに知られていたとしたら、どれほど多くの命が救われただろう。また、どれほどの悲惨な事態を回避できたことだろう」と述べている。

興味深いことに、クワイヤーはその後も四八年間ジャマイカで暮らし、診療を続けたが、それ以上、著作を世に出すことはなかった。おそらく彼はジャマイカの田舎暮らしに深く根をおろして、実験することをやめてしまったのだろう。あるいは、トムソンが田舎の医者の「大変な義務」と断じたものに圧倒されてしまったのかもしれない。[★23]

トムソンのイチゴ腫実験

ジョン・クワイヤーは天然痘の惨害の終焉を生きて見届けた。クワイヤーの弟子でやはりセント・トマス・イン・ザ・ヴェイルで診療していたジェイムズ・トムソンは、「人類にとって喜ばしいことに、この忌まわしい病の恐怖から解放されたのである」と記した。人痘接種を実施することでこの病気は比較的軽症で済むようになっていたが、いくつかの例外的な事例を除いては、種痘（牛痘接種）がそれに完全に取って代わることになる。[24]

しかし、イチゴ腫は、一七三三年のグレナダ島のアレクサンダーが試したものなど（第2章参照）、さまざまな治療法があったにもかかわらず、西インド諸島全域でいまだ猛威を振るっていた。イチゴ腫の症状は他の性感染症と似ていたので、医師はまずは当時の梅毒の一般的な治療法（治癒するわけではないが）である水銀を試した。一八世紀の末までに水銀が「何千人もの人々」を墓場に送ってしまっていたことが、ますます明らかになった。[25]天然痘の接種の成功で、医師はイチゴ腫の接種実験を行う勇気を得た。天然痘の接種の偉大な成功は、もし病気を誘発したとしても、死に至ることはほとんどない上に、接種の成功によって生涯にわたって免疫が獲得できることにあった。そこから類推すれば、イチゴ腫の接種も同じような保護を与え得ることになると考えた。一八世紀、ヨーロッパで教育を受けた医師は、なじみのない病気に対しては、まず類推によって治療しようとした。パーシヴァルは、一八〇三年に出した『医療倫理』の中で、新しい治療法や外科的な手法を開発するにあたって、医師は「健全な理性、正しい類推、または充分に確認された事実」に依拠するべきであると述べている。[26]

イチゴ腫の接種を試験することは、農園主にとって喫緊の課題であった。一七八八年、英国議会上院における貿易と外国のプランテーションに関する聴聞会において、イチゴ腫はジャマイカの奴隷の死亡原因で（破傷風に次いで）二番目に多いものに挙げられている。さらに、農園主は、以前イチゴ腫に罹患したことがある奴隷は（免疫を獲得しているため」より高値で評価される――およそ三割増程度――ことも認識していた。加えて、農園主は自衛する必要があった。バルバドスの医師のウィリアム・ヒラリーは、奴隷船の船医による悪質な詐欺的な手口について報告している。それによれば、彼らは、イチゴ腫の症状が現れるやいなや、あぶったライムの汁と鉄さび、硫黄または火薬を混ぜたもののような強力な散らし剤を奴隷の皮膚に塗って病気の外見上の兆候を消していた。その後、奴隷船の船長は、元気で健康に見せるために奴隷の肌にパーム油を塗ってさするという、「奴隷を市場に出すために」習慣的に行われていたいわゆる「磨き」を施した。[27] それでも、数日または数週間のうちにイチゴ腫は再び勢いを増して現れ、農園主は投資の失敗の重荷を背負うことになった。しかし、もし奴隷に接種ができれば、軽い症状で済むだけでなく、生涯にわたる免疫をつけることができるし、農園主は確実に労働力を維持できることになる。トムソンの実験は、クワイヤーの実験と同じく西インド諸島の経済を発展させる大きな可能性を秘めていた。

医師は、奴隷主からイチゴ腫の即効性のある治療法か、あるいは――接種の場合――予防法を探すように強く求められていた。多くの西インド諸島の医師は充分な量の健康的な食事や満足な住環境、過酷な労働の回避がイチゴ腫に対する最も確実な予防法であることを知っていた。しかし、奴隷主にとっては、このような時間も費用もかかる方法は「不都合」だった。奴隷主のなかには、ウィーンの偉大な実験主義者のゲラルド・ファン・スウィーテンが強く推奨していた昇汞水《しょうこう〈1〉》を使うよう医師たちに促す者もいたため、医師は時には自分たちがよりふさわしいと考えていた方法に反して、この水銀を含んだ薬剤を、彼らの言葉によると「やむを得ず」使わざるを得なかった。こうした医療処置によって一つのプランテーションで二年の間に三〇人もの奴隷が死亡した事例を目にした

〈1〉――昇汞水　塩化第二水銀の水溶液。強い毒性を持つが、消毒、防腐効果がある。

医師のなかには、このような薬の塗布を拒むようになったものもいた。[★28] それで、新しい治療法の開発競争が始まることになった。

　ジェイムズ・トムソンについては第1章で見てきたが、彼は人種の生理学に強い関心を持っており、また、イチゴ腫の接種実験を広範におこなっていた。トムソンは、彼の研究が大西洋世界の医療複合体に光を当てることになったという意味で興味深い。トムソンは、ヨーロッパの医学実験の技術とアフリカの医療、そして何よりもジャマイカの実験的な伝統を融合させたのである。

　トムソンは、革新的なエディンバラの実験的手法を医学に持ち込んだ。彼は意識的にヨーロッパ流の実験と効果を期待できるカリブ海地域の治療法（その多くは奴隷から学んだ）――トウガラシ、サンショウ属（トマス・ヘニーが実験したのと同じ刺《とげ》のある黄色の木、第2章参照）、クワッシア[2]、ライラックや輪の木の樹皮、弾丸の木[3]、焙煎していないコーヒーなど――を組み合わせて、まずは健康な状態の自分自身で試し、次にその治療によって恩恵を受けるかもしれない病気の被験者に処方した。これによって、トムソンは自らをジャマイカの医師の系譜に連なるものとみなしていた。彼は、ハンス・スローン、ヘンリー・バラム、グリフィス・ヒューズ師、パトリック・ブラウンそしてロバート・ロバートソンを、西インド諸島の医師の「第一世代」とみなしていたが、彼らが多くの興味深い事例を収集しながら本物の「宝を発見することなく」放置したとして批判している。この早い時期に、医薬品が普及したのは、彼によれば「個人の主張であったり、ある単独症例の特異な効果によるもので、その症例について、自分で確認するために実験を新たに行うことなく、どの著者もずっと踏襲してきている」ためであると述べている。さらに悪いことに、「正反対の性質」が同じ植物の効果とされることも珍しくなく、おびただしい物語が、奇跡的な治療法に関連づけられた。彼によれば、時の流行が、植物に「架空の力」を与え、のちに「効能が何もない」と判明した物質にも「特効薬」の名前が付けられた。トムソンは他の人々と並んで新しい経験主義を求めていた（第1章）。「私の見方によれば、大切な目的は、効能を調べようとしている物質が健康な身体に及ぼす影響について実験を繰り返しながら確認することである。あらゆる機能の変化は丁寧に書きとめる必要がある」と彼は述べている。[29]

トムソンは自身の研究を、ジョン・クワイヤーやウィリアム・ライトに代表される西インド諸島の実験主義者の第二世代と位置づけていた。トムソンがエディンバラで勉強していた頃、ライトはトムソンに対して、「人生の状況」が許すのであれば西インド諸島で黒人《ニグロ》の病気の詳細な研究をすべきであると助言していた。ライトは自らが編集したジェイムズ・グレンジャーの『西インド諸島の疾病論』の新版とともに、自分の手稿のいくつかをトムソンに「託した[30]」。

とはいえ、トムソンは自らを何よりもクワイヤーの後継者と認識していた。そして実際に奴隷の身体を自由に扱ったために、トムソンはクワイヤーの悪名高き後継者とみなされることになった。彼は『黒人《ニグロ》の疾病論』で「この島の医学の尊敬すべき先人」としてクワイヤーに献辞を捧げている。クワイヤーは自分の医学関係の蔵書をトムソンに遺贈した。トムソンもクワイヤーと同じように、ヨーロッパ人や有色の人々（自由人も奴隷も）に加えて、プランテーションの奴隷も治療するプランテーションの医師であった。トムソンは天然痘の種痘に関する問題について「尊敬する友人」であるクワイヤーと「情報交換」し、種痘について自分の経験と配慮がクワイヤーのものと同じであることを確信していた[31]。

このようなつながりはあったものの、トムソンはクワイヤーと同じように、一人で研究した。わかっている限りでは、彼の実験に立ち合う人はほかにいなかった。彼は学術的な団体には——国内でも海外でも——属してい

〈2〉——クワッシア　別名アメリカニガキ、スリナムニガキ。アメリカの熱帯地域原産のニガキ科の植物。
〈3〉——弾丸の木　学術的にはテルミナリア・ブセラスの名。中米、南米北部、カリブ海地域に分布する常緑樹。

なかった。ジャマイカには、フィラデルフィア・サークルも、医学会もなかった。ジャマイカ内科外科医協会が設立されたのはようやく一八三三年のことである。植民地では医者や外科医の数は充分ではなかったし、教育を受けた医師は希少だった。我々の抱くクワイヤーやトムソンのイメージは、ジャマイカの田舎で医療行為を改善しようと奮闘する孤高の医者というものである。彼らは自分たちの著作を通じて複数のネットワークとつながりを持っていたが、権威のある機関はおろか同業者の団体も彼らの研究に注目することはなかった。

ジェイムズ・トムソンはイチゴ腫の実験を最初に行った人物ではない。一七七三年、ジャマイカのマッグルダンはイチゴ腫の接種実験の結果についてパリの『物理学雑誌《ジュルナルドフィジク》』（正式の誌名は『物理学、化学、自然誌、技芸雑誌』）の第一巻に寄稿した。彼は被験者として若い「黒人《ニグロ》」の男性——接種を「切望」していた——と乳児を選んだ。男性はイチゴ腫の非常に重い症状に苦しんだが、乳児はそうではなかった。マッグルダンは実験（expériences：フランスのその雑誌は彼の言葉をわざわざ引用している）を続けたかったにもかかわらず、健康が悪化したために島を離れなくてはならなかった。[★32]

トムソンとジャマイカ在住の植物学者トマス・ダンサーは、いずれもイチゴ腫の接種実験を行っていたが、互いの研究については知らなかったようだ。二人とも、ロンドン天然痘病院の医師ジョゼフ・アダムズが一八〇七年に『病毒に関する所見』で主張したことに反論した。西インド諸島在住の二人は、ジャマイカからヨーロッパに戻ったある白人貴族の一例以外にイチゴ腫を見たことのないロンドン在住のアダムズが、この病気について長々と書いているのを冷ややかに見ていた。しかし二人とも、天然痘と同じく接種で防ぐことができるという、アダムズのイチゴ腫についての考え方に興味をそそられた。西インド諸島の医者は、イチゴ腫は性病のように性交、あるいは、ある種のハエ——トマス・ウィンターボトムが西インド諸島では「イチゴ腫バエ」として知られていると述べている——を介して、つまり、病人の皮膚にできた発疹から出る感染物質を餌にした後、ほかの人の傷口にとまることで感染するのではないかと推察していた。[33] しかし、アダムズは医学的に誘発された人工的な接種――天然痘と同じような予防措置としての接種――について議論していた。アダムズは、一七六〇年代にキングストンの海軍首席医務官のベンジャミン・モーズリーがイチゴ腫の接種を行い、「成功した」と報告している。彼はまた、ダンサーによる一八〇一年の『医療助手』の一説を引用しながら、プランテーションの医師、ジョン・ネンバードが、一七八四年の天然痘の流行時に、集団人痘接種を行った際、イチゴ腫に苦しむ黒人《ニグロ》にも誤って接種してしまった事例を報告している。ネンバードは「天然痘の症状が軽快するにつれて〔…〕イチゴ腫も次第に消えていった」ことを観察していた。アダムズは、イチゴ腫の接種の有効性が確認できれば、「牛痘による天然痘の予防にほぼ匹敵する発見」となるだろうとも述べている。[34]

ダンサーは、ネンバードの経験について一八〇一年の『医療助手』の中で報告しているが、この初版ではいかなる実験についても触れていない。アダムズに直接応答する中で、ダンサーは一八〇九年に出版された彼の著作の第二版において、アダムズから出された疑問は「実験によってのみ否定あるいは確認」することができると述べている。そして、彼はそのために「五〇回にも上る」実験を繰り返した。ダンサーは被験者の身分を明らかにしていないが、おそらく奴隷と思われる。なぜなら、彼はこうした病気がアフリカに「固有のもの」と考えていたからである。[35]

ダンサーは自分の著書の中で実験について詳しく述べることはなかったが、トムソンは詳述している。トムソンは、著作の中で読者は「初めて」イチゴ腫に関する特定の疑問に「満足な答え」を見出すことだろうと述べている。[36] クワイヤーと同様、トムソンもそれぞれの患者に対する治療を超えて、科学を進歩させようとしていた。クワイヤーと同じく、トムソンの実験の被験者には子供も多数含まれていたが、すべてアフリカ系の奴隷であった。白人もイチゴ腫に感染することはあったが、一人もトムソンのこれらの実験の被験者とはされていない。

トムソンは、接種によって起きるイチゴ腫の症状が、天然痘の場合と同じように軽い、あるいは治りやすいものなのか、また、天然痘のように生涯にわたる免疫を獲得させることになるのかを見極めるために実験を行った。彼はさらに感染や管理、経過や治療などこの病気全般を理解しようとしていた。彼は最終的にこの疫病を西インド諸島から撲滅しようとしていたのである。[★37]

トムソンは（第2章で見たアレクサンダーとは違って）、彼の接種実験をアフリカの治療法を「試験するため」とは位置づけておらず、むしろ、「「病毒」の自然誌の進展を目指していた。それでも彼はアフリカ人の医療知識と実践について繰り返し言及し、その多くが（奴隷の所有者にとって都合のよい）即効性のある治療を求めるヨーロッパ人の医療行為よりも優れていることを示唆していた。彼は「なぜ我々はその疾病の起源である地域の人々に教えを請わないのだろう」と声高に叫んでいる。トムソンは、読者にブライアン・エドワーズの報告を伝えている。エドワーズが言うには、アナマボーエ（現在のガーナ）にある村の出身で、エドワーズがクララと呼んでいたコロマンティー出身の「信頼できて実直な」女性奴隷から聞いたところでは、アフリカの黄金海岸の地元民は幼い子供の腿の切り傷に感染性の物質を挿入することでイチゴ腫の予防をするというのである。トムソンはこれについて、子供は大人よりも軽い症状で済むと考えられているため、自分たちの国では天然痘と同じようにイチゴ腫を子供のために「買った」と証言する「何人かのギニアの黒人《ニグロ》」を確認したと報告している。トムソンの師であったライトも、「ギニア湾岸では、黒人《ニグロ》はイチゴ腫をあえて避けようとはせず、感染した人と健康な人を同じ家族の中に置いてむしろそれを誘発しようとしている」と記している。さらに彼は、「アフリカの地元民は西インド諸島の我々よりもイチゴ腫にうまく対応しているようだ」と述べている。[★38]

トムソンが最初に探究した問いは潜伏期間の長さ――接種を効果的に行おうとする場合に鍵となる情報――であった。トムソンは、デンマークの貴族が西インド諸島を離れて一〇か月後に最初の兆候が現れたと証言している報告に反論し、他に可能性のある感染源を探ろうとしていた。他の多くの実験のように、トムソンの最初の観察は自然な実験に対するものだった。山間部で孤立して暮らしていた子供の奴隷の多くが砂糖プランテーションに移され、農園で他の人たちと交わると、子供たちは発熱し、イチゴ腫の痛みに襲われた。まもなく体中に発疹があらわれた。一〇週間後には、すべての子供たちにイチゴ腫の症状がみられた。[39]

トムソンはこの「偶然の実験」と呼ぶものに満足することなく、子供（おそらく奴隷であると思われる）に接種——つまり、意図的に感染させること——を始めようとしていた。彼は、感染した患者の潰瘍からイチゴ腫の感染性の物質を採取して、健康な三歳の子供——病気から免れていたであろう——の身体にこの目的のために五つの異なる切り傷を作ってそれらにその物質を挿入することを許可されていたと記している。ここでも、潜伏期間はおよそ七週間であった。その後、子供は全身が「汚い潰瘍」で覆われた。そして子供は（性別の記載なし）、回復するのに九か月かかった。これらの実験から、トムソンはイチゴ腫の潜伏期間——最初の接種から腫れ物の出現まで——は七週間から一二週間であると報告できることに満足していた。[40]

トムソンは誘発されたイチゴ腫の症状が、天然痘の場合と同じく軽いのかどうかを調べるために二つ目の実験を考案した。トムソンの実験は、天然痘の接種の際に、イチゴ腫で苦しんでいる少女から生きた感染物質をたまたま採取した時に開始された。彼は接種を受けた子供が天然痘に加えてイチゴ腫にも罹患することを確認したが、イチゴ腫の接種は期待したような軽い症状という効果をもたらすわけではなかった。この結果や続けて行った「試験」により、医師は若くて健康な（そして一年のうち適切なタイミングであれば）被験者に対して病気を誘発することはできるが、人工的に誘発された病気が軽く短い期間で治るわけではないとトムソンは結論づけている。[41]

トムソンは子供の奴隷に対して追加の試験をした。膿ではなく血液がイチゴ腫を引き起こすことがあるのかを調べるために、トムソンは四人か五人（彼の報告書ではどちらかはっきりしない）の子供に「全身をイチゴ腫に侵された患者」から採取した血液を注射するように「指示した」。しかし、血液では感染しなかった。さらに、すでにイチゴ腫に罹患している子供に天然痘や水ぼうそうを誘発した場合の回復速度を知るために、彼は数人のイチゴ腫の子供に牛痘を接種するように指示した。この介入がプラスの効果を何ももたらさなかったのを見て、彼は得られた感染性の物質をさらに接種するのを止めた。彼は、「そうすることに何の正当性も感じられなかった」と冷静に述べている。[★42]

一般的にイチゴ腫は生涯にわたる免疫を得ることができるという見解を、医師は支持していた。例外はイチゴ腫に感染した子供を看病する母親であった。母親が以前イチゴ腫に罹患していたとしても、子供を看病すると母親の乳首や乳房には必ず潰瘍ができるが、これは継続的に治療しないとあっという間に命取りになった。母親が亡くなった場合は、子供も死んでしまうことになった。トムソンによれば、「誰も子供の面倒を見なくなる」からである。彼はイチゴ腫に罹患した子供にはスプーンで食事を与えることを勧めている。ジャマイカで診療していたジョン・ウィリアムソンも農園主に対して、奴隷の「ひどい」母親は嬰児殺しの一つの形として、自分の赤ん坊にわざとイチゴ腫を感染させることがあると注意を促している。[★43]

トムソンはイチゴ腫の治療のために実験していたわけではない。彼の実験は接種によって予防することを目的としていた。治療については、「病気を治療しようとはしないが、体力をつけて抵抗力を高められるようにする」という奴隷がとっていた方法を踏襲していた。そして、彼はこの島〔ジャマイカ〕で実際に行われているのは、「病気を自然の治癒力に任せる」ことだと報告している。感染した奴隷は病気が治るまで充分な食事と軽い仕事をただ与えられるだけだった。奴隷自身は二次感染を防ぐためのさまざまな収斂剤を使いながら潰瘍を用心深く扱っていた。「黒人《ニグロ》に、〔…〕彼らの好むさまざまな治療法を使うのを止めさせるのは不可能だ」とトムソンは述べている。[★44]

トムソンの記録からは、彼がいくつものプランテーションを自由に動き回り、自分自身が選択した実験を自由に行えたことがわかる。そうは言っても、彼の行動には限界もあった。トムソンは、「一〇歳の元気な少年」の事例を報告している。彼はありふれた病である寄生虫のために突然亡くなった。「少年は要請があったにもかかわらず切開することが許されなかった」とトムソンは記している。医師の要求を誰が拒否したのかは私たちにはわからない[45]。

トムソンはイチゴ腫の実験を継続しようとしていた。彼はいくつか追加の実験を行った。一つは、ベルトラン・バジョンの実験を、動物に対して行うことであった（バジョンの著作をドイツ語訳で引用したウィンターボトムの著作を読んだために、トムソンは、バジョンをドイツ人だと誤解していた。一八世紀、情報源はいい加減で常に確証のあるものとは限らなかった）。トムソンは、イチゴ腫が猫、犬、ウサギ、モルモット、鳩、家禽類にも感染するのかを確かめようと実験した。イチゴ腫は動物には感染しなかった。彼は一八二二年の『エディンバラ内科外科雑誌』で、イチゴ腫への罹患は、この病気に対する生涯免疫を与えることを確かめるために、「すでにイチゴ腫に罹患したことのある」人たちに接種を行う「数多くの実験」を実施したことを報告している。彼はイチゴ腫の潜伏期間についてさらに実験を重ねる予定であることを公言していた。トムソンは彼の実験結果をモンローのよく知られた『さまざまな医療者による［…］書簡と試論』の第二巻に寄稿しようとしていたが、実現しなかった。おそらくはトムソン自身が一八二二年に亡くなったためであろう[46]。

トムソンの実験の倫理はどのように評価されればよいのだろうか。先述したように、クワイヤーとトムソンはプランテーションの医師として働いており、奴隷主が所有する貴重な資産（奴隷）の健康に対して責任を負っていた。プランテーションの医師として、ジョン・ヒュームはイチゴ腫に関する注釈のなかで、「治療法を探すのは、黒人《ニグロ》（奴隷）の主人の仕事である。感染した黒人《ニグロ》のためでもあるし、彼自身や家族、そして農園の他の黒人《ニグロ》のためでもある」

と述べている[★47]。クワイヤーは、すでに見たように、天然痘の接種を行う責任があった。彼は人体を自分の思うままに扱うことができた（同一人物に複数回にわたり天然痘の物質を接種することや、妊婦や乳飲み子に人痘接種をすることも珍しくなかった）が、彼は彼自身の実験にかかわるかどうかとは関係なく接種を行っただろう。トムソンの場合は違っていた。トムソンは所有者たちからイチゴ腫の接種を求められてはいなかった。トムソンは、アフリカ人自身が〔アフリカで〕イチゴ腫の接種をしてきたことを確証していたが、これはヨーロッパ人主導のプランテーション医療においては標準的なものではなかった。イチゴ腫の接種をはたして標準的な西インド諸島の医療の一部とすべきかどうかというまさにこの問題が、トムソンの実験のきっかけであった。

　問題は複雑である。クワイヤーの天然痘の実験は、安全に妊婦に人痘接種を行うことができるのかという疑問に答えるものであり、白人のヨーロッパ人に対しても有益であった。さらに、クワイヤーはロンドンと緊密にやり取りしながら実験を進めた。一方、トムソンは、彼自身の科学的な計画に従って進めていたようだ。彼はプランテーションの医師であるクワイヤーやイギリスの医療複合体の一員であるライトの影響を受けていたが、おおむね彼自身で自分の追求すべき課題を設定していた。クワイヤーの研究で特徴的であった書簡のやりとりは見られない（しかし、筆者はトムソンの論文を見つけられなかった）。同時に、トムソンの実験は主として奴隷の集団——彼が厳密に試験した——に適用されたことに留意しなければならない。奴隷は貧困と劣悪な住環境に苦しんでいたが、それがこの病を助長したのであって、白人はめったにイチゴ腫にかからなかったからである。

　トムソンは、奴隷にだけ実験を行っていたわけではない。コーヒーや他の「その地域独特の治療法」に関する彼の実験は、彼自身も被験者となっていたし、おそらく白人であろうと思われる「若いジェントルマン」に対しても、法的な身分が記録されていない「黒人《ニグロ》女性」に対しても行われた。トムソンは奴隷から学んだ薬を白人の患者に処方することもあった。彼は「大農園内の病院で働く有能な黒人《ニグロ》」からある特別な治療法を学んだ。この男性はトムソンのために薬を調合することがよくあったし、トムソンが診察する場合も随行したようだ。ある日トムソンは、熱帯では致命的になり得る「しつこい嘔吐」に襲われた白人男性の診察に呼ばれた。トムソンは自分の薬を持って駆けつけた——ある種の硫酸塩をアルコールと混ぜたものや発泡性の水薬など——が、どれも効果がなかった。患者が「頑健な体質」であったこともあり、アヘンはあえて処方しなかった。どうにもならず、トムソンは途方に暮れた（ある意味、熱帯にいる「医療者がほとんど」経験することだと彼は書いている）。この時、彼に付き従っていた例の「黒人《ニグロ》」が「最後の手段」としてギニア藺草《いぐさ》（フトイガヤツリ、学名*Cyperus articulatus*）を濃く煎じたものを勧めてくれた。患者は三〇分ごとにワイングラスに一杯（の煎じ液）を樟脳ジューレップと一緒に服用した。一時間もたたないうちに嘔吐は完全に止まり、ぶり返すことはなかった。トムソンはギニア藺草《いぐさ》の根の効能を知ってからはよく使うようになり、「大きな効果が得られなかったことは一度もない」と述べている[*18]。

兵士と水兵

一七七八年出版のドナルド・モンローの『さまざまな医師による〔…〕書簡と試論』は、その中にジョン・クワイヤーの研究報告も収録されているが、興味深い書物だ。それは、奴隷、兵士、水兵に対する実験について記しているが、農園主や有色の自由人や白人については書かれていないからである。奴隷は一八世紀中に数多くの実験に耐えたが、この時期、兵士や水兵も同じく医学実験に遠慮なく使われた。エディンバラの王立内科医協会のフェローであり、二〇年以上にわたってアンティグアにプランテーションを所有していたジェイムズ・アデアは、一七八〇年代に奴隷はヨーロッパの貧者よりもましな暮らしをしているだけでなく、「水夫や兵士やその他の貧しい白人が初めてやってきた時」よりも、彼らの島での暮らしぶりはよいと述べている。アデアは、白人の死亡率も奴隷のそれとは変わらないため、奴隷の死亡率が「厳しい労働」や「過酷な使役」のためではないと主張していた。アデアは西インド諸島の兵士や水兵の病気のみ（戦闘で負ったケガに起因する死亡は含まない）による年間人命損失は、五パーセント以上であって、わずか一～二パーセントでしかない奴隷の死亡率よりも高いと推定していた。アデアの論法は、奴隷貿易が廃止される懸念に対応してのものであったとはいえ、奴隷の死亡率を過小評価していたことは疑いない。それでも、西インド諸島の医療複合体において医学実験を耐え忍んでいたのは奴隷だけではなかったことを理解しておくべきである。

　兵士や水兵は、長い航海や熱帯の厳しい気候、栄養不足や不充分な住環境によって引き起こされる熱病やその他の病気のために高い死亡率に苦しんでいた。「〔海軍に〕強制徴募された水兵は、アフリカ人以上に奴隷のようではないのだろうか」、「あるいは、兵士たちは［…］文字通りの意味で自由人といえるのだろうか」と、アデアは修辞的に述べている。クワイヤーやトムソンの実験で見たように、奴隷に医療を選ぶ自由はなかったが、兵士たちにもなかった。一七七六年、カナダでは、伝染病が発生した場合は、兵役についているもの全員に接種をするよう司令官が命令した。[★49]

　大西洋世界の医師や外科医は、なんとかして新しい治療法を発見したり試験したりしようとしていた。兵士や水兵は――しばしば悲惨な状況において――何の制限もなしに自由に〔実験に〕使われた。一七四七年にジェイムズ・リンドによる壊血病の象徴的な治療実験は、一二人の壊血病の水兵に対して洋上で行われた。パリ王立疾病病院《オテル・ド・ザンヴァリッド》で一七七〇年代に二四人の兵士に対して行われた一連の実験では、てんかん、痛風、リウマチ、癌やその他の多能性の治療薬として成分不明の「妙薬」とされるものがテストされた。正確な結果を期すために、患者が規定の治療から外れた行動をとれないように、病棟は衛兵が監視していた。治療は失敗し、結果的に一名の死者まで出た。[★50]

　一七八〇年代初頭にセントルシアの海軍病院の外科医助手であったレナード・ギレスピーによって行われた実

験はこの点において典型的なものだった。水兵の「腐敗性潰瘍」を何としても治療しようと、ギレスピーは病院で働いていた奴隷から学んだライム治療を試した。これは、グレナダ島において、アレクサンダーの名もない奴隷によって行われたのと同じライム治療であった（第2章）。壊血病が引き起こす腐敗性潰瘍は、イギリス人の船乗りにとって、最もしぶとく危険な悩みの種の一つであった。ニューヨーク港（イギリス艦隊がカリブ海のハリケーンの猛威から避難する場所）で、ギレスピーは壊血病に起因する潰瘍に苦しむ二〇〇人ほどの男性に実験を行った。[*51]

食料と薬を驚くほど潤沢に支給されると、外科医たちはまず患部を乾いた綿くずで覆って清潔に保つだけにし、患者にはキナ皮（キニーネ）とワインおよびアヘンをあたえて治療しようとした。これには効果がないと判明すると、「パップ剤」や「温湿布」、沈殿粉末などを試した。しかし、これらは病態を悪化させただけだった。意気消沈した外科医は〔患部を〕切断したが、切断面が再感染し、「多くの被験者が命を落とした」。医療チームは、最終的に酢と「キノ樹脂」（インドのマラバル海岸から定期的に輸入されるキノの木〔マラバルキノかと思われる〕からとれる暗赤色の樹液）の水溶液を使う治療法を編み出した。

ギレスピーはまもなくセントルシアに船で戻り、そこの海軍病院に「あふれていた」同じ症状を訴える患者の治療を始めた。彼にとってやりきれなかったのは、セントルシアの熱帯気候では、ニューヨークの場合よりも病気の進行が速かったことである。切迫した状況に加えてセントルシアでは冬の嵐に襲われ、彼の助手たちは薬を抽出する植物を入手するのが難しくなった。医療チームは、患者たちに樹皮とワイン、アヘンを「これまでになく大量に」与えることを試した。これも失敗すると、ギレスピーは他の方法を探し始めた。この期に及んで、彼は病院に雇われていた黒人《ニグロ》たちが潰瘍に対して何を使っているのかを教えてもらおうと「いくつか質問」した。彼らが「腐敗した潰瘍に通常行う処置は、薄くスライスしたライムで患部の表面を覆うこと、それを一日二回から三回繰り返す」というのを聞いて「それほど驚かなかった」。ギレスピーと病院の外科医であるバルコック氏はさっそくこの新しい方法を「試す」ことにした。まず手始めにライムの汁と水で湿布してみたが、患部に直接ライムの薄切りを置いても問題ないことがすぐにわかった。治癒の速さは「驚異的」だった。この治療法は続けるうちに効果が薄れていくこともわかったので、バルコックとギレスピーはキャッサバの根の薄切りの湿布――この治療法は、もとはおそらくアメリカ先住民から学んだと思われる――に切り替えた。キャッサバはきわめて有効なだけでなく、西インド諸島に広く自生していたので、ギレスピーはすべての海軍の軍医〔外科医〕が使えるようにキャッサバを砂の中に保存して船に積み込むことを推奨した。バルコックとギレスピーの治療法は成功をおさめ、次には英領西インド諸島艦隊に採用されるようになった。

アフリカ人の治療法に感銘を受けた場合でも、西インド諸島の医療者は、通常、ヨーロッパの標準的な治療と組み合わせていた。ギレスピーとバルコックは、船員の潰瘍に伴う発熱には、大量の下剤に加えてレモネードとアヘン、〔キナの〕樹皮、トコンを処方していた。最後の二つの治療薬はもちろんアメリカ大陸起源であるが、一八世紀終わりごろまでには、ヨーロッパの医学の中に完全に統合されていた。

ヨーロッパの子供と貧者

西インド諸島とヨーロッパのどちらにおいても、子供たちは大西洋世界の医療複合体を支えるために使われた。ジャマイカの医師、ジョン・ウィリアムソンは、子供の奴隷（彼は「黒人《ニグロ》」と呼んでいたので、おそらく奴隷だと思われる）を、種痘用の天然痘の浸出液を培養するために人間の器として使った。種痘は、それ以前の接種と同じく、将来の患者に対して感染性の物質を充分に供給できるかどうかにかかっていた。エドワード・ジェンナーの種痘がジャマイカに導入された一八〇一年頃に、セント・アン教区のウェストンなる医師は、「その場で浸出液を採取するために、彼のところに送り込まれる可能性のあったすべての黒人《ニグロ》を感染させた。そうすることで、感染させたい人

［黒人であれ白人であれ］にすぐに［ジェンナーの］種痘を施せるようにするためだった」。ウィリアムソンと彼の協力者であるクラーク医師は、「黒人の子供」をウェストン医師のもとに送ることで感染性の物質を確保できた。クラークとウィリアムソンは、「感染した子供という「人の連鎖」によって「かなりの期間」、「感染性の」物質を生きたままにしておくことができた。*52

ヨーロッパにおいても、医療技術を進歩させるために貧しい子供たちはひどい扱い方をされていた。イギリスのリヴァプール診療所の医師、トマス・ホールストン［一七四五―一七八七］は、天然痘の人痘接種用の感染性物質を、医師がどの程度の期間保管できるのかを見極めたいと考えていた。一七六八年、ホールストンはさまざまな対象から感染性の物質を採取した。その一部は生糸に、残りは綿糸に載せて保管した。一三年後、彼は軽くコルクで栓をした瓶を開け、保管していた物質を二歳児に接種した。これはうまく生着しなかったので、ホールストンは新鮮な感染性物質を使ったところ、子供はすぐに天然痘に感染した。翌年、ホールストンは四歳の少女に対して、再び実験した。彼はシルクと綿の両方で保管した感染性の物質を少女の左右の腕に作った切開口に入れた。この実験が失敗すると、二回目の実験を試みた。これもうまくいかないと、彼は、子供に新鮮な感染性物質を接種しようとしたが、「彼女の両親が反対した」。*53 この事例を追跡していた彼は、少女がしばらくして天然痘に自然感染し、その後に回復したことを報告している。

ホールストンの実験は、イギリスの帝国全域におよぶ人痘接種プロジェクトに貢献した。国家が財政支援する大規模な医療介入において、イギリスの医師は天然痘の感染性物質を東インド諸島の植民地の人々にも伝達しようとした。彼らは感染性物質――感染後七―九日目の膿疱から採取した――をブリキ缶や湿らせた膀胱、小さな四角いガラス片の間で保存する実験を行った。これらの感染性物質の包みが小さければ、ポケットに入れたり手紙で運んだりすることができた。インドの暑さはジャマイカと同じくこうした物質の活性を失わせたため、医師たちは代わりに感染した子供――感染性物質の効果を維持するために慎重に連続して接種していった――の連鎖を作り出す方法に切り替えた。歴史家のリディア・マードックは、貧しい子供や植民地エリートではない人々がどのようにこの役目のために集められたのかを記述している。「汚れていない」――天然痘と同時に感染してしまう可能性がある梅毒や結核に罹っていそうにない――ということで、子供が好まれた。人種が感染伝達の際の障壁になるとは考えられていなかったと彼女が述べていることは重要である。[★54]

ホールストンが、うまくいかなかった実験についても記録を残した数少ない医師の一人であったことは注目すべきことである。今日と同じく一八世紀の医師も、悪い結果よりも良い結果のほうを好んだ。ところが、ホールストンは、人痘接種では新鮮な感染物質が必要であるという情報が重要であると考えたのだった。失敗した二つの試行のあと、ホールストンは「[それ以上]いかなる試験も行うことはなかった」[★55]。

リヴァプール診療所でホールストンの同僚だったジェイムズ・カリーも、〔被験者自身のためになるとは言えない〕搾取的な実験に積極的だった。彼の実験の目的は、生理学的な知見を得ることであって、治療ではなかった。ここでも帝国に関係する問題が彼を実験に駆り立てた。多くの水兵が遭難して落命した悲惨な難破をきっかけに、カリーは、寒さと暑さが与える影響を調べる実験を、リチャード・エドワーズという名の男性に行った。エドワーズについては、彼が二八歳の健康にして黒髪で赤ら顔だったということ以外は知られていない。カリーは以前、エディンバラ大学の学生として、「生体」に冷気が与える影響について、実験を行っていた。一七七九年、彼は自身が所属していた学生団体にこのテーマで論文を寄稿している。彼はウィリアム・ライトの冷水実験に基づいて実験を組み立てた（第3章）。一七九〇年代の実験で、カリーは午後四時からおよそ六度に冷えた六五〇リットルの塩水の中にエドワーズを入れた。時刻は、カリーの記すところによれば、この実験の目的に最適かどうかではなく、自分自身の都合に合わせたものだった。条件はできるだけ実際の難破に近くなるように設定された。

冷水に浸けられる前、裸のエドワーズの体温は（摂氏（以下も同様））三六度五分だった。冷水に入って一分半後、ショックによる「激しい嗚咽《おえつ》」がおさまった後のエドワーズの体温は三〇度であった。さらに肩まで水に浸けたまま一二分が経過した後、エドワーズの体温は三四度になった。その後に彼は水からあがり、強い風が北東から吹きつける外気のもとに置かれた。カリーが驚いたのは、外気にさらされたエドワーズの体温が再び下がった——三〇度まで——ことであった。この実験は条件を変えながらエドワーズに対してこの後五回繰り返された（水温は四度まで下がり、身体を水に浸ける時間はたっぷり四五分間になった）。さらにリチャード・サットンという名の「青白くて」「虚弱な」男性被験者に対しても実験が行われたが、彼は三五分で冷水から引き揚げられた。カリーが彼を「これ以上水中に置くのは安全ではない」と判断したのと、サットンが「大きな恐怖感」を覚えていたからである。この実験はさらに名前がわからない二人に対して行われ、そして最後にカリー自身——彼が最初の被験者にならなかったことは指摘しておかなければならない——が最も冷たい二度の水で実験したが、この時はわずか二分間だけであった。[★56]

カリーがこの実験に興奮を抑えられなかったのは、器具製作者のジェシー・ラムズデンがカリーの目的に合わせて作った体温計を使っていたからであるが、これは、有名な解剖学者のジョン・ハンターが動物の体熱について実験するために開発したものを模したものだった。チザムの実験（第1章）で見たように、人間の体熱に関する生理学上の基礎的なデータを収集するために、医師は新しい技術を使っていた。カリーは、彼の体温計を舌下（呼吸によって体温が冷気の影響を受けるのを防ぐために口を閉じた状態で）または腋窩《えきか》で使った。カリーは、感染した患者からの伝染を検温時に防ぐために、患者の後ろに彼やスタッフが立って使うことができる湾曲した体温計をのちに製作した。彼はさらに改良を重ね、（シックス氏なる人物の方法に従って）管の中に小さな鉄片を入れたことで、体温計を身体から取り出した後も患者の一番高い体温が記録されるようになった。このような方法により、実験者は患者に近づいて感染のリスクを冒す必要がなくなった。[57]

カリーは、実験〔結果〕から、船が難破して船外に投げ出された場合、乗組員は水中にとどまるべきだと結論づけたが、彼は、これは海の経験がある水夫たちには既知のことであるとも報告している。まず真水で、次に酢を混ぜた水で、そして最後に塩水での実験を行ったカリーは、塩水のほうが真水よりも生存率が高いとの結論を得たのである。

カリーは「これらの実験を繰り返し、〔規模を〕拡大する計画であった」が、実験に付随する〔説明されてはいない〕困難と職務上の義務のために、続けることができなかったと記している。[58]彼は倫理的な問題には一切触れていない。彼の記録によれば、実験の被験者は虚弱なサットンですら実験終了の約四時間後には完全に実験前の体温に戻り、元気になったということである。

カリーの実験は「水兵」、特にイギリス海軍の艦船の乗組員の安全に直接貢献した。問題は、難破船の乗組員はどうすれば最も生き延びられる可能性が高いかということだった。カリーは二つ目の実験をヨーク公でイギリス陸軍の最高指揮官であったフレデリック王子に捧げた。カリーは、自身の実験は軍事的な成功――帝国全域、とりわけ東西インド諸島及びそこに向けて乗船中のアフリカ人奴隷――にとって重要であると考えていた。[59]

ジェイムズ・カリーの冷水実験は、ナチスの致命的な低体温症に関する実験の先駆けとも言えるかもしれない。ドイツ空軍の実験は、海に落下したパイロットや東部戦線で戦う兵士の状態を分析することで戦争に貢献したのだった。[60]

身体は互換可能なのか――医学の文脈から

一八世紀、医学実験の被験者はどのように選ばれたのだろうか。生物全体についての均質性や可変性に関する、どのような概念が新しい薬や医療技術の実験を推進することになったのか、それを考察することが重要である。黒人の身体に対して行われた実験は白人の身体にも有効（そしてその逆もしかり）であると考えられていたのだろうか。男性と女性の身体はその意味で互換性があると見られていたのだろうか。

被験者の選択はある程度恣意的なものであった。解剖の場合と同じく内科医や外科医は、自分たちが（おそらく合法的、道徳的に、時にはそうでない場合もあった）扱うことができるあらゆる遺体を使った。とはいえ、選べる場合は、すでに見たように、古くから人々に受け継がれてきた慣習に従った（貧民、孤児、国の被後見人、囚人を使った）。強固な身分制に基づく近世社会において、慈善患者に対する医学実験が上流階級の裕福な人々に対しても有効と考えられていたということは、注目に値する。この頃の医師は、医学実験において人体は完全に互換可能とする傾向があった。

これは、まさしくジョン・クワイヤーの仮説でもあった。クワイヤーは、彼が奴隷に対して行った天然痘の実験は、すべての人に有効であると、すなわち彼が言うところの、「人類」の進歩につながると考えていた。[61] しかし、この時期の実験主義者はパラドックスに直面していた。一八世紀の後半、ヨーロッパ中の博物学者は体組織からみた人種とみなすものが何であるかに焦点をあて始めていた。たとえば、ペトルス・カンペルは「高等」人種と「下等」人種の顔面角に関する理論をあたらしく発展させたし、ザムエル・トーマス・フォン・ゼメリングは骨格の比較研究によって人種の違いの詳細を説明しようとした。同時に医学実験主義者は、結果に普遍性があるとするのであれば、人体に互換性があることが必要であるとした。つまり、彼らの抱えていたディレンマは次のようなものである。医師は人種の科学に基づいて人種の差異を強調する傾向にあった。一方で、医学実験に鑑みて、当然のように人間全体が基本的に同じであるとも考えていた。私たちは、社会的な立場が異なる白人とアフリカ系の人々が実験において互換可能なものとみなされていたのをしばしば目にする。サン＝ドマングのカプ＝フランセ〔現在のカパイシアン〕の外科医長であったブランは、二人の〔白人の〕婦人と「幾人かの黒人《ニグロ》」について彼の考案したコーヒー浴の効果を認め、すべての患者がさまざまな疾患から回復したとしている。[62]

この頃ヨーロッパで訓練を受けた医師たちは、動物界全体の生体は大きな意味で同じであると考えていた。[63] 毒性実験や初期段階の実験で人間以外の動物をモデルとして使う場合、このような考え方が必要であった。すでに見てきたように、ベルトラン・バジョンやジェイムズ・トムソンは、たとえば、生き物は、接種を介してイチゴ腫に感染することがあるのかどうかなど、人間に関連する疑問に答えるために鶏、牛、犬やその他の動物を使って実験を行った。動物実験はこの時期に発達した新しい方法の一つであった。

互換性の概念を推進する要因となったのが、大人数――背景の一部には植民地の拡大があった――に対する治療の安全性を確認するための新しい医学実験が必要とされるようになったことである。「旧来の」ガレノス的な医学では、かかりつけの医師が裕福な患者それぞれに合わせた治療を行っていた。これとは対照的に、新しい医学では個人を超えてすべての人に常に効果をもたらし得る治療法を見つけ出そうとした。これは、農村部や植民地のように大学教育を受けた医師がほとんどいない場所で兵士や水兵、プランテーション奴隷などの大きな集団を治療する場合にとりわけ重要であった。プランテーションや軍の医療では、医師は大人数に迅速かつ安価に処方できる少数の効果的な薬を開発する必要に迫られていた。[64]

そうはいっても、新しい実験医学は古代から受け継がれてきた技術や仮説を取り入れていた。正しい実験は、異なる年齢、性別、体格の人々に対して一年のうち異なる季節、異なる気候のもとで繰り返し「試験」することが必要であると医師は考えていた。ガレノスが敷衍したヒポクラテスの信条は、年齢、性別、気質や気候は身体における病気の経過に大きな影響を与えると教えている。フランスの医療改革者であるフィリップ・ピネルは「自然は年齢や性別による区分を示唆しているように思われる。それぞれの年齢には、いわば、それに応じた暮らし方や病があり、同じ病気に対しても根本的に異なる治療が求められる。これはいずれの件にも同じように当てはまる」と述べている。男性は年齢によって（一）思春期までの少年、（二）五〇歳ぐらいまでの成人、（三）「更年期」から老年期に区分される。女性の年齢の区切りもおおよそ（男性のそれと）似通っており、（一）初潮までの少女期、（二）妊娠可能な時期、つまり、初経から閉経までの女性、（三）閉経後の女性となる。フランス人にとってそれぞれの性別（l'un & l'autre sexe）というのは、医療の実践において重要な標語だった。たとえば、フランス人の医師、ジャン＝バルテルミ・ダジールは、王立病院での観察は「あらゆる年齢の健康状態もさまざまな男女の」被験者を対象に行われるべきだと教えていた。[*65]

現代の観点からは驚くべきことながら、女性も一八世紀の医学の実験計画の一部として必要とされていた。今日とは対照的に、男性の身体で試験を行うにしても、それらの結果を女性の身体に一般化するにしても、無分別に行われた訳ではなかった。たとえば、イギリスで一七二一年に天然痘の接種の安全性と有効性をテストするために行われた、象徴的なニューゲート監獄での治験は、男女三人ずつでそれぞれ年齢もできる限り近い対を成す六人の死刑囚が対象とされた。[*66] 植民地では、すでに見たように、クワイヤーの実験では女性だけを対象とする問いが含まれていた。

女性は、今日我々が「女性の健康」と称する問題に答えるための被験者とされる場合もあった。エディンバラ大学の医学教授であったフランシス・ホームと彼の同僚は、男性産婆であるアレクサンダー・ハミルトン博士の、大腿動脈を圧迫することによって「月経を起こす」という提案に関心を示した（この技法は、流産を引き起こす方法としても用いられていた）。ホームの記録によれば、ハミルトンはこの方法で良好な結果を得ていた。ただし、主たる問題は、女性が承諾しないことだった。ホームは、「若い女性たち」（おそらく上流階級の女性）は、「外科医たちがそれを行わなければならないのに、決してこの処置には応じなかった」と述べている。

淑女たちは従わなかったが、慈善患者――あるいはホームがいうところの「庶民」――には従う以外の選択肢はほぼなかった。クワイヤーの実験では、イギリスの「上流女性」の医療に関連する問題に答えるために女性奴隷が使われていたように、ホームの実験では、治療法を検証するために慈善病院の患者を使った。彼は、「この方法を庶民で試したり、再検証したりした」と述べている。[*67]

ホームはハミルトンの技法を使って一七六九年から一七七八年の間に六回実験したことを記録している。「実験Ⅰ」は一五歳で初潮がこないエリザベス・グレアムに対して行われた。ホームの実験班は両腿《りょうもも》の動脈を止血帯で（血流を完全に止めることはせずに）圧迫した。一時間後、哀れな少女の腿は血の気が失せていた。彼女は「強い頭痛と呼吸困難、胃の痛みと下腹部の激痛」を訴えた。止血帯が外され、実験は失敗に終わった。「実験Ⅱ」は二二歳のジーン・メイソンに対して行われた。彼女は二か月間月経が来ていなかった。この実験も失敗した。彼女は結局（中絶薬として知られていた）サビナビャクシンの粉末によって治癒した。その後もエリザベス・グレアムに関心を持っていたホームは彼女を再び「実験Ⅻ」の被験者とした。彼女の無月経を治療しようと、ジーン・メイソンに効果があったサビナビャクシンの粉に加えて、「鉄粉やヘレボルス根のチンキ剤［…］それに電気」を試した。すべて「効果なし」だった。ホームは無月経の治療に下腿《かたい》動脈を圧迫するのは中止した。女性たちが痛みのために抵抗したためであるが、この処置が有効だったのは一例のみであったからだ。彼の言葉によれば、「〔その一例では〕いかなる治療薬の有効性をも支持するには充分ではない」ということだった。[*68]

一八世紀の実験では、女性の健康という領域以外でも性別が変数として認識されていた。ホームが行った肺病（結核）に関する実験を例にしてみよう。彼は、この病気が男性に比べて女性に多いことを認識しており、その理由を、女性は室内にいるときに暖かくしているので、男性に比べて外の冷気への耐性が低いためであるとしていた。しかし、彼は、「階層の低い」女性たちはほとんどこの病気に罹ることがないと手短かに付け加えている。「同じく低階層の」男性は、生活が不安定で、「荒れた天候の時でも」外に出ざるを得ないため、病気になることが多かったというのである。さらに、彼は医者仲間に、あらゆる年齢層の患者がこの病気で苦しんでいると断言した。ホームはさまざまな治療法を試してみることにした。彼の症例研究には、患者それぞれの性別、年齢および職業（たとえば仕立て屋、労働者、家事使用人など）が記録されている。[★69]

このリストに人種を加えるのは容易だっただろう。（しかし）一八世紀のヨーロッパの実験主義者はそれをしなかった。西インド諸島の実験主義者は、（人種について）時に思い出したように記録した。彼らの多くが、プランテーション医師の仕事の一部として、「黒人《ニグロ》の疾病」について調査していた。このような研究においては、医師はヨーロッパ人（彼らを治療する訓練を受けていた）に対する治療法をアフリカ人（彼らの治療は実地で身につけつつあった）のそれと比較することもあった。コリン・チザム（第1章）のようなごく少数だけが人種を人間の健康状態の変数の一つとして考えていた。実験において伝統的な人体の変数の一つに人種が加えられるようになるのは、ようやく一九世紀になってからである。一八六五年にクロード・ベルナールが書いているように、「年齢、性別、人種、民族、食事の摂取・非摂取状況など」による違いが実験によって明らかにされた。[★70]同時に、白人男性の身体が実験や人間科学の発展の規範になっていった。

一八世紀、西インド諸島にいたヨーロッパ人医師は、たしかに奴隷を対象として実験を行ったが、これらの実験は、人種による違いを特定するためのものではなかった。実験がヨーロッパで行われたのであれば、それが目指されたかもしれないのだが。その代わりに彼らが目指していたのは、ヨーロッパ人がほとんど理解していなかった熱帯病の猛威に、よりうまく立ち向かえるようにするためのプランテーション医学の発展であった。プランテーション複合体の中で奴隷を働かせ続けるために雇われていたジョン・クワイヤーやトマス・ダンサー、ベルトラン・

バジョン、ジャン＝バルテルミ・ダジール、ジェイムズ・トムソンといった文筆能力のある医師は、自分たちの管理下にあった多くの奴隷であるアフリカ人の死亡や病気を減らすことを最優先に「黒人《ニグロ》の病気」に関する研究を発達させた。自身の著書、『黒人《ニグロ》の病気に関する所見』の中で、ダジールはヨーロッパで標準的な瀉血やヤラッパやトコンなどの薬、水銀などを奴隷の治療に使う場合は、どのように調整する必要があるのかを議論している。彼は、特に黒人《ニグロ》に瀉血を行うときは「きわめて慎重」であるべきと警告した。そして、もちろん極度の栄養失調であることが多い奴隷の瀉血は深刻な事態をもたらすと警鐘を鳴らしている。[★71]西インド諸島の医師は、（悲惨なほどに資金も設備も不足する環境で）新しい階層の患者、すなわち巨大な奴隷集団の治療に注力した。奴隷はアフリカから拘束されて運ばれ、地域のプランテーション所有者と成長するヨーロッパ帝国の莫大な富をさらに増大させんがために使役されたのであった。

第5章

植民地という坩堝《るつぼ》

奴隷制をめぐる議論

黒人《ニグロ》や有色の人々は、自由人であれ奴隷であれ、医療や外科的な行為、および、いかなる場合であってもどのような病気の治療も［明確に禁止されており］、違反一件につき五〇〇リーブルの罰金とそれぞれの事例に応じた体罰が課される。

——一七六四年の王令（一六条）、サン＝ドマング

カリブ海地域は科学実験の場ではなかった。そこにあったプランテーションは暴力的で多くは汚れた場所であり、植民地の医師は、奴隷の労働力を最大限に引き出すために雇われていた。労働力を維持するのが彼らの仕事だった。第3章ですでに見たように、西インド諸島での医療倫理は経済的な要請に基づいたものだった。これから本章で見ていくように、奴隷、兵士や水兵を適切に処遇することは道徳の関心事であるだけでなく、国富をたしかなものにする手段でもあった。

本章では植民地における抗争、暴力や恐怖の中で行われた実験的な医療行為に焦点を当てる。最初の数節では、ヨーロッパ人の医療行為と、ヨーロッパ人がアフリカ人のオービア（Obeah）およびブードゥー（vodou）と理解するようになったものとの間における信念体系の衝突について取り上げる。奴隷制社会に特有の暴力が支配する中、白人たちはオービアや毒薬、儀式が奴隷反乱のきっかけになりうるとして、その力に恐れおののくようになっていった（図17）。恐怖があまりに大きかったので、植民地当局は反乱の扇動者と目された人々を、電気や毒物とその解毒剤を使った「実験台」にするという懲罰を見世物にした。反乱を抑え込むために、ジャマイカではオービアは一七六〇年に法的に禁止された。サン＝ドマングのフランス人は一七六四年にさらに踏み込んだ措置として、アフリカ系の人すべての医療行為を禁止した。反乱と人種主義が相まって、ヨーロッパ人は、以前は熱心に収集しようとしていたアフリカ人の知識や文化的な慣習を見下すようになっていった。

西インド諸島植民地の医師はプランテーション複合体に深く組み込まれていた。奴隷は権力を持つプランテーション所有者にとって価値ある資産であった。それゆえ医師は彼ら（ときに彼女ら）に雇われて、彼らの意のままに働いた。ジョン・クワイヤーやウィリアム・ライトをはじめ多くの医師は、自身もプランテーションを所有していた。フランス王政派遣のエリート内科医や外科医は王と国家のために奉仕した。第3章で述べた通り、彼らに託された人々、すなわち奴隷が植民地における富の究極の源泉であることを、彼らはよく理解していた。王

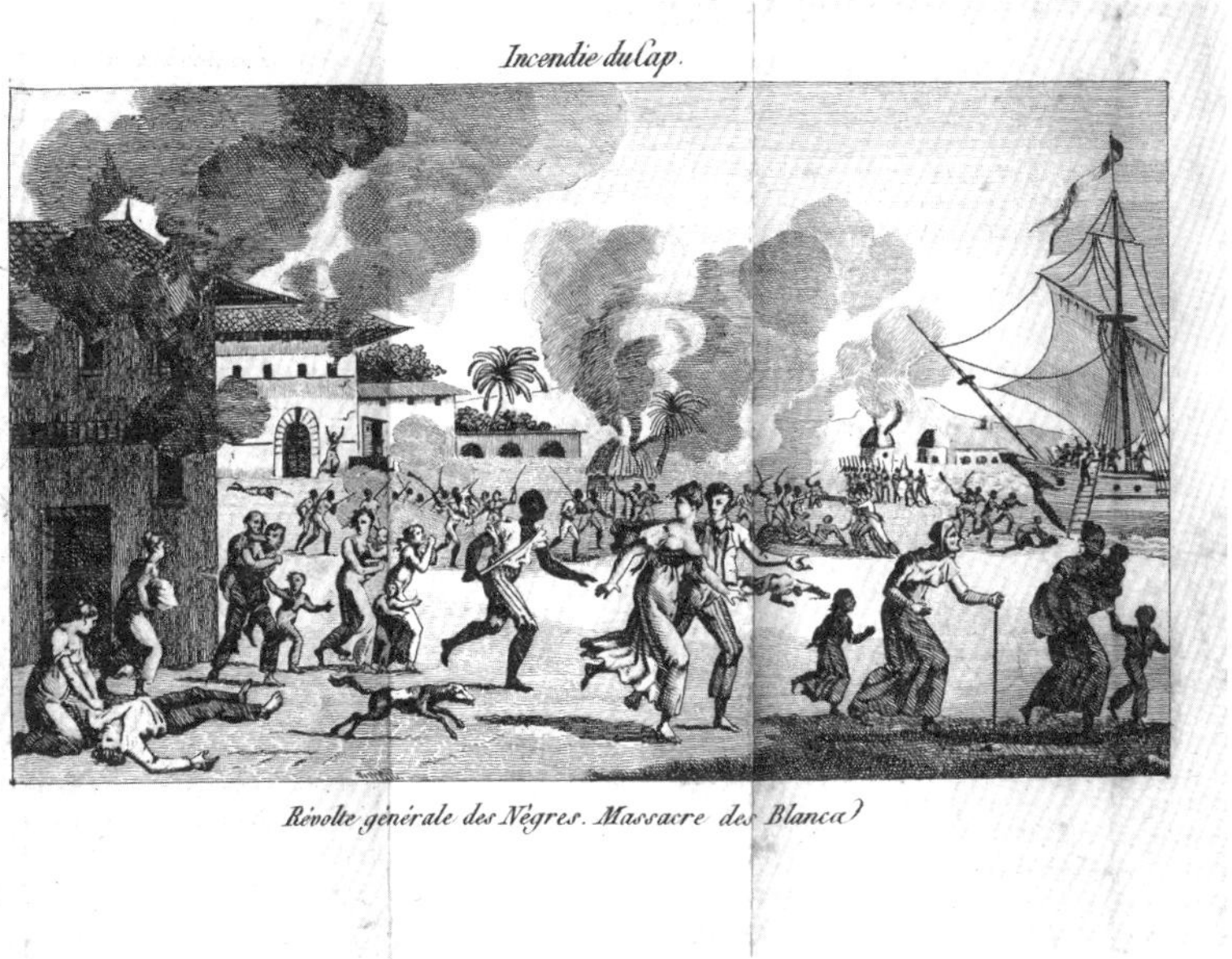
Incendie du Cap.
Révolte générale des Nègres. Massacre des Blancs

図17　燃え盛るカプ＝フランセ——黒人の反乱と白人の虐殺。入植者は奴隷制の規模拡大により革命が引き起こされるのを懸念していた。

政派遣の内科医であったジャン＝バルテルミ・ダジールの言葉によれば、「黒人《ニグロ》なくして、耕作なし、生産なし、富もなし」なのである。[★01]

本章では、「アフリカ貿易の現状」に関する八九〇頁にも及ぶ『貴族院審議会報告書』（一七八九年）という、特別な文書を検証することにする。それは、英領西インド諸島全域における内科医や外科医の現場での医療行為、行動や姿勢を明らかにしている。[★02] これによれば、新しい薬の実験においては互換性があると考えられたかもしれない身体が、カリブ海地域での過酷な砂糖栽培の労働に耐えられるのはどちらの身体——ヨーロッパ人かアフリカ人——かという問題においては、互換不可能と考えられていたことがわかる。熱帯の太陽のもとではヨーロッパ人は衰弱して死んでしまうのに対してアフリカ人は元気に活動すると主張して、医師はほぼ全員が奴隷制を支持したのである。この政府の審議において医師は「専門家証人」という役割を果たした。島の当局者以外には、同じように見解を求められた専門家のグループは他になかった。

オービアと妖術

ヨーロッパ人はアフリカ人の医薬や技術をどん欲に収集し、試験したが、実のところ彼らが積極的に検討しようとした知識の種類は厳しく制限されていた。すでに見てきたように、自身の新しい経験的な手法に次第に自信を持つようになっていたヨーロッパ人は、アフリカ人の薬草による治療や、天然痘やイチゴ腫の接種といった医療的な介入を試験した。しかし、彼らは奴隷の治療体制に顕著な儀式や霊的な側面——オービアや魔法、マイヤリズム、[1]妖術、果てはブードゥーなどさまざまな呼び方をされた——については、無視したり、馬鹿にしたり、嘲笑したりしがちだった。

現代の学者が指摘してきたように、妖術（sorcery：これはのちにブードゥーとよばれるようにもなる）とオービアは、西アフリカに起源を持つ独特の文化形態として新世界のプランテーション複合体のなかで生まれたものであった。オービアとブードゥーはしばしば同じものとされ、アフリカに起源を持ち、カリブ海地域で発達した霊的な風習である。どちらもさまざまな薬草による治療と、ある種の心霊主義〔スピリチュアリズム、交霊術〕を組み合わせることで効果を発揮した。どちらも、治療のためにも害を与えるためにも使われた。さらに、いずれも肉体的な病だけでなく社会的な病弊にも適用された。[*03] しかし、オービアとブードゥーは、英領植民地か仏領植民地かという文化的環境に呼応して別々の道筋に沿って進化を遂げていった。

オービアは英領カリブ海地域で強固な医学の伝統として生まれた。ジェローム・ハンドラーとケネス・ビルビーは、ヨーロッパ人によるオービアに関する記述の初出がバルバドスからの一七一〇年の手紙であることを突き止めた。そして、ハンドラーとビルビーの指摘で重要なのは、一七、一八世紀においてオービアという用語の使用が英語圏のカリブ海地域に限られるということである。[*04]

英領の島々でのオービアに関する報告は多岐にわたっている。とりわけ興味深いのは一七八八年にイギリス政府が英領西インド諸島の各植民地で集めたオービアの風習にまつわる情報である。一七八九年に公刊されたこの報告書は、奴隷貿易廃止協会によって勢いを増したイギリス国内の奴隷制反対の気運に応えるものであった。アンティグア島の当局者であったウィリアム・ハチンソンは、オービアを医療行為に近いものと定義している。彼の報告によれば、オービア使いは、「ほかの黒人《ニグロ》よりも薬草の性質をよく知り、単純薬《シンプル》の特性に関するより完全な知識を持っているので、彼らから畏敬を集めたり、優越的な立場に立ったりしている」と報告している。のちにジャマイカから書簡を送ったジェイムズ・トムソンは、オービア使いの男女に対する感嘆を控えめながらも示

〈1〉——マイヤリズム　西インド諸島の黒人が行う魔術の一種。

している。「私が非常に苦心して処方したものよりも、彼らが以前から使っている最も単純な医薬のほうが有効な場合が珍しくないことを正直に認めざるを得ない」[*05]と。

しかし医師たちは、「オービア大先生」は自分たちの行為を「神秘のヴェール」で覆い隠し、とりわけ白人に対しては「技とされているものを秘密にしておくために」注意を払っていると見ていた。ジャマイカの海軍首席医務官ベンジャミン・モーズリーは、奴隷治療の味方ではなく、オービアをいんちき治療のようなものとみなしていたが、その驚くべき力を認めてもいた。もしある奴隷が「呪い」をかけられたら、「疾病分類学的には説明のつかない病」で男も女も必ず死んでしまうと述べた。トムソンは、「医術と魔術がアフリカ人の心の中では密に結合している」としたうえで、奴隷の福祉に関心を持つ人々（医療者やプランテーションの所有者など）は、不調、特に慢性病の症状を緩和するために、オービアがアフリカ人に対して持つ支配力を理解すべきであると説いた。オービアが関与する不調への対応に関しては、医者には出る幕がないと記している。トムソンは、「適切な手当と忍耐があれば、健康を回復でき、奴隷主にとっていつまでも役に立つ存在であると証明できるかもしれない」何百人もが「〔働けない〕傷病者」とされているのを目にして悔しがった[*06]。

一七八八年の政府の報告書には、オービアの効力を示した一つの事例が含まれていた。その報告書によれば、一七七五年にジャマイカのプランテーションに戻ってきた所有者は、彼の不在期間中に所有する奴隷の多くが亡くなったことを知ったが、生き残っていた者も少なくとも半数は「衰弱していたりむくんでいたりしていて、きわめてひどい状態」だった。奴隷が亡くなる事例は、彼がプランテーションに戻った後も続き、一日二、三人を埋葬するほどであった。心配したプランテーション所有者は、所有する奴隷の命を長らえさせるためにあらゆる医薬や「手厚い看護」を試みたが、無駄だった。彼と彼の医師はオービアを疑ったが、それを証明することはできなかった[*07]。

死期が迫っていることを悟った「ある黒人女性《ニグレス》」は、八〇歳代の彼女の継母こそがこの災厄の元凶をなすオービア使いだという「重大な秘密」を、ついに明かした。この知らせを聞いたプランテーションの他の奴隷は、すぐに奴隷主のところに駆けつけ、老女がアフリカからやってきて以来「近隣すべての住民」を怯えさせてきたと訴えた。奴隷主が六人の白人の使用人を連れて老女の家に行き、扉をこじ開けさせると、屋根裏全体や壁の隙間すべては「彼女の仕事道具である布切れや羽、猫の骨やその他おびただしい数のもの」で飾り立てられていた。家はすぐさま取り壊された。先の老女については、奴隷主は彼女を裁判にはかけなかった。報告によれば、彼は「人道的な見地から」この女をスペイン人に譲り、新しい所有者は彼女をキューバに連れて行った。彼女が農園を離れるやいなやプランテーションは死や病《やまい》から解放された。奴隷主は、およそ一五年の間に、オービアで失った奴隷の数は一〇〇人ほどになると見積もった。

一八一七年、ディックという名の、ある男性オービア使いに関する同じような話をジャマイカのプランテーション医師、ジョン・ウィリアムソンが報告している。ニューホール農園のアグネスという〔女性〕奴隷は、入院中の病院で回復しつつあった際、「同じ農園にいた年老いた黒人《ニグロ》で、偉大な男性オービア使いとの名声を得ていたディックに声がけされた」。彼女が〔ディックの〕性的な誘いを断ったところ、程なくして彼に脅されたというのである。彼女はディックを見かけるとひどく怯えて意識を失って地面に倒れこんでしまい、数日のうちに亡くなった。奴隷たちからの「抗議の声」があまりに強かったので、監督官は調査が必要と認めた。再びオービアの「道具」――この場合は「小さな棺」も含まれていた――がオービア使いの床下からも発見された。ディックは有罪と宣告され、スペイン領のどこかに送られた。

この事例に対するウィリアムソンの〔以下の〕報告からはヨーロッパ人の特徴的な姿勢が見て取れる。

腹黒く狡猾なディックのような人間が、自分たちは人間離れした力を持っているという迷信を黒人《ニグロ》たちの心に植えつけるなら、いかなる災厄がもたらされるのか計り知れない。破壊的な方法で自分と同じ肌の色の人に対する復讐心を満たすような人間である。また、主人を破滅させようとするときは、彼の資産である黒人《ニグロ》たちを殺すことで邪悪な気質は満足させられる。時には鉱毒も巧妙に調達されたし、発見がより難しい植物性の毒もあったと思われる。どちらの作用も必要とされないことも多かった。というのも、オービア使いの男や女からの脅威の影響は精神的な病や気鬱《きうつ》、さらに死に至らせるに充分だったからだ。[*08]

ウィリアムソンは、別の機会にプランテーション病院の「女医」から聞いた話として、カウンテスという女性奴隷が、オリヴァー・クロムウェル（女性奴隷の夫で、彼女は彼と喧嘩していた）が彼女の目の前で彼女の月経用の当布を取り上げて燃やしてしまったとこぼしたことを報告している。それ以来、女性奴隷は具合が悪く、「自分にかけられたオービアの呪いが取り払われる気がしない」と、病院の女医に言っていたとのことである。[*09]

アンティグアで証言した医師のジェイムズ・アデアはこの種の報告はかなり誇張されていると見ていた。彼は、西インド諸島のオービアと、当時ヨーロッパで人気を博していたフランツ・メスメルの「動物磁気説」[(2)]に類似性を見出していた。彼によれば、いずれの場合も用いられる「技術や手段」は身体というより精神に作用すると言うのである。アデアは、オービア使いの男や女が毒薬を用いることがあると勘付いていたが、彼らが引き起こした病気は、「邪悪な想像力、精神的な強い興奮や落ち込み」の結果であると強調していた。アデアは、「いかなるケース」でもオービアが患者を死に至らしめたことはないと断じた。彼は、一時的に仕事を逃れたいと考える「芸達者な奴隷」が、あたかも男性または女性オービア使いに、呪いをかけられたふりをすることがあるとも指摘している。[*10]

他のヨーロッパ人は、オービアが医療行為として良い結果をもたらすことがあることも認めていた。グレナダ島およびセントクリストファー島の担当官であったチャールズ・スプーナーは、オービア医が「[ヨーロッパの]通常の医者の医術では対応が難しい病気に驚異的な治療効果」を発揮することがあると証言している。さらに、「私自身、彼らの技術を利用しているが[…]とてもうまくいっている」と彼は続けている。バルバドス議会の関係者は、それまで「男性オービア」と呼ばれていた黒人《ニグロ》が、一七八〇年代までには、「医者」と呼ばれるのがより一般的になったと報告している。★11

ジェローム・ハンドラーとケネス・ビルビーは、これらの伝統に関する広範な研究の中で、オービアが意味するものが人によって異なることがあると指摘している。これは一八世紀から一九世紀初頭に向かうなかで急速に発展した伝統の一つである。一八世紀初めごろには入植者がオービアという言葉を使うようになっていたが、奴隷はおそらくまだ使っていなかった。一八世紀の終わりごろになってようやく入植者と奴隷が同じ言葉を同じような意味で使うようになった。★12

学者はオービアとブードゥーをほぼ同義とすることが多い。とはいえ、ヨーロッパの文献にブードゥーという言葉が一七八〇年代——オービアよりもおよそ一世紀半後——になるまで出てこないことを認識しておくことは重要である。たしかに、仏領植民地の医師は、アフリカ人の妖術（やそれに類するもの）に治癒に有益な側面があることについて、イギリス人の医師たちがオービアの場合について報告していたほどには言及していないし、あるいは彼らが報告していたのだとしても記録されていない。ブードゥーはアフリカの風習とフランスのカトリックとに深く根差した「折衷的なシステム」であり、メデリック＝ルイ＝ゼリー・モロー・ド・サン＝メリーによっ

〈2〉——動物磁気説　フランツ・メスメルが提唱した自然界に広がる磁気をコントロールし、人体内部の磁気の流れを整えることで病気が治療できるという考え方。メスメリズム（mesmerism）ともいう。

て一七八〇年代に書かれ、モローが革命から逃れてきていたフィラデルフィアで一七九七年に出版された『仏領サン＝ドマング島の地理、自然、市民、政治、歴史』の中で初めて言及されている。モロー・ド・サン＝メリーによれば、ブードゥーは霊が憑依《ひょうい》し、痙攣《けいれん》してトランス状態になることで一層激しさを増す、蛇を使った儀式とともに熱狂的に行われる。フランス人は一七世紀後半から妖術師や毒使いについて口にするようになり、仏領カリブ海地域では一七六四年に奴隷の医術は非合法化された（後述参照）。しかしブードゥーとして知られる統合された一連の医療行為は、仏領カリブ海地域では一九世紀になるまで顕著に見られるものではなかった。[*13]

仏領カリブ海地域の医者は、これらの伝統について、事のついでにしか記していない。仏領ギアナのベルトラン・バジョンは、「害毒を与える人」や「ペテン師」について触れている。バジョンの見解によれば、それらの人はヨーロッパの民間療法の実践者と同じように人々を騙す存在であった。奴隷の治療法の推進者であった行政官のニコラ＝ルイ・ブルジョワも自国の「医者（Médecins）」の中に「大物毒使い」がいると警鐘を鳴らした。この文脈で、彼は一七五八年に大量毒殺の容疑で死刑を宣告された奴隷のフランソワ・マカンダルについても触れている。[*14]仏領におけるプランテーションの医師はほとんど記録を残さなかったために、医療的な意味を持つブードゥーのより早い時期の伝統については、単純に記録されていないだけかもしれない。これは強力なブードゥーの伝統が仏領の島々ではそれほど盛んでなかったというのではなく、イギリス人医師にオービアが知られていたほどには、この地域で働くフランス人医師に〔ブードゥーが〕知られていなかったからなのかもしれない。

ヨーロッパ人の医療行為も「超自然的」ととらえられる場合があったが、仏領植民地の医師が妖術やブードゥーの一つの形であるとして告発されるようなことは一度もなかった。サン＝ドマングにいた王政派遣の内科医、ジャン＝バルテルミ・ダジールは、不運な犠牲者の命をまたたく間に奪ってしまいかねない有毒なキャッサバの解毒剤を開発した。彼はこの解毒剤――アルカリ溶液に続いて〔動植物の分泌する〕粘液を用いる――をモランに住む「アントワーヌという名の壮健な黒人《ニグロ》」を救うために初めて処方した。事故が起こって数時間のうちに呼ばれると、ダジールの薬は男の痙攣を軽減し、彼はまもなく快復した。海軍の外科医はダジールの治療を「超自然的」と呼んだ。[15]

偽薬《プラセボ》を使った実験

ヨーロッパ人はオービアの力とされているものを理解しようとするよりは、(自国で魔女術に行ったように) あらゆる手段――オービアを行う人を有罪にしたり、死刑にしたり、国外追放にしたり――で撲滅しようとし、奴隷に洗礼を施してキリスト教信仰に誘うことさえあった (洗礼は、その褒美として何らかの贈り物を受け取る奴隷にとっても、それを執り行うことで報酬を受け取る聖職者にとっても、詐欺のようなものであったが)。医師がオービアを拒絶したのは注目に値する。というのも、ヨーロッパ人自身も身体を回復させたり衰弱させたりする精神の力を認識していたからだ。ジョン・グレゴリーは『医師の義務や資格に関する講義』の中で彼が「共感」と呼ぶ力が患者の気持ちを楽にしたり、速やかな回復を助けたりする力について記している。彼によれば、「共感は患者からの愛情と信頼を自然に引き出す。多くの場合、信頼が患者の回復にとって最も重要な影響を与える」。また、イギリス人の医師は死にゆく患者に本当の病状を伝えるべきかどうかを議論していた。多くの人は、生き延びるための最良の希望は、患者が気丈さを保てるかどうかにかかっていると考えていた。『医療倫理』という大きな影響を与えた著書の中で、トマス・パーシヴァルは、医師は病人の気丈さを保つために、「真実に対する鋭敏な感覚」を犠牲にせざるを得ないと述べている。[16]

フィラデルフィアのベンジャミン・ラッシュはこの点について、グレゴリーやパーシヴァルの見解には同意しなかったが、彼も精神が及ぼす影響力を認めていた。「人間の身体に意志が与える影響は、いまだ解明されてはいない」

と彼は記している。彼はフランツ・メスメルをやぶ医者とみなしていたが、「想像力と意志」が病気の経過を左右し得るというメスメルの考え方を支持していた。ラッシュは、生と死のせめぎあいの最中《さなか》、「急性疾患の危機的な段階で、効果が疑わしい」治療薬を処方することもあったが、「その治療薬の有効性について、ほぼ確信に近い患者の信頼を」彼が確保できた場合に限り処方したと述べている。同じような意味で、ジャマイカのジェイムズ・トムソンは、オービアの力に対する一つの対抗手段は、「各農園の医者が〔…〕看護を任された患者の信頼を獲得することだ」と書いている。さらにトムソンは、医者は、できるだけ患者の希望を満たすようにすべきであると続けた。[★17]

ヨーロッパ人医師は、想像が持つ力やそれが身体に及ぼす影響をほかの文脈においても認識していた。この時代、興味深いことに、母親の想像力が肌の色を決める一つの要因になると考えられていた。受胎時や妊娠中に母親が抱いた印象の結果として、白人家庭にも黒い肌の赤ん坊が生まれることがあるというのである。〔アブラハムの甥〕ロトの娘たちは燃えさかるソドム[3]から逃げるときに煙を見たが、彼女らの想像力が子供の肌の色を決めたのだと言われた。同時に、雪の夢を見たアフリカの女王は白い肌の子供を産んだといわれていた。もっと古い時代、「ロイヤル・タッチ」、つまり王あるいは女王が触れるだけで治癒したというのもまた想像力のなせる「業」であった。メスメルの動物磁気説の調査を要請されたパリの王立委員会もまた病気の治癒に作用する想像の力を認めた。委員会は一七八四年に「想像力が動物の骨格に与える影響」は形而上学的に大きな関心の的であるだけでなく、医学においても最重要事項であると結論づけた。[★18]

一八世紀のヨーロッパの医師は偽薬《プラセボ》を用いた実験まで行っていた。歴史家は一七八四年のパリの委員会による実験を初の偽薬に関する対照実験手順《プロトコル》と認定している。この実験では、盲検下で治療を行うものと行わないものを比較した。以下では、イギリスの有名な医師、ジョン・ヘイガースが一七九九年に行った実験について見てい

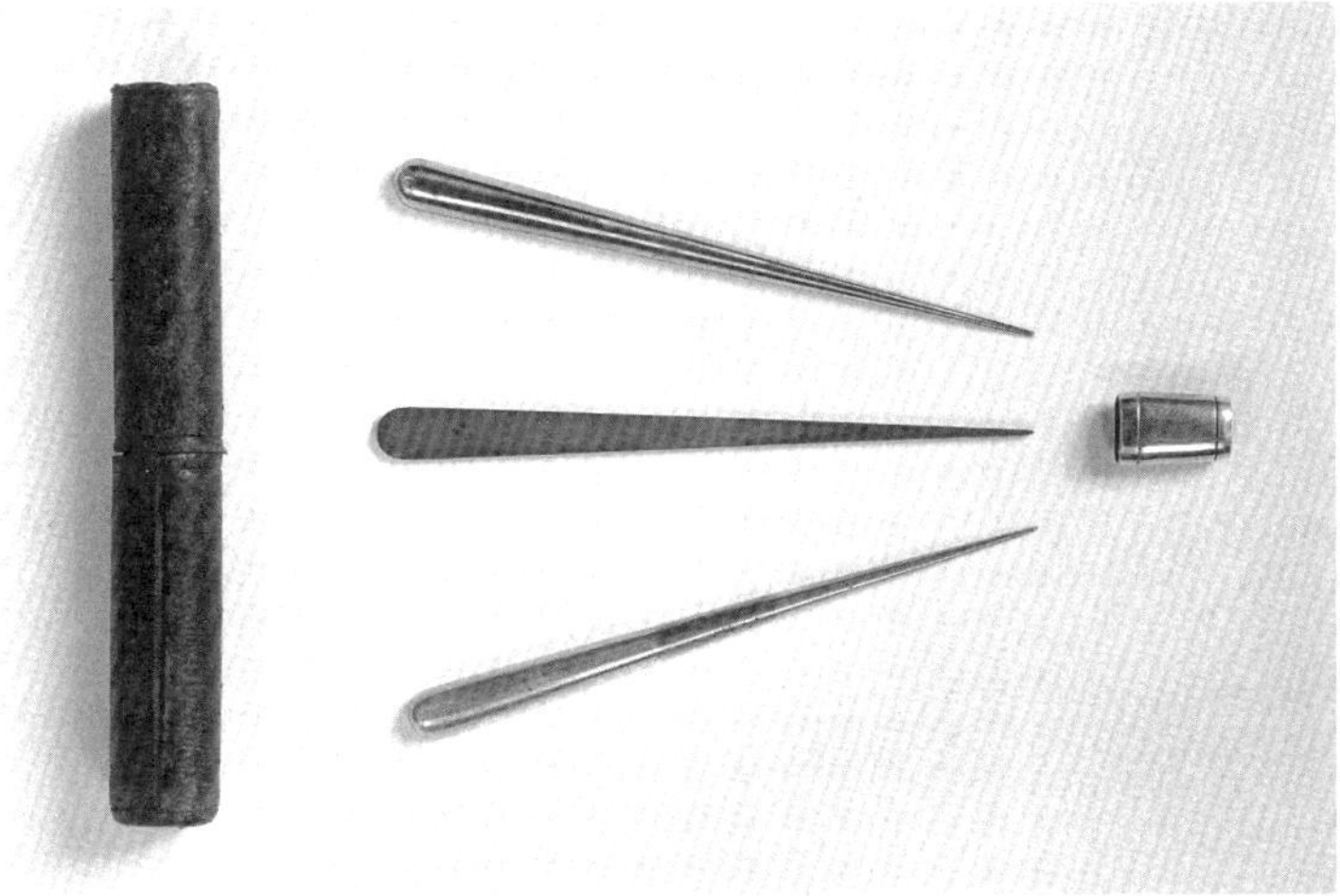

図18　エリシャ・パーキンスが特許を取得した金属製トラクター。このトラクター——または金属棒——は、長さおよそ3インチ〔約8cm〕で、リウマチ、痛風の痛み、胸膜炎、目の炎症、丹毒（すなわち皮膚の感染症）、湿疹（皮膚のかゆみ）、てんかんの発作、破傷風、その他さまざまな不調を抱えた病気の身体に用いられた。

くことにする。この実験で、彼はコネティカットのエリシャ・パーキンスが考案したパーキンスのトラクター（金属棒）として知られている道具——さまざまな病気を治療するために使われる金属製の電気導体——を使ったが、この道具は当時世間で大流行しており、ヘイガースによれば「地位と学識のある人たち」の間でさえも大きな関心を集めていた（図18）。『身体の不調の原因および治療における想像力について』というヘイガースの著書のタイトルは、まさに想像力が精神を痛めつけたり癒したりし得ることを示唆している。[*19]

奇跡のような治療の効果を検証するために、ヘイガースと同僚のウィリアム・ファルコナーは、木製ながら金属製の本物の器具にできるだけ似せて着色された一対の「偽の」トラクターを作った。どちらが「本物の」トラクターなのかは患者にだけでなく、実験にかかわるすべての人に秘密にしてあった。それぞれの器具の実験結果はあくまでも公正なかたちで、かつ、患者自

〈3〉——ソドム　住民の罪悪のために神によって滅ぼされた伝説的な古代都市。

身の言葉で記録されることになっていた。ファルコナーは被験者としてイギリスのバース総合病院から五人の患者──いずれも慢性リウマチや痛風のような症状で苦しんでいた──を用意した。初日は偽のトラクターが使われた。五人の患者のうち四人が、痛みが軽減されたと医師にはっきりと述べた。「患者の一人は膝が温かくなったように感じ、歩行がはるかに容易になった」。また、他の一人は九時間にわたって「楽になった」。翌日は、同じ患者が「本物の金属製のパーキンスのトラクター」で治療を受け、やはり四名が大きく「改善した」。驚くべきことに、偽のトラクターと本物のどちらも同じ結果となったのである。[★20]

実験手順によれば、ヘイガースの「試験」にはファルコナー、病院付きの外科医のニコルズ氏とフィロット氏および薬種屋のファーネル氏が立ち会った。ヘイガースは、この実験で、トラクターの「全体的な影響」は、病気を引き起こすと同時に癒すことにもなる「患者の想像力」にかかっていると結論づけた。実験はロンドンやブリストルの医者によっても行われ、同様の結果が得られた。医師は、他の無作為に選ばれた物によっても──たとえば骨、鉄くぎ、マホガニーのかけら、ろう石《せき》やタバコのパイプといった、魔法の「特許」印がない道具でさえ──治癒効果があることを認めた。〔4〕興味深いことに、ブリストルで行われた実験の一つはアフリカ系の被験者、トマス・エリスに対して行われたが、結果はまたしても同じであった。ヘイガースは壊血病の架空の治療法の使用に関して書いていたジェイムズ・リンドに賛意を表しながら〔以下を〕引用している。「身体に関する重要な教訓が、ここから得られる。すなわち精神がもたらす情念は身体の不調に素晴らしく力強い影響を与えるということだ。病気の治療で、このことがあまりにも看過《かんか》されてきたのだ」。これらの試験にもかかわらず、パーキンスのトラクターは、ロンドンにパーキニズム治療院が設立されるほどに絶賛されただけでなく、ダートマス医学校の創立者であり〔原著者追加〕、イェール医学校の共同創設者でもあるネイサン・スミスを含む有力な医師によってもトラクター治療は推奨された。[★21]

ヨーロッパの医師は、自分たちの評判を維持するために「医学信仰」というものに頼ることがよくあった。ヘイガースは、「充分に医学信仰を持ち合わせていない患者を診ようと思ったことは一度もない」と述べている。ヘイガースは、ブリストル診療所の外科医リチャード・スミスの経験を報告している。彼は、難しい症例〔両手の屈筋腱麻痺〕の手術を行うことになったが、それによって自身の評判に「傷がつく」のを恐れていた。成功の可能性を高めるためにスミスはパーキンスのトラクターを使った。結局、患者は回復して両手が使えるようになり、こぶしをほぼ握りしめることもできるようになった。スミスはトラクターに対する患者の信念が外科手術で得られた効果を増進させたか、あるいは、それを凌駕したのだろうと示唆した。ヘイガースは、「経験的な治療法」――彼は、その多くが「薬理作用のない」物質で構成されていると主張していた――による驚異的な治療効果は、何よりもそれに対する患者の想像力によるところが大きいと述べていた。ヘイガースはまた、偉人な治療効果をあげるには患者が担当の医師を信じることが必要であると考えており、同じ治療法であっても、「高名な医師」によって治療された場合のほうが、それより下位の医師の手にかかるよりも患者が回復する可能性が高いと評価していた。それと同様に、医師が治療する力量は、自身の治療法をどの程度信頼しているかにかかっているとしていた。[★22]

注目すべきは、ヨーロッパ人は、自分たちの医療行為とオービア医の行為との間の連続性を見出そうとしなかった〔あるいは少なくとも認めようとはしなかった〕ことである。すでに見てきたように、ヨーロッパ人は精神が身体に及ぼす力を充分に理解していた。それでも、ヨーロッパ人の場合は「想像力」と判断されるものが、アフリカ人に対しては「迷信」と判定されてしまうのだった。「白人男性に比べ黒人《ニグロ》の理解力は培われず、知識も乏しく、結果的に〔知力が〕劣るので、それに比例してオービアによって精神に刻まれる印象は、一層強くまた持続的で、

〈4〉――マホガニー　熱帯アメリカ地域原産のセンダン科の常緑樹。

異常なまでの効果を伴うのだ」と〔ジャマイカ〕島の当局者であるスプーナーは考えていた。ヨーロッパ人はアフリカ人奴隷の迷信やオービアに使われる道具――墓の土、髪の毛、サメやほかの動物の歯、血液、羽毛、卵の殻、蝋人形、鳥の心臓、ネズミの肝臓や薬効のある根、雑草、灌木など――に辟易していた。[★23]

ジョン・ウィリアムソンの態度はより曖昧であった。彼は、男性オービア使いもそうだが、とりわけ女性オービア使いは黒人だけでなく白人の信頼も得ていると述べている。彼は、ヨーロッパ人医師が島にもっと効果的な医療を導入しようとしても、多くの黒人《ニグロ》は「超自然的な力」を与えられていると彼らが妄想する「老婆」を信じ込んでいると憤然と記している。これは、奴隷には仕方ないことなのかもしれないが、「もっとよい選択が期待されている」人たち〔白人〕が、「このような無知蒙昧《むちもうまい》な詐欺師に同意や承認、信頼を」寄せてしまっては、ヨーロッパ人の医者はひとえになす術がなかったとウィリアムソンは述懐している。老婆が「勝手にしょっちゅう病室に侵入してくるんだ」と彼は罵った。[★24]

奴隷医療者の非合法化

奴隷制に抵抗するために、西インド諸島で奴隷たちがオービアを悪用したのかどうかはわからない。それでも、白人は男女のオービア使いの邪悪な力を次のように強調した。オービア使いの邪悪な力は長引く病にある人々を「惑わし」、「蝕んで」、アメリカ先住民をも凌ぐ技で彼らを毒する。こうして、数時間、数日、数週間、あるいは時には数年かけて人々を恐ろしい死に追いやるようすべてが仕組まれているというのである。彼らの力は、ほとんどの場合、西インド諸島の奴隷――オービア使いたちが破壊をもくろむ奴隷主の資産――に向けられていた。モーズリーは、この「邪悪な技」の犠牲者は数えきれないと記している。モーズリーは「オービア使いの影響下では、奴隷主の慈悲も医学の力も黒人《ニグロ》を救うことはできない」と続けた。オービア使いの男女はアフリカでは「グリ・

グリ使い」と呼ばれることもあるが、ヨーロッパにおけるやぶ医者のように、強欲でいかがわしい薬を売って「大儲けしている」と批判されていた。[★25]

政府の聴聞会は、奴隷制プランテーションで奴隷人口が補充できない理由の一つとしてオービアを挙げている。特にジャマイカについて、島の当局者は「黒人《ニグロ》の年間死亡数のかなりの部分」は、「邪悪な行為」に帰されるに違いないと断じた。さらに悪いことに、一七六〇年にセント・メアリ教区で始まり島全体に広がった、コロマンティー[〈5〉]すなわち黄金海岸出身のマルーン[〈6〉]の蜂起であったタッキーの反乱の裏にもその力が働いているとして、オービアは非難された。イギリス人はすぐに疑わしいオービア使いの男たちを捕まえた。一人は命と引き換えに、反乱において男性オービア使いの（果たしていたと思われる）役割を明かした。一人は有罪とされ、死刑判決を受けた。処刑の場で男性オービア使いは、白人に彼を殺す力はないと反抗的に叫んだ。「黒人《ニグロ》」の大観衆は、彼が息絶えるのをみて驚愕したとイギリス人の報告書は続けている。[★26]

この出来事の陰惨な結末として、他の男性オービア使いは「電気機器や幻灯機」を使った「実験台」（その詳細はわからない）にされるという罰を受けた。この実験報告によれば、これらは一人の男性を除いて「ほとんど何の効果ももたらさなかった」が、その一人は「何度も強いショック」を受けた後、白人男性のオービアは彼自身のものより優れていることを認めたとある。[★27]

歴史家のヴィンセント・ブラウンは、この実験が、拷問に電気を使った例として早い時期のものであるという興味深い指摘をしている。とはいえ、死刑囚を使って実験するのはこの時期珍しくなかったことを忘れてはならない。さらに、電気は医療によく用いられていた。たとえば、ロンドンの医師フランシス・スピルズベリは性病

〈5〉――コロマンティー　西アフリカの黄金海岸にあった奴隷の積出港の名称。同港から積み出された奴隷がコロマンティーと総称された。

〈6〉――マルーン　西インド諸島をはじめ南北アメリカで共同体を形成して、事実上の自治を達成していた逃亡奴隷たち。

の治療法として、八粒の甘汞《かんこう》〔塩化第一水銀〕に加えて一日に二回電気を使うことを勧めている。一七八〇年代の終わりにはエディンバラで無月経の治療に電気が使われていた。ジェイムズ・グレゴリー教授は、患者の「女性〔部分〕」、つまり、陰部を〔電気で〕刺激した。彼は、「繊細でやわらかい陰部に衝撃を与えないような方法で」電気を使うように注意喚起している。火花放電は肌に直接ではなくフランネルの寝巻の上から当てられた。[★28]

一方で、ジャマイカにおいて嫌疑をかけられた男性オービアに対する「強いショック」は、拷問といえるものだった。いわゆる実験からは、医学に貢献するような結果は一つも記録されていないし、公にされてもいない。サン＝ドマングにおいては、革命家で毒殺の嫌疑をかけられたマルーンのフランソワ・マカンダルが一七五八年に捕らえられ、生きたまま火あぶりにされた後、毒殺容疑でやはり死刑を宣告された三人の黒人《ニグロ》で実験が行われた。王政下で派遣された内科医のラック、ドーバントン、ボワイエ、アリー、パジェスおよびコーはすべてル・カプ〔カプ＝フランセ〕で仕事をしていたが、公式な許可を得てさまざまな種類の毒物やその解毒剤を容疑者たちに試した。[★29]

タッキーの反乱の結果、ジャマイカでは一七六〇年にオービアが禁止された。この法律は一七六一年に発効し、「超自然的な力を持っているかのように振るまったり、血、羽毛、オウムのくちばし、犬の歯、ワニの歯、割れた瓶、墓土、ラム酒、卵の殻やその他、オービアや魔女術の実践にまつわるいかなるモノであれ使用したのが見つかった黒人《ニグロ》や奴隷は」誰であれ死刑または流刑を宣告された。島の当局者によれば、この法律は、「迷信深い人たち」の「健康や命」を危険にさらすことがある男女のオービア使いの「超自然的な力」に対する主張の信用を失墜させようとするものだった。また、「反乱」を起こすために用いられた「魔女術」の力を鎮めることも目的であった。一七六〇年のこの法律は、一七八七年、一七八八年さらにそれ以降に議会を通過した一連の統合法のいくつかの中でもあらためて確認されている。[★30]

他の英領の島々ではオービアを禁止する法律が議会を通過することはなかったようだ。バルバドス島の当局者は一七八八年にこの件について尋ねられた際、「彼ら〔オービア使い〕を罰するために何らかの法律が制定された〔…〕と考えていたのですが、一つも見当たりません」と答えている。彼は続けて、男性オービア使いは「あまりに卑しすぎるため、いかなる公法も適用できない」と考えられてきたと述べた。アンティグアではハチンソン氏と医師のジェイムズ・アデアが法律の存在をめぐって意見を異にした。ハチンソンとしては、オービアは立法評議会が注目する必要があるほど頻繁に危害が認められるわけではないため、「アンティグア島にはこうした技〔オービア〕の実践を明確に犯罪とする法律は一つもない」と考えていた。それに対して、アデアは、法律は存在するが、「主犯」〔つまり奴隷〕の証言は証拠と認められないため、実際には容疑者を有罪にするのが難しいのだと主張した。グレナダ島とセントクリストファー島の当局者であったスプーナー氏はリーワード諸島あるいは他の割譲された島々のどこにもオービアやその使い手を取り締まる法律はないと述べている。モントセフト島とネヴィス島の当局者はオービアに関する評議会の質問に何も答えを返していない。一七八九年にイギリス政府が西インド諸島にあった支配地域を調査した際には、反オービア法があるのはほんのわずかだったが、ハンドラーとビルビーは奴隷の時代が終わる一八三〇年代までには、ほぼすべての英領カリブ海地域でオービアは犯罪とされるようになったと指摘している。[*31]

イギリス人は、ジャマイカではオービアを非合法化し、その行為をしばしば危険視したが、奴隷が医療行為を行うことは禁止しなかった。フランス人は、より攻撃的であって、すでに一七世紀後半から妖術師や毒殺者と呼んで、アフリカ人の医療者を非難していた。一六八二年にグアドループの総督は毒物を使うことを非合法化した。一七二四年には王令でこれが再確認され、マルティニークにまでその範囲が拡大された。この法律の対象には「突然の暴力的な」死を引き起こす毒物だけではなく、少しずつ健康を蝕んで病を引き起こしたり死に至らしめたりするような天然の、あるいはそれらを複合した「単純薬」も入っていた。一七三八年、サン＝ドマングの外科医や薬剤師、薬屋は自分の奴隷に毒物を委ねることを許されなかった。サン＝ドマングの一七六四年の王令（一六条）はさらに踏み込んで、「いかなる状況下でも黒人《ニグロ》や有色の自由人や奴隷による医療行為、手術、あらゆる病気治療」を明確に禁止した。刑罰は五〇〇リーブルの罰金と「それぞれの事例」に応じた体罰だった。この法律には二つの留意事項があった。奴隷は蛇に咬まれた場合の処置は許されていたことと、黒人あるいは有色の女性は引き続きプランテーションでも町でも産婆としての活動が認められていたことである。というのも、王政派遣の内科医、シャルル・アルトーが指摘するように、白人女性の多くが自身と同じヨーロッパ人の産婆よりも有色の産婆を選びたがったからである。[★32] グアドループでは、第2章で見たように、一七六七年のある法律は、アメリカ先住民が奴隷に植物の知識を授けることを禁じた。こうしたことを考え合わせると、仏領の島々では、これらの法律が統制の厳しいフランスの医学界と奴隷の医療者との間を分断することになった。

　しかしながら、このような法律はイギリス人やフランス人の所有財産にほとんど影響を与えなかった。ジャマイカではモーズリーがこれらを「無力で無駄」とこき下ろした。実際のところ奴隷は変わらず西インド諸島全域、とりわけ農村部で医療者としての役割を果たしていた。サン＝ドマングでは、アルトーが指摘したようにカペルラータと呼ばれる黒人《ニグロ》や有色の人々が互いに、また時には白人に対して「粗野で迷信に基づく大いに有害な医療行為」に精を出していた。実際、ヨーロッパ人は、健康管理とりわけ大人数の奴隷の健康管理について、アフリカ系の人々に頼っていた。ヨーロッパ人医師は、診断や投薬などプランテーションの医療行為を表向きは監督していたが、実際は奴隷の医者や看護師が病気との闘いの最前線に立っていた。仏領の島々では、救護士《オピタリエール》とは、奴隷病院で日々、奴隷の傷の手当をしたり、投薬したり病気や発熱の経過を観察したりすることに責任を負う女性奴隷のことであった。一七八五年以降、どのプランテーションも奴隷病院を置くように要請された。多くの場合、若い女性助手や看護婦《アンフィルミエール》（やはり奴隷であった）に加えて産婆（奴隷も自由人もいた）が救護士を手伝っていた。[33]

サン＝ドマングに長らく住んでいたニコラ＝ルイ・ブルジョワは一七八八年にこのような医療の担い手について熱心に記録している。健康を国家にとっての重要事項ととらえていた彼は、島のどこにでもある「驚異的な医薬」を称賛し、「その使い方を知っているのはほとんど黒人《ニグロ》だけである」と述べている。ブルジョワは、彼らは白人よりもこれらの医薬に精通していると記している。さらに続けて、最も危険な毒物も、「特殊な」技術を持つ人の手にかかれば最も効果的な治療薬に変化する。私はそうした治療薬を目の当たりにして心底驚いた」と記している。一七九〇年代には、バルバドスの軍医、ジョージ・ピンカードもプランテーション所属の「黒人《ニグロ》医者」を称賛している。彼らは、クレオール（この場合はヨーロッパ系の人を指す）の「医者を詐称する人」と医療知識を競っていた。皮下に潜むスナノミ（蚤の一種）を取り出す手術を「ヨーロッパで最も熟練した外科医がするよりもはるかに器用にアフリカ人奴隷がこなす」のにピンカードは驚嘆している。[34]

農園主にとっては、これらの奴隷の医者は、薬を調合して投与したり、傷口の手当をしたり、歯を抜いたり病人に食事をとらせたり看護をしたりしてヨーロッパ人医師を手伝うための存在であった。英領の典型的なプランテーション病院には、医者として働く「有能な黒人《ニグロ》」（男または女）を一人ないし二人、奴隷の看護人（こちらも男性ないし女性）二人を置いていた。ある大規模なプランテーションには五一人の奴隷の医療者がいた。そのうち三四人は女性で、多くは産婆であるか乳児の看護にあたっており、一七人が男性だった。ウィリアムソンは、こうした「黒人《ニグロ》の」男女はそれぞれの農園にとって「大切な戦力」であると考えていた。アデアも高齢の女性奴隷——畑仕事ができなくなったもの——を一人、看護師として病院に配置するように助言していた。そのうえで、「育児経験があり、分別をわきまえ慎重で思いやりのある」人物を選ばなければならないし、文字の読み方も教える必要があるとしている。[35] プランテーションの病院の状態はひどいものだったが（第3章参照）、プランテーション医療において、奴隷は中心的な役割を担っていた。

有色自由人の専門職からの排除

一七六四年の王令は「自由人であっても奴隷であっても黒人《ニグロ》や有色人」が医療行為を行うことを禁じたが、プランテーションでは、奴隷による奴隷の診療が継続されていた。一方、有色の自由人が外科医や内科医としての資格を行使することはできなくなった。この問題に関しては、有色自由人（自由な有色人や混血）の権利についての熱心な擁護者であったジュリアン・レーモンから学ぶことが多い。裕福でプランテーションと奴隷を所有していたレーモンは、サン＝ドマングで一七六四年より前に二人の有色の外科医が活動していたことを指摘している。ユゲとデスクルブという名前だけがわかっているこの二人の男性は、パリで学んだあと、それぞれジャクメルとアカンの町で働いていた。一七六四年以後、レーモンはこの「有益な技能」を白人が独占するようになったと不満を述べている。[36]

一七九一年、大西洋をまたいだフランス革命の熱気の最中にジュリアン・レーモンは有色の自由人に対する偏見が強くなっていく過程を描写している。レーモンが強く主張しているのは、一七四四年より前、サン＝ドマングが豊かであった頃、白人は有色の人々を差別することはほとんどなかったということだ。その頃は、「白人の中で生活している有色の人々を蔑視するようなことはまったくなかった」。貞淑なヨーロッパ人の女性がいなかったため、フランス人の入植者は自分の〔所有する〕奴隷の中から妻代わりの女性を選び、家政婦[(7)]という肩書を与えて自分たちの子供を産ませて母親にした。有色の子供は自由であり、〔土地や奴隷といった〕財産を相続したし、任命されて公職に就くことも珍しくなかった。父親は有色の子供〔男女いずれも〕を教育のためにフランスに送り、息子には専門職に就くための学びを身につけさせた。このような専門職には医師も含まれていた。[37]

レーモンによればアフリカ系の人々を医療行為から排除する一七六四年の王令は、有色自由人の権利全般に対する厳しい締めつけの一部であった。この王令に反対を表明していたレーモンは、有色の人々が、これ以降フランスへの入国を認められなくなったと記している。白人のなかには有色の人々に「自由」という身分を返上させようとする人もいたとレーモンは不満を述べている。また、有色自由人に父親であるフランス人の名前を捨てて、代わりにアフリカ系の名前を使うように求める白人もいた。有色人の女性と結婚していた白人は貴族の身分をはく奪されたり将校としての地位を追われたりした。以前は有色人の下で働いていたそれほど裕福ではない白人が、彼らの主人になった。さらなる規制によって、有色の自由人が白人の服装や髪形、身のこなしを「真似る」ことや馬車に乗ること、屋内にトイレを置くことが禁じられた。[38]

王政派遣の内科医であったシャルル・アルトーは一七六四年の王令を支持して、有色の人々を専門職から排除すると「有能で卓越した［白人の］人材」がサン＝ドマングに移住するのを後押しすることになるだろうと主張している。さらに「もし有色自由人に彼らが望むすべての市民権が与えられるなら、また彼らに対する政治的偏見が消え去るならば、彼らは今よりも一層白人たちと交わるようになり、そのうち彼らだけが植民地の地主となる時が来るだろう」と批判している。[39]

同じような不満は、英領西インド諸島からも聞こえてきた。そこでは、社会的な偏見によって有色の人々が専門職から排除されていたので法律は必要なかった。有色人あるいは「ムラート」と自称するジャン＝バティスト・フィリップは、能力のない白人が何も問われることなく医師の資格を与えられるのに、充分に訓練された有色人は、診療する権利を否定されると不満を露わにしている。一八二〇年代、フィリップは「飢えた冒険者はいかな

〈7〉――家政婦 housekeeper (ménagère) 女性の家事使用人の中で最も高い地位を指す。

る協会からの資格も持たずに」植民地にやってきて、「医学や人道を貶《おとし》めるような利益や死の取引を続けている」とトリニダード島から書き送った。さらに彼は、「白人の候補者は誰であれ、彼の肌の色だけで審査会が承認する道が開けるだろう。医師会や大学からの証明書は必須ではない。彼の無垢な色〔白人であること〕が医学の技術や神秘に関するすべての知識を疑いなく証明するのだ」と続けた。フィリップは、「ただの見習いであっても熟練した薬剤師であっても、厚顔無恥であること以外にいかなる推薦も必要とせずに患者の身体で実験する資格を与えられていた」と非難している。このような状況のもとでは、医学は苦しむ人を癒すことが目的の科学ではなく、「困窮した男たちが、生命・財産を危険にさらして生計をたてる」単なる商売になっていた。[*40]

しかし「有色人男性」はどんなに優れた資格を持っていたとしても、審査会に臨んだ場合、その候補資格についていくつもの反対が提起されるだろうとフィリップは続けた。フィリップ自身はロンドンで文学を、エディンバラで医学を学び、有色自由人——その多くは有力な家柄の出身で自らも奴隷を所有していた——の擁護者となった。彼自身も間違いなくこのような偏見に直接遭遇していただろうが、彼はフランシス・ウィリアムズなる人物の事例を人種に基づく差別の具体例として示した。有力な家の子供に一般的だったように、ウィリアムズはロンドンで外科学を学び、王立外科医協会の試験に合格した。一八二二年、ウィリアムズは医師会の審査に臨んだ。審査官たちは、彼の資格認定書に問題がないと認めたが、ウィリアムズが奴隷の生まれであることから、「この職業の尊厳」に鑑みて彼はこの資格にふさわしくないと判断したのである。[*41]

ウィリアムズは、他の有色人はこの島で医療行為を認められているし、その人の価値を決めるのは、彼の出自ではなく資格認定書であるべきだとして、この決定に不服を申し立てた。[8]フィリップはウィリアムズの審理で用いられた書類を自分自身の文書の中にも取り入れた。一つは、ポート・オブ・スペインの役人からのもので、スペイン（イギリスがトリニダード島をようやく〔スペインから〕奪取したのは一七九七年）の法律では、協会や大学に入会・

入学しようとするもの、あるいは、試験を受けようとするものは皆、血の純潔《リンピエサ・デ・サングレ》の証明を提出することを求められていた。フィリップは、これはアフリカ系の人だけでなく、ユダヤ人、ムーア人〔ムスリム〕やアメリカ先住民にも適用されたと指摘している。役人はそれに続けて、このような規定があるものの、有色自由人は王立病院で外科学を学ぶことが許されており、巡回外科医《シルハノス・ロマンシスタス》——伝統的な、資格を持たない外科医——として医療行為を行うことができていたと続けている。このように下級の医者は政府に雇われることも多く、〔医師の〕制服着用を認められてはいたが、医師会の委員を務めることはなかった。[★42]

トリニダード島の司法長官、ジョージ・ノックスは、最終的にウィリアムズに有利な裁定を下した。「ロンドン王立外科医協会の規則や規定は、協会が付与した免状に関しては、必然的にすべて〔のスペイン法〕を凌駕する」と。彼の論理は、もしトリニダード島の人々がスペインの大学規則に支配されているのであれば、イギリスの免状はこの島ではどれも無効になってしまうというものだった。彼は、出自や人種の問題について論評する中で、出自を理由に外科医の資格付与を禁止する「明文化された」規定はどこにも見あたらないと述べた。司法長官は「有色自由人は奴隷として生まれた人であっても、母親が不幸なことにいまだ隷属下にあっても、ロンドン王立外科医協会から適切に授与された何らかの正式な免状を持っていれば医療行為や外科的な診療を行うことができる」と決定した。[★43] このような裁定があっても、偏見や風説に基づく障壁は相変わらず存在した。

レーモンもフィリップも熱心に議論を展開してはいたものの、奴隷の味方であったわけではない。彼らは有色自由人の権利を主張してはいたが、自身も奴隷を所有していた。レーモンは、最終的には奴隷が自身の自由を買い取ることができるような構想を主張したが、フィリップは最後まで奴隷の解放を支持することはなかった。[★44]

〈8〉——ポート・オブ・スペイン　トリニダード島の都市。現在、トリニダード・トバゴの首都。

身体は互換可能なのか——植民地の文脈から

一八世紀末、奴隷貿易や奴隷制そのものの廃止について活発な議論が交わされた。一七八九年、すなわち、革命がフランスで勃発した年にイギリス政府は「アフリカ人貿易の現状」に関する詳細な『貴族院委員会報告書』を公表した。西インド諸島の英国領地の総督や、さまざまな島の評議会、議会および当局者に質問状が送られた。英領西インド諸島の医者や外科医は、本質的な証言を行うよう求められた。[*45] オービアに関する証言のいくつかについては、すでに述べた通りである。

ヨーロッパ人医師にとって最も大切な仕事は奴隷の健康を保つことであった。しかし、医者は、同時に植民地複合体に深く組み込まれており、すでに見てきたように、多くは奴隷を所有していた。医師の大半は先述したように、ペンを執ることはまったくなかった。彼らは書く時間をほとんど持たぬ働く人であった。何かを書き記した人たちも、奴隷制やアフリカ人の身体的、道徳的、知的な特徴について論評することはあまりなかった。ただし、次の四人の医師はそうした点に対する政府の質問に答えている。いずれもジャマイカで活動していたジェイムズ・チザム、アダム・アンダーソン、ジョン・クワイヤー、そしてアンティグアで活動したジェイムズ・アデアである。[*46]

アデアは今日私たちが専門家証人〈9〉とよぶ立場を確立することから証言を始めた。彼自身はもはや奴隷を所有していないので、奴隷貿易についていずれにせよ利害も持たないと主張した。「不人気で評判の悪い」貿易に関して彼は、「率直」かつ「公平」に政府の質問に答えると誓った。さらに、彼はプランテーションの医師および島の高等裁判所の判事という専門家としての立場から、「奴隷の処遇と状況」を観察してきた二〇年にわたる現場での経験に基づいて、己の専門性をアピールした。数年後に、ジェイムズ・トムソンは奴隷の生活について医師の特別な洞察を記すにあたり、「職業上の義務から我々医師は、最も親密な関係性の中にある人々しか知りえない家庭内の細かな取り決めについて知ることになった」としている。[*47]

イギリス庶民院に提出された奴隷貿易と王領砂糖植民地の「黒人《ニグロ》」の処遇に関する「多くの請願」に対応して、『貴族院報告書』が用意された。問いを研究するにあたって、委員会は奴隷の霊的信仰から砂糖栽培で使われる肥料に至るまであらゆることを尋ねた。[*48] 英領西インド諸島のそれぞれの島の当局者に五三の同じ質問が送られた。

重要な問いは、アフリカ人とヨーロッパ人の身体は、熱帯での砂糖栽培という骨の折れる労働の場において互換可能なのかということであった。この頃の医師は、医学実験において身体は互換可能であると考える傾向にあった。ほとんどの場合、貧民、家を追われた人、奴隷化された人々の身体が一般的な人間の身体の典型とみなされていた（第4章参照）。イギリス政府の審問において問われたのは、奴隷をヨーロッパ人労働者で代替するのは可能かということだった。どこでも「否」という答えが響き渡った。この場合、黒人と白人の身体は互換可能とは考えられなかったのである。身体的な違いから、労働する階層のヨーロッパ人を（西インド諸島での）野良仕事に導入することはできないとみなされた。アフリカ人の身体――そして事実上は皮膚――は、この点ではるかに優れていると考えられていた。ジャマイカでは、島の当局者であったスティーヴン・フラー、判事のエドワード・ロング、クラレンドン教区の医師で以前、植民地議会議員であったジェイムズ・チザムが「経験から判断すると、太陽に同じだけさらされた場合、アフリカ人はより元気になるが、ヨーロッパ人は命を失いかねない。一〇人中九人は三年以内に亡くなるだろう」と主張した。これらの問いが投げかけられるのは今回が初めてではなかった。アフリカ人の身体の強靭さは、一六世紀末にイギリス人が植民地の労働者として、アフリカ人を初めて奴隷にし

〈9〉――専門家証人　教育、訓練、技能、経験等に基づく意見が裁判官によって専門家として認定される人物。

た時以来、強く主張されてきた。[49]
「ヨーロッパ人の体質」といわれるものがこのような議論の中で際立つようになった。「ヨーロッパ人の性格や体質」は、ギニア〔西アフリカ〕やそこと類似する気候の西インド諸島では畑仕事にまったく適応できないどころか、生活にさえうまく適応できないと植民地の当局者たちは考えた。グレナダ島やセントクリストファー島の当局者たちは、「白人」は一日のうち涼しい時間帯にだけ働けたとしても、彼らの「体組織」はすぐに「摩耗してしまい」、死んでしまうだろうと述べた。バルバドス島の当局者のジョン・ブレイスウェイトは、ヨーロッパ人は、最初は〔黒人より〕強靭でむしろ多く働けるように見えるかもしれないが、「〔黒人より〕早く死んでしまうだろう」と考えた。西インド諸島で行われる労働が、イギリスでの多くの仕事に比べて大変だからというわけではなく、「照りつける太陽の下の猛暑」の中で行われる必要があるからだ。ジャマイカの副総督であったクラークは、一七三三年にネヴィス島に要塞を作るための整地にあたって黒人《ニグロ》をイギリス人船員に置き換えられるか調査する際、「実験」という言葉を使用した。この仕事は、朝のうちに具合が悪くなった者が夜には死んでしまうような致命的な熱病を引き起こす結果となり、「白人」の命を奪うことになった。一七八八年に副総督は「この違いは自然が定めたものに違いない」と報告している。[50]
このような面でのヨーロッパ人の体質の虚弱さを示す証拠として、アンティグアを共同で管理していたハチンソン氏とバートン氏は西インド諸島の気候が引き起こしたイギリス軍の死亡率を報告している。「兵士の環境のいずれかが、その死亡率の付加的原因として考えられるにしても」、ヨーロッパ人が「一般労働者」として西インド諸島に移住を余儀なくされた場合、「彼らの死亡率はさらに高くなるはずだ」と記している。ネヴィス島の当局者は、非常に「健康な状態」で西インド諸島にやってきたプランテーションの管理人が、奴隷をただ監督するだけという、彼らの業務としてたまたま割り当てられた仕事をこなすうちに、誰もが程なく「虚弱な状態」に陥ることが多いと付け加えている。さらに「この気候の暑さは黒人《ニグロ》の体質にはちょうどよいが、ヨーロッパ人には厳しすぎる」と彼は続けている。島の関係者たちは「現在黒人《ニグロ》に課されている労働をヨーロッパ人に行わせた場合」、おそらく彼らのうち憂慮すべき数が死亡してしまうと考えることは「きわめて理にかなっている」という見解でおおむね一致していた。「ヨーロッパ人の体質は、〔暑さに〕到底耐えられないのだ。」[51]

ヨーロッパ人に畑仕事ができるかどうかをめぐる論争においては、肌の色の違いが大きな意味を持つことになった（第1章で見たように、これらはおよそ三〇年後にトムソンを悩ませることになった問題であった）。グレナダ島とセントクリストファー島の関係者は、「灼熱の太陽のもとでの重労働」はヨーロッパ人を「ぐったり」させてしまうと断固主張した。太陽の熱によって白人男性の肌には〔火傷による〕水疱ができてしまうが、アフリカ人の肌は「より艶がでて滑らかになり」、「輝き」を増すと述べている。植民地の行政官は、熱帯での重労働についてアフリカ人の身体的優位性を訴えた。「黒人《ニグロ》」は「生来」、「熱帯」での労働に向いているようだと当局者は主張した。[52]

カリブ海地域にヨーロッパ人の貧しい農民と日雇い労働者を入植させようとする試みはうまくいきそうになかったことから、政府の役人たちは別の問題に取りかかった。すなわち、奴隷貿易が廃止されたなら、自由黒人――解放された、あるいは自由人として生まれた――を野外労働者として雇うことができるだろうかという問いである。二つの検討すべき事項があった。まずは、モントセラト島とネヴィス島の当局者は、賃金労働者――ヨーロッパ人であれアフリカ人であれ――の費用に注目した。彼らは、この費用負担に耐えられるだけの「高い生産性を持つ農園は皆無で」、黒人を雇用していた農園は「だいたいが荒廃してしまった」と判断した。[53]

しかし、より深刻なのは、自由黒人がそのような労働をきまって拒否することだった。ジャマイカ島の当局者のフラーやロング、医師のチザムは、自由黒人は「自分自身のためであっても土地を耕すことを嫌う」ことを見出した。さらに続けて、「ジャマイカ島では、砂糖プランテーションで自作農としてそこで農作業をしたり、農業労働のため誰かに雇われたりした自由黒人《ニグロ》はいまだかつて一人も知られていない」としている。ネヴィス島の当局者は、アフリカ系の人々にとって「自由になること」とは、すべての畑仕事の「免除」を意味することを明らかにした。つまり、「有色自由人」は、そのようなことをすると、自分自身が「品位を失う」と考えており、金銭であれ他の報酬であれ、いかなる条件でも彼に土地を耕すように仕向けることはできないのだ。さらに当局者は、自由黒人は「奴隷たちの悪習をすべて身につけており、彼らを管理できる農園主はいない」として、黒人は「普遍的に怠惰で無能である」と結論づけている。[★54]

イギリスでは、一八〇七年に奴隷貿易が非合法化されるまでこの貿易をめぐって激しい論争が展開された。この時期、医師は——専門家として、あるいはその他の立場から——奴隷制や奴隷に関する意見を述べた。内科医であり外科医でもあったジョン・ウィリアムソンは、その典型であった。彼は、セント・トマス・イン・ザ・ヴェイル（クワイヤーも働いており、一八一〇年からはトムソンも働くことになった場所）でヘアウッド伯爵に仕えていたが、彼に献呈されたウィリアムソンの日誌は社会的な論評や医学的な観察に溢れていた。多くのヨーロッパ人医師と同じように、ウィリアムソンはヨーロッパを離れる際は奴隷制に嫌悪感を抱いていたと記している。彼はジャマイカの港に奴隷船が入港すると「恐怖に打ちひしがれた」。船から漏れ聞こえる音——鞭《むち》のしなる音や船上を裸で走り回る人の叫び声——は、彼の耳に「不快で不自然」に響いた。「自然権から見て人と人を拘束する状態は到底正当化できない」と彼は主張した。ウィリアムソンは、船に乗せられた奴隷は「白人の食料にするために運ばれるという恐怖に苛まれる」ことがよくあったと哀れみをもって記している。[★55]

ところが、一七九八年に西インド諸島に到着するとすぐに、ウィリアムソンもまた多くの仲間と同じく熱心な奴隷制の擁護者になった。彼は奴隷の状態についてイギリスで支配的な「数多くの誤解」や「実態とは反対の印象」、反奴隷制運動によって流布されている「不公平」で偏見に満ちた情報を「嘆いた」。西インド諸島を訪れて状況を素直に眺めれば、「立派な奴隷主の下にいる黒人《ニグロ》は、勤勉で快適さを好み、自分の家、家族や菜園、生活する上でのぜいたく品の数々など」、ヨーロッパでは「到底手にすることができないようなものを享受している」ことがわかると主張した。ウィリアムソンは良い奴隷主と悪い奴隷主を区別するのと同様、「勤勉」な黒人《ニグロ》と「何の役にも立たない怠け者の黒人《ニグロ》」も区別していた。勤勉なアフリカ人は彼にとっては地の塩——幸福で生産的——だった。怠惰なアフリカ人は問題が多かった。彼らには規律が必要で、信頼に足りず、鞭がしなり、「罰を受ける恐怖」の下でしか働かなかった。[★56]

ウィリアムソンや他の医者たちによる奴隷制擁護論の核心は二つの点にあった。一つ目に、アフリカ人の西インド諸島での暮らし向きは、生まれ故郷のアフリカの自由人のものよりも良いこと。二つ目に、ヨーロッパの自由な貧しい農民と比べても良いことである。ウィリアムソンは奴隷貿易が四つの要因から行われていると説明している。すなわち、「アフリカという巨大な大陸の野蛮な状況」、「ヨーロッパ人が文明化され、また強い力を持っていること」、西インド諸島における「労働力不足」、そしてアフリカ人自身がヨーロッパの奴隷船に積極的に「積み荷」〔つまり奴隷〕を提供しようとしていることである。彼は、新たに到着した奴隷が人道的で義務感にあふれた奴隷主の財産となる幸運に恵まれれば、「名目上、自分が誰かに所有されることを苦しみととらえる理由はほとんどない」と信じていた。ウィリアムソンが記しているところによれば、定住したジャマイカの農園では、奴隷は自分たち「一族が島に来てからの長さ」を少なからず誇りにしていた。〈10〉彼らは「〔身内の〕女性のいずれかが白人所有者の愛人である場合」は特にそれを誇りにしたとも記している。[★57]

奴隷たち、とりわけ成人後にアフリカの故郷から無理やり移送されてきた人々は事態をまったく違う目でとら

〈10〉——この記述はWilliamson, *Medical and Miscellaneous Observations*, pp. 314-315によるものであるが、ジャマイカでは黒人女性の処分・売却に際し家族の分断を禁じる法的規程があったことに加え、例外的に奴隷を厚遇していた農園の事例であることに注意すべきである。

えていた。なかには、自ら命を断つ者もいた。ウィリアムソンは、二人のイボ人の男の例を挙げている。彼らはG・R氏なる人物の山間部の所領から姿を消し、「同じ木で手をつないで首を吊った」状態で見つかったのである。ウィリアムソンの報告によれば、調べてみると、「そのうちの一人はペニスが切り取られ、それがそばに置かれていた」ということだった。ところで、ウィリアムソンは、自殺したアフリカ人の首をはねて、「他の人がこのような破滅的な行為に走るのを思いとどまらせる」ために、「人道的な観点」から、そのようなアフリカ人の頭を人目につく場所に置いた人物を称賛している。というのも、アフリカ人は、頭部が身体から切り離されると、死んでも自分たちの生まれ故郷に還ることができないと信じていると伝えられていたからである。[58]

第4章で見たように、ロンドンのドナルド・モンローは、身体は互換可能であるとして女性奴隷の身体と「イギリスの労働貧民」の身体との間に強い類似性を見出したジョン・クワイヤーの意見を否定した。[59]奴隷制に関する議論がこの概念をさらに拡大させた。イギリスの医者たちは、西インド諸島の奴隷はヨーロッパの自由ながら貧しい農民よりもはるかに暮らし向きがよいと主張した。ウィリアムソンは、ヨーロッパの奴隷貿易廃止論者は「西インド諸島の黒人《ニグロ》と白人との間にある比較的良好な関係性を」壊すことがないように注意すべきであると記している。もし、奴隷制廃止論者で〔彼の見解によれば〕お節介な社会改良家が欠乏と貧困を救いたいのであれば、アイルランド――イギリスのすぐ近くにある悲惨さの根源であり、「彼らの活動にもっとふさわしい場所」――に眼を向けるべきであると。彼は、制度が濫用されることもあると気づいていたが、奴隷はイギリスの貧しい農民の誰よりも快適さを保障され、享受していると強調した。つまり、西インド諸島の〔奴隷〕所有者は、老齢で病みがちで怠惰な奴隷を、ヨーロッパで「一部の主人が〔…〕年老いた使用人にするように」放り出すことはできない。また、主人は奴隷に必要なものを与え、「絶望的な状況であれば、苦境にある黒人《ニグロ》に対しては、ヨーロッパや他のどの国の貧しい農民のいかなる状況と比べても優しく寄り添いながら、より多くのものが与えられるに違いない」ということだった。ウィリアム・ライトとジェイムズ・アデアも同じ意見であった。彼らの見解では、病気や老齢で引退した奴隷は一般にヨーロッパのどのような国の病気や年老いた貧民よりも「快適で良い暮らしを」していたのである。[*60]

医師は、あらゆる手を尽くして奴隷解放に反対した。ウィリアムソンは、ジャマイカのアフリカ系の人々は自由人になったりしなければ、道端で物乞いをすることも、窮乏状態に陥ることもないと述べている。彼自身も自分の奴隷の一人を使用人としてヨーロッパに連れていく際に解放することを考えたが、当の本人がその申し出を断ったのだ。ウィリアムソンの報告によれば、彼の奴隷は、良い主人の下にいるほうが、「生活に必要なすべてのものはより保障される」と感じていたからだ。ジェイムズ・アデアはヨーロッパ人が奴隷を白由にしたがらない別の理由を指摘している。彼は、解放された黒人《ニグロ》の多くは新たな状況を活かすのではなく、怠惰で役に立たなくなってしまうと記している。さらに悪いことに、彼らは逃亡奴隷をかくまったり、盗品を買うことで、逃亡奴隷が以前の主人のものを奪うように焚きつけることも珍しくなかった。アデアは、解放アフリカ人は力強く、富の公正な分け前を得るのに余念がなく、植民者にとって直接の脅威となったと続けている。[*61]

奴隷制擁護派の医師によって広く流布されたこのような見解は、かなり美化されたものだった。ウィリアムソンは多くの奴隷主の残酷さと怠慢を充分に認識していた。彼は、「すでに述べたように、そうした［完璧な配慮に関する］意図は、期待されているほど充分に実施されているわけではない」と記している。奴隷は菜園で自分たちの食料を育てなければならなかった。彼らが菜園で作業するのはサトウキビ畑での仕事をする必要がない数少ない夕方や週末だった。ハリケーンに襲われたり農作物が不作だったりすると、奴隷が飢えることも珍しくなかった。フランス王政派遣の内科医であったダジールは、奴隷が耐え忍んでいる飢えや損失について多くのことを語っている。奴隷の健康状態を向上させようとした彼の努力の大半は、まさしく奴隷主をおだてて奴隷に適切な食事

と衣類を与えるよう説得することだった。[★62]

英領西インド諸島の医師がアフリカ人の知的能力について論評することはほとんどなかった。彼らの仕事は、奴隷を健康に保つことであった。彼らは、当時ヨーロッパの同僚医師の間で盛んであったアフリカ人の道徳的、知的資質に関する議論にかかわることはあまりなかった。とはいえ、例外もある。モーズリーはアフリカ人には文明が欠如していると考えていた。「アフリカの大平原に哲学が存在したなら、そこで生まれた子供たちがヨーロッパの奴隷制の鎖につながれることはなかったであろう」と彼は述べている。モーズリーは、「狡猾さ」と彼らが呼ぶところのアフリカ人の知性が、窃盗や逃亡のために備わっているというのであればウィリアムソンに同意したことだろう。モーズリーや他の人々にとって、アフリカ人の道徳の改善が期待できる唯一の方法は、生まれた時から宗教の教えを授けることだった。この中で、モーズリーはカトリックの島は宗教を非常に重視しているために、クレオール奴隷〔現地生まれの奴隷〕については、プロテスタントの島の場合よりもうまくいっていると述べている。プロテスタントの島では、一部のモラヴィア派のプランテーションを除いて、宗教〔教育〕がまったくなかったからである。ウィリアムソンは、アフリカ人を「同じ人間」でありながら「退化した」状態にあると考えており、もし解放されても黒人が繁栄することはないだろうと主張していた。彼は、「黒人《ニグロ》の精神は、自由という状態がもたらす感覚によって高尚になることはない」と述べている。ウィリアムソンは一度だけ「黒人《ブラック》」（彼が普段黒人に対して使う「ニグロ」ではなく）が期待を超える働きをしたことについて記している。ジャマイカに到着した際、ウィリアムソンはポート＝ロイヤル沖で「黒人《ブラック》の水先案内人」が彼らの船に乗り込んできて、人々を「完璧に安全に」陸上に導いたことに驚嘆した。ウィリアムソンは、この水先案内人について非常に話し好きで、知的であった——「私が有色人に対して抱くイメージ以上に」——と述べている。[★63]

このように多様な姿勢は、植民地政策や経済の発展、医療行為に影響を与えた。コーヒーに関する論文の中で、ベンジャミン・モーズリーは多くの経済的、政治的な理由からコーヒーの作付け増加を推奨した。まず、それによりイギリスがフランスと同程度の大きな利益を得ることができると期待した。彼は、コーヒーに課された関税や物品税によって一七八一年にジャマイカは一三四万四三二二ポンドを得られるだろうと見積もった。さらに、（プランテーションが海岸沿いに広がる砂糖と違って）コーヒーは内陸で栽培されるため、山岳部に開かれた新しいプランテーションは、この地域にも白人の監視を広げることになった。この地域の住民は、「こうして安全に暮らし、あらゆる種類の財産は相応の価値を持つようになり、保障されるようになる。逃亡した黒人《ニグロ》の潜伏場所が公開され、略奪や強奪は阻止され、反乱の謀議のための隠れ家がなくなる」とモーズリーは述べている。砂糖プランテーションはたしかに富の大きな源泉であるとはいえ、「黒人《ニグロ》の反乱」を防ぐのに充分な数のヨーロッパ人をジャマイカに連れてくることにはならないとモーズリーは見ていた。[★64]

よりよい生活環境の提唱

フランス政府はイギリスの大部な『貴族院審議会報告書』のような質疑は行わなかった。それでも、サン＝ドマングにいた王政派遣の内科医、ジャン＝バルテルミ・ダジールは奴隷の福祉にはとりわけ熱心だった。一七七六年に初版が出た後一七九二年に増刷された彼の『黒人《ニグロ》の病気、その原因、治療や予防方法に関する所見』は、〔病気の〕治療を中心に扱ってはいるものの、予防も重視していた。「治療技術が重要なのは言うまでもないが、病を予防することは何よりも大切である」とダジールは述べている。[★65]

ダジールは熱帯で人が死ぬのは暑さのためではなく、水質や食料、生活習慣などに適切な注意が払われていないためであるということを、農園主だけでなく海軍大臣にも理解させようとした。健康はそれぞれの人が両親から受け継いだ体質にもよるが、体質は食生活や空気、観念、考え方によって変えられる。つまり、これらは、できるだけ健康であるために、個々人や医師、政府の力にかかっていると彼は説いた。ダジールは、黒人あるいは白人に多い病気について折に触れて指摘していたものの、健康な暮らし〔に必要なもの〕――充分な食べ物、清潔な水と良好な住環境――は誰にとっても同じであると考えていた。彼が奴隷に対して推奨していたものは、兵士や水兵向けのものとほぼ同じであった（実際、黒人の病気と熱帯の病気に関する本はほとんど同じ事が書かれていた）[*66]。カリブ海地域一帯の医師たちは、読み書きができる祖国の人々に向けて、彼らの監督下にあるすべての人間の「生命を維持する」方法について、多くを書き残している。ダジールが強調したのは、西インド諸島のすべての人――新しく来た人、すでに気候に慣れた人、西インド諸島生まれの人――にとって、生活環境に注意深いまなざしが向けられれば、暑さそのものは衰弱を招くものではないということであった。

ダジールは、奴隷に関して彼が「おもにすべきこと」は、「栄養や衣服の不足、強制労働」などによって引き起こされる病気に対する正しい対処法を人々に知らしめることであると記している。ダジールは、そうすれば奴隷が死ぬこともなくなり、労働力の減少を食い止めることができるが、それが実現できるかどうかは農園主の手にかかっていると熱心に主張した。農園主はダジールの示す対処法と忠告に従うことで、国家の利益に資することができるし、自分たちの経済的な利益も増やすことができ、さらに人道的な行いによって温かい心持ちにもなれるというのである。[*67]

ダジールによれば、奴隷たちの病気の主因は、彼らの食生活にあった。それらは、充分には調理されていないマニオク（キャッサバ）、ブレット（brette）の名で知られるもの、キャラルー（calalou）という香辛料のきいたカレーなどから成るものだった。赤痢で死亡した奴隷の剖検では、腸から大量の寄生虫が見つかった。奴隷が病気になる副次的原因は、彼らが強い酒を好んだことである。また、彼らの好色さが、「彼らの欲望を満たす」ために不健康な夜気の中を彷徨《さまよ》わせることになっていたこと、さらには、彼らの怠惰さゆえに、きれいな水を汲みに遠くに行かず、家の近くの質の悪い水を飲んでいることであった。王政派遣の内科医〔ダジール〕の農園主への提言は、奴隷に食料や衣服、水を与えるのは、彼らを入院させるよりも費用がかからず、人道的だということであった。[*68]

ダジールの指導に沿って『植民地医事報』は奴隷に対して必要な配慮に関する記事を幾度か掲載し、ヤムイモ、ジャガイモ、キャッサバ、トウモロコシに加えてさまざまな栄養豊富な穀物を充分に含む食事を勧めている。編者はまた、「かわいい黒人《ニグロ》の子供」には主人の食卓から柔らかい物を一口分け与えることを勧めている。『事報』は、ダジールの提案に加えて、農園主たちに実際的な指示も掲載している。奴隷は、湿度が高くてジメジメした土地から充分に離れた場所に建てられた広くて風通しの良い小屋に住まわせるべきである。また、特に山間部の肌寒い夜間に備えて、調理用のコンロと毛布も与えられるべきである、というものなどである。[*69]

国家に仕えるものとして、ダジールは兵士や水兵の健康や福祉についても責任を負っていた。彼が兵士や水兵に対して注意すべきこととしていたのは、奴隷に対して推奨していたことと多くの点で同じであった。ダジールが記しているが、軍の被後見人〔兵士や水兵〕の死亡率は奴隷の五倍にも上った。というのも、湿地や沼地が多く、流行病に悩まされがちな都市部の港にある駐屯地に押し込められていたからである。食料は不足しており、長時間の輸送で傷んでいることも多かった。病院の空気は汚染され、腐臭が漂っていた。ダジールは国務大臣に対し、兵士や水兵に充分な食料や飲み物を支給するよう強く求めた。彼は、特にタフィア〔安物のラム酒〕にレモン果汁と水と砂糖を混ぜて作った飲み物を一日に一人二パイント〔約一リットル〕ずつ与えることを勧めた。食料としては、コメ、酢と薬物、特に川の土手で毎日新鮮なものが摘めるクレソンを推奨していた。こうしたことを実行するのにかかる費用はわずかで、病院での治療や兵士が亡くなった場合の交代要員に要する多額の費用をたやすく埋め合わせることができると主張した。彼は政府の高官に対して、戦闘では新兵より経験のある兵士のほうがはるかに役に立つことをあらためて説いた。植民地での豊富な経験に基づき、ダジールは、このような施策を実行したイル・ド・フランス（現在のモーリシャス島）やブルボン島（現在のレユニオン島）の指揮官は病気で兵士や水兵を失うことがほとんどなかったと指摘している。[*70]

ダジールは奴隷にも彼特製のタフィア飲料を推奨した。これはアルコール飲料で、適量摂取すると消化を助けると説いた。王立病院で黒人《ニグロ》の治療にワインを用いることが王令で禁じられた際に、ダジールは彼のタフィアを醸造して処方し、（ワインと）同じ治療効果を得たことで、この事実に自信を持っていた。[*71]

ダジールの特別な関心は、一八世紀の多くの人々と同じく水であった。ダジールは、暑い気候において病を引き起こす最大の原因は、屎尿《しにょう》溜めによって汚染されがちな淀んだ水であると考えた。サン＝ドマングでの任務中、ダジールはどのような薬も——キニーネさえも——効かない赤痢や熱病の流行に直面した。(11) ある日、使用人の一人が奴隷のために運んでいる水を見て、ダジールは水の汚染に気づいた。彼が固定アルカリで問題の井戸を調べると、水が白く濁った。水銀を用いて再び検査すると、大量の沈殿物が生じた。井戸の水が汚染されていることを確信した彼は、自分の発見を実証するためにその水を自分自身で飲むことを強行した。すると倦怠感や疝痛、下痢に見舞われたが、これらは、同じ井戸の水を飲んでいる人たちがしばしば悩まされている症状だった。彼は井戸の持ち主に、奴隷にその水を飲ませないように指示した。すると、まもなく全員が元気になった。ダジールはその後カプ＝フランセとその周辺のプランテーションにあったすべての井戸を調査した。都市の水は危険である一方、周辺の農村部には雨季を除けば充分な飲料水が供給されていたことがわかった。[*72]

一七八三年、ダジールは総督からサン＝ドマングのすべての水——単純水も鉱泉水も——の調査を委任された（彼自身の要請ではないかとも思われる）。ダジールはとりわけ（島の）北西部、ポール・タ・ピマン近くのオー・ド・ボワーヌで湧き出ているような温泉水の治癒力を試験しようとしていた。ボワーヌの鉱泉水の分析は一七七二年、フランスの王立委員会（の要請）に応えてポロニーとシャタール両氏によって行われた。しかし、これらの水のさまざまな治療効果については、長らく疑問が残ることになった。この決着のつきにくさゆえに、病人（おそらく兵士であった）は治療のためにフランスに移送されねばならず、ダジールは、これが王室財政に「破滅的な負担」をもたらしたと述べた。彼は証人の目の前で水を（レオミュール温度計やほかの器具を使って）試験して、これらの水――内服や外用として用いた――は数多くの皮膚病にとってたしかに「最良の薬」であると結論づけた。[★73]

熱帯の水がいかに重要であったのかは、フィラデルフィア・サークルによって出版された機関誌の第一巻のテーマがこれであったことからも明らかである。またしても、ボワーヌの水が調査された。温泉の管理人、ジョセフ・ゴーシェは六一名の被験者――プランテーション所有者、兵士、老人や若者、「クアドルーン」（52頁を参照）の自由人、奴隷、男性および女性が含まれる――それぞれにとっての水の効果に関する所見を報告している。奴隷は瘰癧《るいれき》〈12〉の治療を受けた。ゴーシェの治療によって、四人が治癒し、三人に症状の改善が見られ、一人は変化がなく、一人は亡くなった。悪液質《カヘキシア》、象皮病〈13〉、梅毒、その他の疾患でも、このようにさまざまな結果が入り混じった。イチゴ腫だけには、水が常に有効であった。[★74]

ジャマイカで働いているベンジャミン・モーズリーは、奴隷は満足な食料も衣類もなく困っているというサン＝ドマングのダジールの見解に強く異を唱えていた。とはいえ、多くの医師は、ダジールの見立てを支持していた。王政下で派遣された薬剤師、ウィリアム・レンプリアーは、狭い住居に大勢が押し込められているジャマイカの黒人《ニグロ》がチフスの犠牲になっていると指摘していた。汚物が溜まるがままにしている黒人《ニグロ》の「怠惰さ」を彼は非難している。さらに、一七九〇年代のイギリスによるサン＝ドマング侵攻について記したジョン・ウィリアム

〈11〉――固定アルカリ　今日の炭酸カリウムのことと考えられる。
〈12〉――瘰癧《るいれき》　結核性の頸部リンパ節の慢性膨張。
〈13〉――象皮病　フィラリアの感染によるリンパ腺障害によって起こる慢性病。今日なお重大な疾患で、「顧みられない熱帯病」の一つである。

ソンは、港町モル＝サン＝ニコラの通りは淀んだ水で覆われていて、あまりにも不潔であったためにイギリス軍には死者が相次ぎ、撤退を余儀なくされたと不満を述べている。[*75]

サン＝ドマングの奴隷の健康や福祉の問題はフランス人にとって議論の的になっていった。一七九一年（ダジールの『黒人《ニグロ》の病気に関する所見』の第二版が出る前年）までに、この島は革命に飲み込まれてしまった。さらにグアドループなどの仏領では奴隷制が一七九四年に廃止された（〔しかし〕一八〇二年に再び導入された[*76]）。

出産《ブリーディング》をめぐる実験

一七八八年のイギリス政府の奴隷貿易に関する聴聞会で発せられた問いの核心は、西インド諸島の奴隷人口がなぜ自然に増加しないのかに関わっていた。アメリカ南部と異なり、カリブ海のプランテーションは労働力の供給をこの頃になってもまだ毎年の奴隷の移入に頼っていた。この質疑のなかで、イギリス政府は「奴隷の自然増加を阻害するような要因が何かあるのだろうか」という問いを投げかけた。トマス・マルサスは『人口論』（一七九八年）の中で、野放図な人口増加は国家の利益を損なうとみなしたが、植民地ではいまだに壮健な人口、特に強制労働力を必要としていた。[*77]

医師からは数多くのさまざまな反応が返ってきた。多かったのが病気である。破傷風は新生児の四分の一の命を奪うといわれていた。イチゴ腫、性感染症、ギニア虫症、月経障害、赤痢、胸膜炎、はしか、百日咳および天然痘は、成人に大きな被害をもたらした。奴隷の数が維持できない他の理由として島の当局者や医師が挙げていたのは、男女の数の不均衡（ジャマイカでは女性は奴隷人口のおよそ三分の一しかいないとされていた）、一夫多妻の慣習、女性奴隷がしばしば中絶しようとすること、女性奴隷が、子供に二年も三年も授乳していること（労働の場から逃れるためと言われていた）などだった。アンティグアのハチンソンは、これに加えて「女たちの性的な放埒《ほうらつ》さ」、とりわけ、「顔立ちのひときわ美しい」部類の女たちの白人男性に好かれようとする野心をリストに挙げている。彼の解説によれば、そのような女性は、「その種の〔性的な〕長期にわたる関係」が、自由をもって報いられることが多いのだという。ジャマイカのクワイヤーは、「母性愛の欠如」を強調し、母親が前夫や愛人との間の子供を遺棄することが多いと非難している。彼はまた、人口全体に性感染症の拡大を招く「乱れた性的関係」の危険性についても触れている。しかし彼は、奴隷の間に婚姻制度を導入して、奴隷の「放埒な性関係」を抑制する試みは「まったく非現実的」だと切って捨てた。奴隷は、「主人から制限を受けることなく、思うがままに」性的関係を持つことを自分たちの「権利」だと考えているとクワイヤーは断じた。[78]

西インド諸島の奴隷の自然増加率の低さについては多くの記述がある。死亡率の高さを強調する歴史家もいる。仏領植民地では奴隷の平均寿命が二九歳から三四歳程度であったのに対して、この時期、フランス本国のヨーロッパ人のそれは四六歳だった。他の歴史家は女性奴隷の妊娠率の低さを力説した。ジャマイカのある農園主は、一七九四年から九五年にかけて、ワージーパーク〔農園〕の二四〇人の女性奴隷のうち、妊娠したのはおよそ半数だけだと推定している。しかも、妊娠した一二〇例のうち、実際に乳児期を生き延びたのはわずかに一九人だけだった。[79]

こうした類の問いは、この時期の「命の計算」というものに行き着く。ある推計は、奴隷を買うのと〔奴隷に子供を〕産み育てさせる（breed）のとどちらが経済的なのかを問うている。奴隷貿易が廃止される前、農園主たちはほとんどが「買う」ほうだと答えた。法律家のミシェル＝ルネ・イリヤール・ドーベルトゥイユは、サン＝ドマングでの一七七六年の文書のなかで、奴隷の子供一人を産み育てる費用は、母奴隷の労働喪失分（一五か月分ほど）も含めると、およそ三〇〇リーブルになると推計している。高い乳幼児死亡率は、子供が死ぬかもしれないということであり、すなわち労働力が無駄になりやすいことを意味した。一方、もし子供が生き延びれば、農園主は一五歳になるまでさらに衣食を賄わなければならない。ようやく働けるようになる頃には、子供は（男か女かにもよるが）二〇〇〇リーブル相当になった。一方で、奴隷は一六七〇リーブル以下で購入できた。どちらが経済的かは明らかであった。もう一つの推計は、購入するか治療するかのどちらが経済的かを問うものであった。治療は（健康な奴隷と）取り換える費用よりもはるかに高額だとしばしば考えられた。病気にもよるが、農園主は、奴隷を死なせる方を選ぶことも多かった。[★80]

一七八〇年代から九〇年代にかけて奴隷貿易の先行きが危ぶまれるようになると、奴隷の母親には子供をもうけるためのインセンティヴが与えられることが一般的になっていった。この文脈の中で、アンティグアの医師、ジェイムズ・アデアは奴隷の出産《ブリーディング》に関する実験報告を含む冗長な証言を行った。アデアの目的は、ダジールが推奨したように奴隷に対して思いやりや親切心、良好な待遇をもってしても、奴隷の数は増えないと示すことだった。彼は、「現地生まれの白人あるいはクレオールの住人」の奴隷に対する扱いが過酷であるという非難を正すのが自らの「義務」であると考えていた。アデアは、彼らの穏当な扱いのおかげで奴隷の数が増えたことを証明するための事例が紹介されてきたと記している。これによって、奴隷の数が毎年のように減少するのは厳しい労働や食料不足、過酷な待遇のためであるという見当違いで「不当な」推論がなされたというのである。彼はさらに踏み込んで、リーワード諸島の白人クレオールは、先人――南北アメリカ大陸に住んでいたとされる海賊や流刑囚――から「略奪と残虐な精神」を受け継いでいるという誤った批判を受けていると主張した。[★81]

アデアは、奴隷の規律は彼が「家父長的な」と表現するプランテーション体制の下で「厳格」ではあったが、海軍や陸軍で実践されている規律以上に厳しいわけではないと続けた。結論としては、奴隷の労働からすぐに利益を得るために、成人男性奴隷を頻繁に購入する必要があり、アデアはその責任を農園主に押しつけた。また、彼は、子供の奴隷や女性奴隷はすぐに利益を生み出すわけではないが、長い目で見ると、より良質な労働力を保証することも示唆している。他の多くの医師と同様、アデアは植民地で生まれ育って免疫を獲得した奴隷一人は、〔アフリカから〕輸入された同年齢の奴隷二人分の価値に相当するとしている。[★82]

アデアによると、多くの場合、高い罹病率と死亡率の原因は奴隷自身の側にあった。多くの奴隷は、他のプランテーション――しかもかなり離れた場所にあることも多い――への「頻繁な移動」で衰弱していた。移動の目的は、「遊興」や、夫や妻のもとを訪れることであったが、そのために「夜の時間の大半がしばしば主人の農園と往来するために費やされてしまっていた」のである。しかし、奴隷が労働力の再生産に失敗している要因としてアデアが何よりもまず挙げたのは、女性奴隷であった。アデアは、奴隷を育てるよりも労働に適した奴隷を購入した方が利益になるために、農園主が奴隷の子や孫を殺しているというのは真実ではないと主張した。むしろ女性奴隷が「頻繁に中絶を試みること」や、「衰弱を招くような」性交渉の結果として自らを不妊にしているのであった。また、一夫多妻制とともに、女性奴隷がまだ「幼く」、「充分に成熟する前」から性的な関係を持つことが、「奴隷が男女ともにアルコールやタバコなどを過度に摂取すること」と相まって、彼らの肉体および精神の強靭さやしっかりした道徳観を失わせるのだと述べた。[★83]

それでも、イギリス政府は医師に対し、もし導入すれば奴隷労働力の自然増加が見込まれる政策を提案するように求めた。同じ証言の中で、アデアは、アンティグア評議会の評議員のカービー氏なる人物が行った奴隷の出産をめぐる一つの実験を報告している。アデアは、アンティグアの奴隷は主人のせいではなく、気候の過酷さに苦しめられていると主張した。彼が以前述べたように、暑すぎる気候は中絶を頻繁に招くのである（彼は流産のつもりで書いていたが、当時の医師は〔両者を〕区別していなかった）。アデアは奴隷が毎年増加するのに必要な「主たる要素」は、健康的な風土――適度に温暖で、「やわらかくて肥沃な」土壌――であると主張した。その証明として、彼はカービー氏による実験を提出したのであった。[★84]

傑出した農園主でアンティグア評議会の評議員でもあったトマス・カービーは、アンティグア島の異なる地区に二つのプランテーションを所有していた。一方のプランテーションでは女性は多くの子供を産んだが、もう一方ではそうではなかった。この状況を検証するために、カービー氏はすべての条件を揃えた。それぞれのプランテーション奴隷は働き方も、食べ物も、衣服ならびに住居も「同じように」したのである。ただし、二つの農園の全般的な気候だけは違っており、良好な気候のほうでは女性は子供を産むが、厳しい気候のプランテーションでは女性は不妊であった。気候が本当にカギとなる要素なのかを検証するために、カービー氏はさらに「出産年齢の女性の一定数」を一方の農園からもう一つの農園に移動させた。過酷な気候から良好な気候のほうに移動した不妊の女性は出産するようになり、逆の移動をしたグループの女性は不妊になることを、カービー氏は発見した。アデアは、良好な気候は「両性の体質」を改善し、「体質が強化」されて結果的に子供が増えることになると結論づけた。[*85]

科学および医学における研究の優先順位は、社会的、政治的な状況に応じて決まった。特定分野の研究から誰が利益を享受し――そして誰が享受せず――何が証拠となるのか、証拠はどのように解釈されるのかはすべて権力体制に依拠していた。大西洋世界の医療複合体の中でヨーロッパ人医師は、医学実験や熱帯の砂糖プランテーションを支配していた過酷な労働体制において、黒人と白人の身体は互換可能なのかを議論することで、農園主の経済的な利害に応じようとした。オービアやアフリカ人の治療行為の霊的な側面が植民地の医療全体において主流とされるべきなのかどうかを検討した際に、ヨーロッパ人医師は、植民地の権力闘争や法的根拠を伴う命令に対応していた。彼らは、アフリカ系男女から医療行為を行う権利を奪うことで、そうした人々が反乱を起こす懸念にも対応したのだった。

知識もまた、それが創出される状況に対応していた。終章では特に商業ネットワークや貿易ルートがいかにして知識の交流を形成したのかに注目しながら、大西洋世界の医療複合体における知の循環を検証していく。[*86] また、知識がいかに循環しなかったのかも分析する。奴隷やアメリカ先住民の側の秘密主義や抵抗が、植民者たちの偏見や恐れを煽り、それがカリブ海地域およびそこを超える知識の流れを妨げる無知学的な障壁を強化することになったのである。

終章

知の循環

［その土地の治療法を数多く知っているのは］先住民と黒人《ニグロ》だけだが、彼らは調剤法を明かさないので、その秘密を暴くことはできない。

――ベルトラン・バジョン、仏領ギアナの軍医並びに民間の外科医、一七七七年

大西洋世界の医療複合体における知識の流れは気まぐれで多方向的であった。それらの知識はアメリカ先住民、アフリカ系の人々、そして〔ヨーロッパとその海外植民地双方の〕ヨーロッパ系の人々に由来していた。植民地での病気の猛威と闘うためにヨーロッパ人が半狂乱になって熱帯医学を発達させようとするなかで、これらの知識はカリブ海地域のプランテーション複合体において混じり合った。

人々や植物〔食用および薬用〕、病気、知識といったものの循環が、一八世紀大西洋世界における医学実験を活気づけた。序章の図3〔35頁〕は躍動する大西洋広域圏世界を示している。本書を通じて私は、人々とその知識の移動ルートである三つのつながり〔nexus〕を強調してきた。ヨーロッパと南北アメリカ大陸とをつなぐくっきりとした植民地のつながり、アフリカと南北アメリカ大陸とをつなぐ奴隷貿易のつながり、そしてアメリカ先住民の諸民族とその知識をプランテーション複合体へと選択的に送り込んだ征服のつながりである。以下ではそれぞれのつながりを掘り下げることで、大西洋世界の医療複合体における知識の交換のメカニズムを理解しようとする。とはいえ、あらゆる知識が循環したわけではなかった。我々はまた無知学《アグノトロジー》、すなわち植民地化、奴隷制、先入観によって引き起こされる無知を探究し、特定の知識がなぜ、いかにして妨げられ、信用されず、秘密にされたのかを突き止めようとする。知識の水源や流れ、打ち消し合う引き潮や渦潮といったものを理解することで、大西洋世界でのアメリカ先住民やアフリカ人の実践をヨーロッパ人がいかに蒐集・整理したのかが明らかになる。

ヨーロッパ人の植民地のつながり

植民地のつながりは手紙や出版物といった形の資料によってたどりやすいため、我々には最も馴染みがある。我々は〔たとえば〕ヨーロッパ人医師が新しい治療法――しかもたいていは効果のあるもの――に遭遇した際の医学実験について知ることができる。それこそが記録に値するものであったためだ。一般的な経路として、まず植民地医師の手紙はヨーロッパの学識ある同業者の元へと速やかに届けられ、次にその同業者によって学会に取り次がれ、学会で読み上げられ、しばしば学会誌に発表され、その後に本の形で出版されることもあった。この経路は英仏両方の医療複合体全域における情報伝達の典型を示している。

図19〔237頁〕はヨーロッパとカリブ海地域の間で知識がどのように流れたかを示している。重要なことに、植民地医師はエディンバラ、ロンドン、パリ、モンペリエなどのヨーロッパの拠点都市で教育を受けていた。英領西インド諸島にも仏領アンティル諸島にも医学校はなかった。ヨーロッパ人の医者はヨーロッパで教育を受け、植民地へと送り出されるのが通例であった。ヨーロッパで教育を受けたヨーロッパ系クレオール〔西インド諸島で生まれたヨーロッパ人〕の報告もあるにはあるが、稀であった。

ヨーロッパの拠点都市は本書でたどられた実験技法が開発された場所であった。グレナダ島のプランテーション所有者アレクサンダー・J・アレクサンダーはエディンバラで教育を受けていた。彼は船に乗って実験技法と実験器具とを〔植民地に〕もたらしたのであった（第2章）。コリン・チザムはロンドンからデメララへ、深部体温に関する実験のため新しく改良された温度計を運んできた（第1章）。

反対に、西インド諸島の医者は効果のありそうな薬の標本をヨーロッパに送った。たとえばアレクサンダーは、鉄の木の標本をエディンバラの化学者ジョゼフ・ブラックに送った（海上で失われてしまったようだが）。標本はいずれの方向にも移動した。フランス人外科医ベルトラン・バジョンは、カイエンヌでの試験用にパリからリュース水（eau de luce：後述）の標本を送られた。西インド諸島の実験家はまた〔実験〕結果をヨーロッパに送りもした。たとえばアレクサンダーは彼の発見をブラックに書き送り、ブラックは律儀にもその知らせを『医学哲学評論』に掲載したのだった。

イギリスにいたドナルド・モンロー、ジョゼフ・ブラック、ウィリアム・ライト、またフランスにいたアントワーヌ・プティ、ピエール＝イザーク・ポワソニエ、アントワーヌ・ポワソニエ＝デスペリエールのような男性たちは、知の仲介人の働きをした。知識はエディンバラやロンドンの内科医協会、エディンバラ大学、パリの王立医学協会のような収蔵庫に集積された。これらの仲介人からの問いかけはしばしば植民地に送り出された。たとえばドナルド・モンローの質問は、ジョン・クワイヤーの天然痘実験のきっかけとなった（第4章）。ジェイムズ・マクレランとフランソワ・ルグールが記述したように、海軍省や王立医学協会の提起した問いや計画は、仏領アンティル諸島において「医学研究機構《マシン》」を駆動した。学識ある男性が特定の質問を探検者に送るというこの慣習は、博物学の伝統においてしっかりと確立されていた。カール・リンネはウプサラに居ながらにして、おそらく最も広範で最も著名な情報提供者のネットワークを指揮したのだ。新世界の医学実験はヨーロッパ人の特定の関心事に答えるべく設計されることが多かった。植民地医師はこれらの問いかけへの答えを手紙でヨーロッパに書き送り、その地で彼らの実験は学会において議論されたのだった。ヨーロッパでの出版物が植民地に戻ってきてさらなる研究を指示することで、この環は閉じられた。[*01]

植民地のつながりは英仏で同様のパターンに従った。しかしカリブ海地域の現場では、〔両者の〕実験体制は分岐した。ジャマイカのジョン・クワイヤーやジェイムズ・トムソンらイギリス人のプランテーション医師は、ほとんどの場合プランテーション所有者に雇われた個人契約者として働いた。コリン・チザムのように海軍医であった者も少しはいた。科学的な面では、これらの男性は数多くの世界に足を踏み入れていた。クワイヤーの場合のように、彼らの実験に基づく著作はヨーロッパから送られてきた問いかけに答えることもあった。またトムソンのイチゴ腫接種（第4章）のように、実験は医師が自ら立てた計画であることもあった。あるいはレナード・ギレスピーの行った腐敗性潰瘍に対する治療法の研究（第4章）のように、一刻を争う医療上の必要に応えるものもあった。

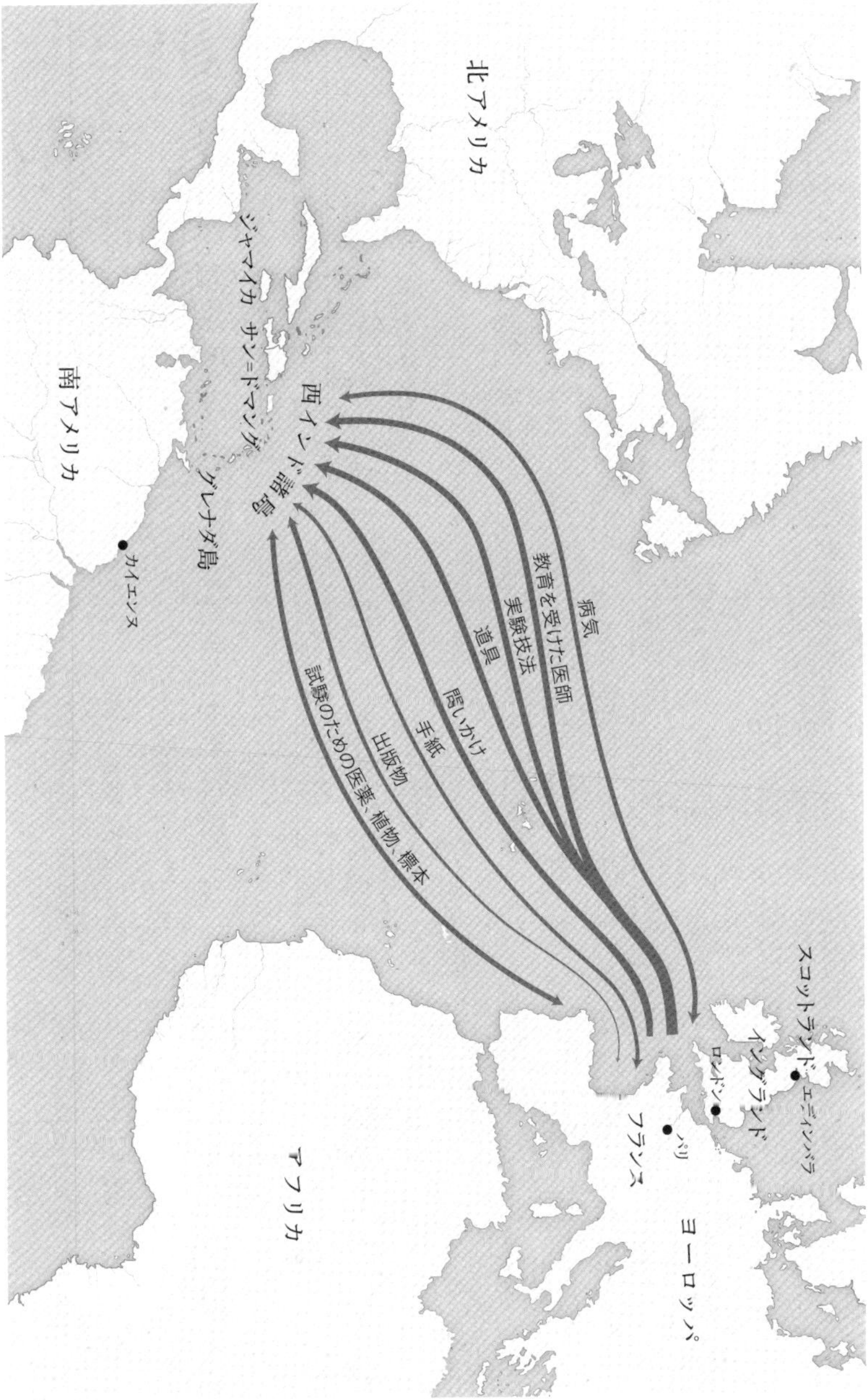

図19　ヨーロッパ人の植民地のつながり、すなわちヨーロッパと南北アメリカ大陸との間の知識の流れ。

英領植民地とは対照的に、仏領植民地の医師は王政派遣の外科医や内科医であり、植民地での勤務のために国王から年金を支給されていた。ジャン＝バルテルミ・ダジールは卓越したフランスの植民地機構《コロニアル・マシン》の一部であった。海軍の経歴を持つ彼は、フランスの植民地があるところならどこでも勤務した。彼は一七五八年にケベックで見習い軍医として出発し、東インド諸島のカルカッタ〔現在のコルカタ〕とセイロン〔現在のスリランカ〕に軍医監として移り、そこから今度は西インド諸島のカイエンヌと仏領ギアナに移動したのだった。一七六六年に彼はインド洋のイル・ド・フランスとブルボン島に呼ばれて軍医監として働いた。一七六九年にパリのアントワーヌ・プティのもとで医学の学位を取得した後、一七七七年にフランスの貴重な植民地直轄領であったサン＝ドマングに呼ばれて王政派遣の内科医として働いた。[*02] 彼は最終的に、単純水と鉱泉水との水質調査〔第5章〕を完遂するためにマルティニークとグアドループを訪れた。そこでも彼は、パリの王立医学協会の通信員を務めることで、大西洋世界の医療複合体における知識の環を閉じたのだった。

マクレランとルグールはフランスの植民地機構を、植民地の問題解決のために専門家を派遣する「研究機関《エンジン》」として記述した。彼らは植民地の当局者と科学の中心〔ヨーロッパ〕との間での標本や分析のやりとりを詳細に明らかにした。たとえばフランス人はキナ皮〔マラリアに効くキナノキの樹皮〕の植民地での入手先を必死に探し求めた。スペイン人がそれを独占することで競争相手〔フランス〕の金庫を空にしつつ、自身の帝国を富ませていたためだ。ダジールはキンキナ＝ピトンと呼ばれる、キナを豊富に含む樹皮の一種がグアドループとマルティニークで見つかったことを報告した。一七七八年に、当時グアドループ在住であったバルテルミ・ド・バディエが、試験用にその木の一部——葉、花、実、そして樹皮——をパリ大学医学部のノエル＝ニコラ・マレに送った。パリではジャン・デスメが植物学的検討を、ローラン＝シャルル・ド・ラ・プランシュが化学的分析を行った。[*03] これらの試験によって、キンキナ＝ピトン〔ピトンとはマルティニークでこの樹木がたくさん生えている山の頂を意味した〕がキナノキと同じ医学的効能を持つことが示された。

キナノキに類似していることと、マルティニークとグアドループでなされた観察結果に安堵して、マレはパリのオテル＝デュー〔病院〕で通常の治療法が効かない熱病にかかった「多数の患者」に対し、その新しい樹皮を試した。興味深いことに、それがきわめて不快な副作用を引き起こすということで慈善患者が薬物療法の継続に「同意」しなかったため、マレは一周目の試験を断念しなければならなかった。試験は王政派遣の内科医ジョゼフ・ペイレによって——今度は「サン＝ドマングの土着のキンキナ」を用いて——一七八八年にポルトープランスの王立陸軍病院でも行われた。彼はこの樹皮を冷水浴、電気〔そのための適切な機器がないことを彼は嘆いていた〕、その他の治療法と併用し、一四の「観察」を行った。患者にはアメリカ人兵士が一人、また黒人《ニグロ》の水兵も一人いた。彼は土着のキンキナがキナノキの代替品となりうることに「疑問の余地はない」と結論した。サン＝ドマングの前総督ラ・リュゼルヌ伯爵はパリの王立医学協会に対し、この樹皮を用いて「繰り返し実験」を行い、その医学的効能について最終判断を下すよう嘆願した。[*04]

フランスの医療複合体においては、フランス〔本国〕で出版される本には検閲官による承認が必要であった。たとえばダジールは、出版前に植民地病院に対する痛烈な批判を削除するよう求められた。しかし検閲後でさえ、ダジールの著作はフランスの医療複合体に対してきわめて批判的なままであった〔第3章〕。彼は、他の入院患者に対するのと同様に奴隷を看護したために、サン＝ドマングから〔本国へ〕あやうく呼び戻されそうになった。彼はその経歴を通じて、〔肌の〕色に関係なく病人を平等に治療すべきだと主張した。ダジールは病人にお金を使いすぎた廉《かど》で、一七六八年にイル・ド・フランスとブルボン島を解任になっていた。しかしサン＝ドマングでは総督が介入して、ダジールが「王の奴隷」に充分な「支援」と「安心」を与えられるように計らったのだった。[*05]

ヨーロッパが植民地医学を支配していたとはいえ、植民地の医学者は、しばしば〔ヨーロッパの〕中心的拠点都市に住む〔植民地の実情に疎い〕肘掛け椅子の学者と対立した。ダジールは王立医学協会の、破傷風に関する情報収集プロジェクト——その成果は『アメリカ大陸の植民地で頻繁に見られ、破傷風として知られる痙攣性の病気についての手引きの草案』〔一七八六年〕として出版された——に対してきわめて批判的であった。彼はパリ在住のこの草案の著者たちがこの病気を「一度も見たことがない」ことに不満を漏らした。知識が受け売りに過ぎないために、彼らはダジールに言わせれば「間違い」だらけの報告書を出版したのだった。さらに彼はパリの〔王立医学〕協会が人気取り《センセーショナリズム》に走ることを非難した。彼の判断では、協会が「目新しく」「不思議な」ものばかりを報告する傾向があるために、無知がなくならないのだった。ダジールは啓蒙主義の常套的なレトリックに訴えながら、科学の唯一の基礎は直接の経験であり、数多くの周到な観察であると言って譲らなかった。[*06]

フィラデルフィア・サークルの発起人にして事務局長であったシャルル・アルトーとダジールがいかなる関係にあったのかは不明である。アルトーのサークルは一七八四年に設立され、その後一七八九年にカプ＝フランセ王立学芸協会として改組されたもので、植民地の学識ある男性を拠点都市の学問体系に接続しようとしていた。名簿が明らかにするところでは、会員〔行政官、王政派遣の内科医や外科医、農業大臣、商務大臣、植物園長、獣医、弁護士など〕はサン＝ドマングから、代表はグアドループ、マルティニーク、ルイジアナ〔当時はフランスの植民地〕、セントルシア〔同じくフランスの植民地〕からがほとんどだった。フランスの通信会員——中には女性〔著名な博物学者マリー・ル・マッソン・ル・ゴルフ〕も一人だけいた——が植民地住民とフランスの住民とを網目状につないでいた。ベンジャミン・フランクリンとベンジャミン・ラッシュが、建国間もない米国を代表した。不在が目立ったのは、ジャマイカなど英領の島々の代表であった。ジャマイカ島はサン＝ドマングから海を隔てること二〇〇マイル〔約五〇〇キロメートル〕ほどに過ぎないので、これらの島々の医師は仕事と待遇の点で、ヨーロッパ本国の医師との間以上に、お互いに共通点を有していた〔はずだ〕と論じる人もいるかもしれない。[*07]

植民地全体でそうであったように、フィラデルフィア・サークルもヨーロッパから送られてきた質問に対応した。アルトーの編纂した浩瀚な『破傷風に関する論文と所見』は王立医学協会の問いかけに直接答えるものであったが、それはサン＝ドマングの現地のプランテーション医師の仕事に基づいたものであった。サークルはプランテーション、商業、そして国家を強化する狙いで「公共善」に関する課題を探究するために、自ら研究を設定した。現金で総額一六五〇リーヴルにものぼる数々の賞金が、以下の研究を奨励した。肥料の試験、奴隷小屋と製糖所の建設、防虫紙の製造（フランソワ・ド・ヌフシャトーの受賞論文は一七八八年に出版）、奴隷労働を軽減するための農具の改良、ダニの種の区別、植民地の奴隷の処遇とヨーロッパの農民のそれとの比較、アフリカの多様な人々と彼らの統治形態、生活様式、病気、植民地への最良の移送方法、それぞれ（の民族）の得意とする労働の種類などの観察といったものである。[08] サークルの多くの発表媒体の一つが『内科外科薬学等雑誌』であった。

サークルが組織的に行った研究の好例は動物の病気、特に鼻疽《びそ》についての研究であった。この感染症は「向こう見ずな経験主義」と「人を惑わすいんちき療法」に委ねられることがあまりに多い、というのがアルトーの不満であった。一七八七年三月に、サークルは鼻疽の予防接種の実験に着手した。さまざまなプランテーションの多数のラバが（伝染物質を染み込ませた綿球を鼻孔や喉に差し込むことで）接種を施された。これらの動物は死亡すると検死がなされた。入念な手順でこの病気の伝染性の性質と自然誌とが詳細に明らかにされ、奴隷が動物に毒を盛ったという嫌疑を晴らした。これらの実験は王政派遣の外科医やその他の植民地将校の立会いのもとで行われた。[09] 動物を世話したり病気の動物の肉を食べたり、それらの解剖を手伝ったりした奴隷はしばしば炭疽や鼻疽などにかかった。これらの奴隷の観察や検死も数多くなされた。奴隷以外の人間での観察は報告されていない。[10] サークルは一七九二年、革命が植民地を襲ったさなかに解散した。

女性も植民地のつながりの一部であった。第2章で見たように、ベルトラン・バジョンはルソー夫人なる女性から寄生虫の駆除法を学んだが、夫人はそれを「黒人女性《ニグレス》」から学んだのだった。ルソー夫人はバジョンに実験材料を提供し、彼の実験を追試することでこの治療法の研究に厳密さをもたらそうとした。またポール・タ・ピマン鉱泉水の行政官にしてポール・ド・ペのプランテーション所有者であったジョゼフ・ゴシェも、破傷風の原因に関する研究を妻に手伝ってもらったと記している。特に彼女は、臍《へそ》の緒の時期尚早な剥離が〔臍からの黴菌の侵入を招き〕、夫のプランテーションで奴隷の子供が破傷風にかかる要因の一つであることを発見するのに一役買った。夫婦がこの慣行〔臍の緒の剥離〕を規制すると、それ以上子供を失うことはなくなった。[★11]

ヨーロッパ人の植民地のつながりはヨーロッパと南北アメリカ大陸の間に、知識のための主要路をもたらした。資料が豊富なこれらのルートは、歴史家に〔知識の〕交換のメカニズムをたどることを可能にしてくれる。〔たとえば〕我々は知識が交易路と軍用路に沿っていたことを知ることができる。医師とその手紙、器具、標本、そして病気は、商船や軍艦によって運ばれたのであった。[★12] 我々は大西洋を超えて交換されたもの――その速度と可能性――が、職業的ネットワークや慣習に加え、帝国のローカルかつグローバルな野望、海軍力、助成金の優先順位、そして学問的序列によって形作られたことを知ることができる。さらに我々はヨーロッパ人の〔獲得した〕知識が選択的であったことも知る。以下で見るように、ある種の知識はアフリカからカリブ海地域を経てヨーロッパに移し替えられたが、オービアの霊的側面〔第4章〕などのように、移し替えられなかった知識もあった。利用できる史料がもっぱらヨーロッパのものに限られるため、歴史家はヨーロッパ人が遭遇していながら「見」なかったものについては、十全に知ることができない。

アフリカ人の奴隷貿易のつながり

図20はアフリカと南北アメリカ大陸の間のつながりに焦点を当てている。人々、植物、病気、そして知識は、

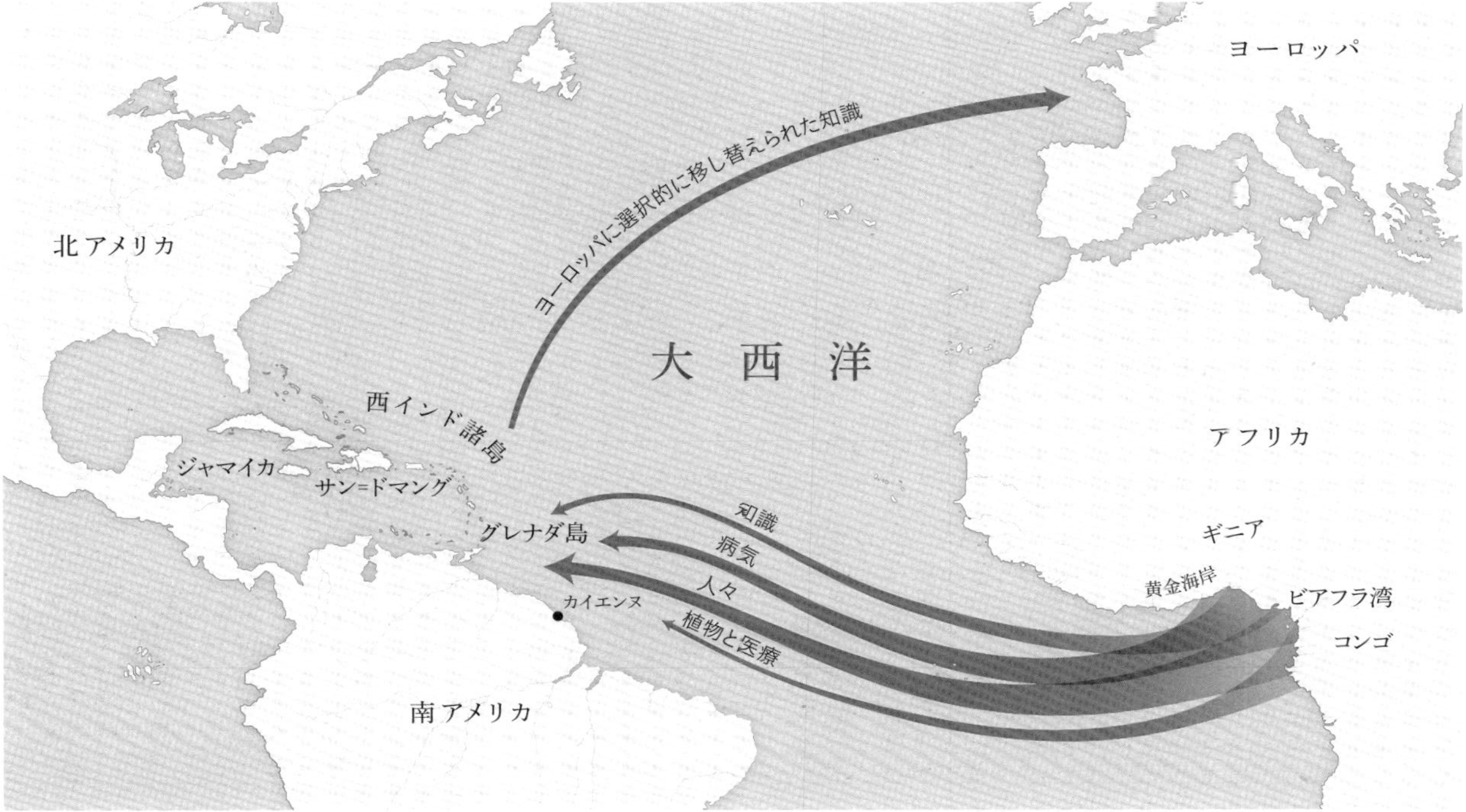

図20　アフリカ人の奴隷貿易のつながり、すなわちアフリカから南北アメリカ大陸への知識、病気、人々、医療、植物の流れ。西インド諸島は「計算の中心」として機能し、そこではアフリカ人の知識が発見され、試験され、評価された。同時にそれらは西インド諸島において、アメリカ先住民、ヨーロッパ人、クレオールの知識と混淆した。〔試験の〕結果は手紙や手稿として、最終的には（1770年頃以降は）出版物として、ヨーロッパ人に報告されることもあった。

奴隷船でアフリカから西インド諸島へと運ばれた。西インド諸島からアフリカ西海岸へと戻ってゆく知識はほとんどなかった。アフリカ人の離散《ディアスポラ》は大量の奴隷をアフリカから新世界へと移動させた。戻ってゆく人々や植物、医療はほんの一握りだった。一つには一八世紀において、海流が〔アフリカへの〕直接的な航海をほとんど不可能にしていたからだった。西インド諸島の知識は博物学者、宣教師、探検家、入植者、そしておそらくは奴隷船の船長によってさえも運ばれて、ヨーロッパ経由でアフリカへと移し替えられた可能性は大いにある。一七八七年以降、イギリス人によってシエラレオネに移住させられた自由人のアフリカ系アメリカ人やジャマイカ人が、植物や医療を南北アメリカ大陸からアフリカへと持ち込んだ可能性も充分にある。しかし一八世紀には、奴隷貿易がアフリカから西インド諸島への移住を強制した。カリブ海地域で奴隷として売られたか生まれたかしたアフリカ系の人々は、プランテーションの住人——黒人であれ白人であれ混血であれ——のために医療の前線で働くことが多かった。ヨーロッパ人とは異なり、アフリカ人は熱帯病についてかなりの知識を持っていた。

我々はアフリカ人の治療体制をもっぱらヨーロッパ人の眼差しを通して垣間見ているため、アフリカ人の豊富な知識伝統がいかにしてプランテーション複合体に移転されたのかを厳密に知ることは難しい。明らかにアフリカから植物とその医学的効用に関する知識を携えてきた奴隷もいた。医者として認められたアフリカ人も多数いた。グレナダ島のアレクサンダーは彼の奴隷を「黒人医師《ニグロ・ドクター》」と呼んでいた（第2章）。サン＝ドマングのニコラ＝ルイ・ブルジョワは祖国で「医者」であったアフリカ人について語っていた（第5章）。他にも〔医者ではない〕一般人でありながら、祖国で見聞きした治療の記憶——正確なものもあれば誤ったものもあっただろうが——に頼った奴隷もいたことだろう。[13]

第2章で見たように、奴隷医療者はアフリカから何らかの仕方で船で運ばれてきた植物か、あるいは熱帯アメリカに見られた、熱帯アフリカのものとよく似た植物を用いた可能性もある。また、アフリカ人は彼らの新しい祖国で、アメリカ先住民やヨーロッパ人から学べるものは学びつつ、治療薬を探索したのかもしれない。ヨーロッパ人からであった場合、それはヨーロッパの民間治療者か、プランテーションの女性主人か、内科医や外科医からであった（前述の通り、医者の医療助手として仕えた奴隷は多数いた）。

歴史家はこれまで、ヨーロッパ人が奴隷から学んだ治療法が「奴隷療法」に当たるということを、額面通りに受け取りがちであった。そして実際、奴隷の治療法はプランテーション複合体の内部で積極的に利用されていた。歴史学はヨーロッパ人の博物学者や植民地医師によって記録された西インド諸島でのアフリカ人の治療体制を大いに記録してきた。[★14] しかし厄介な問題もある。医療上の緊急事態に対処した奴隷たちは、特定の治療伝統について聞きかじりの知識しか持たなかったか、単に症状や部分的な治療法を覚えていたにすぎなかったかもしれない。さらに、必要な医薬品が利用できなかった可能性もある。あるいは奴隷がアフリカのある地域から治療法を持ってきたのだとしても、それは異なる言語や宗教、慣習を持つ他の競合する地域の民族には認められていなかった可能性もある。

より詳しく見てみると、大西洋世界の医療複合体で知識がいかに循環したのかについて、さらなる手がかりが得られる。奴隷医者のイチゴ腫治療法で実験したグレナダ島の農園主A・J・アレクサンダーは、自身がアフリカ人の治療法を試験していると認識していた。しかし第2章で学んだように、一八世紀にはそれらのカテゴリーは純然たるものではなかった。奴隷医者が実践した治療法が、アメリカ先住民に起源を持ちアレクサンダーの奴隷〔医者〕に直接伝えられたものであったのか、フランスのプランテーション複合体で働いていたヨーロッパ人医師を通してその奴隷〔医者〕に伝えられたものだったのか、それともその奴隷〔医者〕自身がフランス人からイギリス人へとその治療法を伝えたのかは、不明のままである。いずれにせよ、用いられた植物すなわち鉄の木は、アフリカではなくアメリカ大陸原産の植物であった。

興味深いのは、南北アメリカ大陸のアフリカ人がヨーロッパ人に劣らぬほど〔の熱心さで〕治療薬を探索したことだ。アフリカ人奴隷は自身やアフリカの祖先にとって馴染みのある植物相（草や木）を用い、また重要なことに、アメリカ先住民から学んだ新しい植物の利用法にも習熟していった。これらのアフリカ人——その圧倒的多数は奴隷であった——がそれらの植物の利用法を試験し改良したことは疑いない。害を長引かせたり苦痛を引き起こしたりする治療を行う者はほとんどいなかった。その後これらのアフリカ系の人々は、さまざまな仕方でこうした治療法の一部をヨーロッパ人に「開示《ディスカヴァー》」、すなわち明かしたのであった。続いてヨーロッパ人医師が、彼らの基準に従ってそれらのうちいくつかを試験した。効果のあった治療法は（その正確な起源が何であれ）頻繁にヨーロッパへと移し替えられた。ジャマイカのキングストン、サン＝ドマングのカプ＝フランセなどの植民地の中心にまず手紙で送られ、それからロンドン、エディンバラ、パリ、その他の場所に送られて学会で読み上げられた。その後、それらのうち最良のもの（とヨーロッパ人が判断したもの）は医学雑誌に発表され、ヨーロッパとその多くの植民地で実地〔の医療〕に採り入れられた。

アメリカ先住民のものと思われる「梅毒」治療法は、ヴァージニアで一七三〇年代にヨーロッパ人に知られることとなった。その経路は次のようなものだった。この話は一七五七年に、当時イングランドのブリストル在住であったディクソン氏なる人物から医師のエドワード・ヘイリン師なる人物に手紙で伝えられ、グレナダ島のアレクサンダーが披露したものと同様の「完治」を売りにしていた。話によると、医学者ディクソン氏とその協力者のチェンバレン氏なる人物は、一七三〇年に船一隻分の奴隷をもらい受けた。彼らはその大半を売り払ったが、

「梅毒」（性病）にかかった者だけは手元に残しておいた。チェンバレンは、ディクソン氏が「この不調を治すことで有名」だったと記しているが、リトルページ夫人〔所有〕の「ポポー（Papaw）医師《ドクター》」と呼ばれた「黒人男性《ニグロ》」のほうが、ディクソンよりも手早くその奴隷たちを治すことができると請け合った。ディクソンは七人ほどの奴

隷に、当時のヨーロッパの標準的治療に従って水銀を投与した。数か月経って、彼ら全員が「かなりよくなった」ことをディクソンは誇った。「黒人《ニグロ》医者」が治療した奴隷はどうなったかと尋ねたところ、ディクソンはそれらの奴隷が全員、彼の奴隷よりも早く治っていたことを知らされた。ポポー医師《ドクター》の成功が知れわたると、患者が「大勢」——「白人も黒人も」——彼のもとに詰めかけ、彼はそれらの患者を治した。この植民地の「試行」はその男性〔ポポー医師《ドクター》〕に多数の患者をもたらしたが、ロンドンのドナルド・モンローは一七八〇年代にこの話を詳述した際に、「ヨーロッパでは」彼の知る限りこの治療法の「適切な試験」はなされていないと記している。[★15]

　ポポー医師《ドクター》は他の大勢と同じく治療法を秘密にした。しかしヴァージニアの植民地議会は、自由と生涯年金とを見返りに、妙薬を「開示」するよう彼を丸め込んだ〔彼の女性主人〔リトルページ夫人〕には六〇ポンドが支払われた〕。ポポー医師《ドクター》は調剤法《レシピ》を明かしたが、それには豚の脂と鹿や兎の糞に混ぜて、細かく挽かれた「スマックの根」が含まれていた。調剤法は『ヴァージニア新聞』で公表され、さまざまな料理本に転載された。鉄の木と同様、ポポー医師《ドクター》がスマックの根の知識をアフリカから持ってきたのか、それともおそらくは現地のアメリカ先住民の手を借りて、それを南北アメリカ大陸で見つけたのかはなんとも言い難《がた》い。アフリカと南北アメリカ大陸のいずれにも、多種多様なスマックが生えている。その調理用と医療用の性質は、古代から中東以東の地域でよく知られていた。一七八〇年代までには、このような治療薬は大西洋世界の内部で広く流布していた。家庭医学を担うことの多かった淑女たちのために、印刷に付されたものさえあった。[★16]

　一八世紀のヨーロッパ人が熱帯医学に関するアフリカ人の知識に対して払った大いなる敬意は、一九世紀には恐怖と先入観によって覆された。第5章で見たように、ヨーロッパ人は一七六〇年代以降、西インド諸島で奴隷が行う医療をますます非合法化していった。奴隷療法や中絶薬などの非合法化された伝統はしばしば地下に潜り、主流のグローバルな医学となることはめったになかった。[★17]

アメリカ先住民の征服のつながり

図21は大西洋世界の医療複合体に対するアメリカ先住民の貢献を強調している。アメリカ先住民の貢献は特定の時代と場所とに限られるため、アフリカ人の貢献よりもさらに見えにくい。フランスの王政派遣の内科医ジャン＝バティスト＝ルネ・プペ＝デポルトは、一七三〇〜四〇年代のサン＝ドマングで彼が「カリブ人の」知識と呼んだものを貪欲に蒐集した。薬のラテン語、フランス語、カリブ語での呼び名を〔相互に〕関連づけることで、彼はアメリカ先住民の知識を大西洋世界の薬局方に取り込もうとした（第2章）。しかし〔一八〕世紀後半には、アメリカ先住民の集団は大アンティル諸島（ジャマイカとサン＝ドマングを含む）からは大方消滅していた。プペ＝デポルトのわずか半世紀後、サン＝ドマングでフィラデルフィア・サークルを創設したシャルル・アルトーは、カリブ人の不思議な頭の形について数篇の学術論文を書いた（彼はカリブ人の平らな額は美的意匠というよりも天然のものだという立場をとった）にもかかわらず、カリブ人を〔実際に〕目にしたことがなかった。★18 多くのアメリカ先住民の知識は、その民族ともども消滅した。

（南に下って）小アンティル諸島とギアナ地方では、ヨーロッパ人はいまだしばしば先住民の集団に遭遇した。グアドループのフランス人医師ジャン＝マリー＝エスプリ・アミは、彼らの拠点の一つである近くのセントヴィ

図21　征服のつながり、すなわちプランテーション医療複合体におけるアメリカ先住民の知識。破線は不完全な知識移転を示す。大西洋世界の医療複合体は植民地的暴力に満ちており、それが治療体制の自由な流れに対する無知学的な妨げとなった。先細りした線は知識の消失を示す。1730〜40年代には、ジャン＝バティスト＝ルネ・プペ＝デポルトはいまだサン＝ドマングで「カリブ人」（おそらくタイノ人）と直接接触している。しかしこれらの人々は1770年代までには殺され、根絶やしにされ、追放された。ジャン＝バティスト＝クリストフ・フュゼ＝オブレやベルトラン・バジョン、バコレット農園の「黒人医師《ニグロ・ドクター》」といった人々は、18世紀後半になっても小アンティル諸島や仏領ギアナでアメリカ先住民と直接遭遇していた。

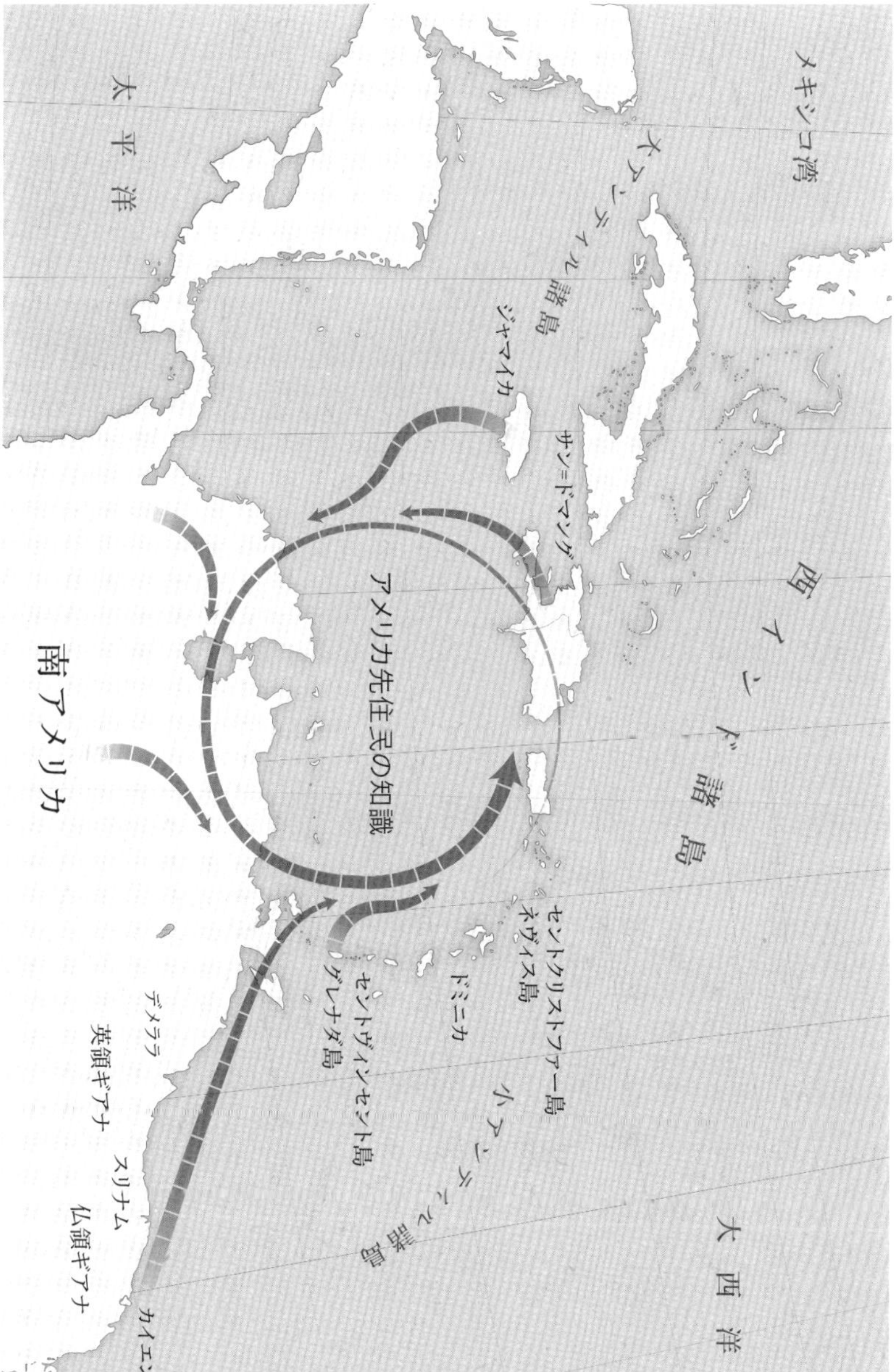
メキシコ湾
太平洋
大アンティル諸島
ジャマイカ
サン＝ドマング
西インド諸島
アメリカ先住民の知識
南アメリカ
セントクリストファー島
ネヴィス島
ドミニカ
小アンティル諸島
セントヴィンセント島
グレナダ島
デメララ
英領ギアナ
スリナム
仏領ギアナ
カイエンヌ
大西洋

ンセント島から一三人のカリブ人が丸木舟でやってきた際に、カリブ人の頭の形に関するアルトーの説明を訂正した。アミの説明によれば、その集団には九人の「黒い」カリブ人〔アメリカ系とアフリカ系の両方〕と一人の「赤い」カリブ人、そしてその妻と二人の子供がいた。彼らのうち二人が「充分〔上手〕に」話したフランス語で行われた一連の聞き取り調査を通じて、アミはもっぱら母親たちが幼児の額に木綿〔の紐《ひも》〕で板を縛りつけて平らにすることを知った。この情報は二艘目の丸木舟でやってきた二〇人ほどの黒いカリブ人によって確かめられた。[19] 同じくベルトラン・バジョンは一七六〇～七〇年代にはなお、ガリビ人と直接接触できた。そして第2章で見たように、グレナダ島で働いていたアレクサンダーの奴隷医者は、アメリカ先住民の情報源から彼の治療法を引き出したのかもしれなかった。

西インド諸島のヨーロッパ人医師は、イギリス人もフランス人も、たいていアメリカ先住民の治療法よりもアフリカ人の治療法に関心を持っていた。後者のほうが利用しやすかったのと、彼らが治療したのはアメリカ先住民ではなくアフリカ人奴隷の大集団であったためである。ヨーロッパ人は可能ならどこでも熱帯の治療法の知識を蒐集したが、それらの治療法はプランテーション医学と軍事医学の役に立つものでなければならなかった。

無知学《アグノトロジー》と大西洋世界の医療複合体

植民地医師は、アフリカ人やアメリカ先住民、そして自分たち〔ヨーロッパ人〕の新しい治療法を貪欲に蒐集し、改良し、試験した。しかしすべての知識が同等とみなされたわけではない。歴史家は知の循環に焦点を当ててきたが、知識は脆く、しばしば抑圧されるということに留意するのは重要だ。大西洋世界の医療複合体は植民地化と奴隷制、先入観の複合体であり、それらが治療体制の自由な流れに対する無知学的な妨げとなった。以下では恐怖、傲慢、先入観、そして暴力の植民地的坩堝《るつぼ》の中で掻き立てられた、文化的に引き起こされた無知を探求する[20]。無知学は知識がいかに循環するかという問いに再び焦点を当てるが、そこにはある種の知識を妨げる障壁についての問いも含まれる。どのような知識が循環しなかったのか、そしてそれはなぜなのか。

無知はしばしば単なる知識の不在ではなく、文化的・政治的な闘争の産物である。〔上述の〕三つのつながりによって知識がいかに作られたのかを分析したのと同様に、以下では大西洋世界の医療複合体において、重要な知識が関係者《アクター》間に循環するのを妨げた無知学的障壁を特定する。

大西洋世界における知識の流れは多方向的であったが、いつも自由に移動したわけではなかった〔図22〕〔253頁〕。本書を通じて考察された一つ目の主要な無知学的断絶は、一六、一七、一八世紀にかけての大アンティル諸島におけるアメリカ先住民族の絶滅であった。殺されなかったアメリカ先住民もドミニカやセントヴィンセント島などの島々に追放され、その知識は周縁に押しやられた。

二つ目の構造的な無知学的障壁は奴隷化であった。多くの医療知識が奴隷船で運ばれたが、アフリカ人はその体格がために奴隷化されプランテーション経済への価値を見込まれたのであって、その医療知識のゆえにではなかった。もちろん奴隷化された人々の中にも医者はいたが、奴隷貿易の論理が高名な治療者や彼らが重宝する植物、そして特定の実験技法を系統的に採り入れることを妨げた。アフリカからやってくるヨーロッパの奴隷船は、科学的発見という航海の賜物を運ばなかったのだ。アフリカ人の奴隷貿易のつながりを通して渡ってきた知識は無計画で、偶然的で、恣意的であった。

秘密主義が三つ目の無知学的障壁をなした。アメリカ先住民と奴隷化されたアフリカ人は戦略的に知識を秘密にした。たとえばバジョンは「先住民と黒人《ニグロ》」が知っていた「数多くの植物医薬」を羨んだが、「その秘密を暴く」ことはできないと述べた[21]。

秘密主義は、植民地のヨーロッパ人が試験することのできた治療薬とできなかった治療薬——〔すなわち〕彼らが形成することのできた知識とできなかった知識——に深大な影響をもたらした。それは仏領ギアナの荒野でのバジョンの〔以下の〕経験を通じて明らかにされた通りである。バジョンは一七六〇年代末に、蛇の咬み傷——熱帯地域での深刻な危険——に対して用いられる、仏領全域で試されていた植民地の治療薬であるリュース水の試料を送られた。試料は南アジアから植民地機構を通して送られたもので、フランス人行政官がこの治療薬の有効性を実地で試験するようバジョンに依頼したのだった。リュース水は揮発性のアルカリであり、アルコールやアンモニア、琥珀油を含むとも言われていた。その評判は、アレクサンダー・フォン・フンボルトが一七九〇年代末の南米奥地への旅行の際に、有名なクラーレ〔鏃《やじり》毒として使われる〕の解毒剤として試したほどだった。[★22]

バジョンは最初の機会を捉えて、リュース水をどのように、どのくらいの分量処方するのかをよりよく理解するために一連の実験を開始した。一七六七年に、毒蛇に咬まれた黒人《ニグロ》を治療するために彼はカイエンヌ郊外のプランテーションに呼ばれた。バジョンはその奴隷に彼の治療薬〔リュース水〕を一日四回六滴ずつ八日間服用させたが、その時点でその奴隷は快復した。この発見はバジョンが一七七〇年に『内科外科薬学等雑誌』で報告を発表するのに充分なものだった。[★23]

バジョンは犬でもさらなる実験をした。今回もバジョンは彼の治療薬を六滴投与した。効き目がなかったので、彼は分量を一二滴、さらに一五滴へと増やしていった。またしても効果はなかった。犬は死んでしまった。〔しかし〕このことがバジョンを思い止まらせることはなかった。彼はオヤポックでかつて王政派遣の外科医をして

図22　大西洋世界の医療複合体における無知学的障壁。ヨーロッパ人の植民地のつながりにおいては、アフリカ人とアメリカ人〔アメリカ先住民とクレオールの両方〕の知識が恐怖や先入観によって軽視されがちで、知の循環は妨げられた。アフリカ人のつながりは、奴隷化された人々の背の上に築かれた。しかし奴隷商人は科学的遠征には出資しなかったため、人々とともに移動した知識は、あったとしても恣意的で、不完全で、無計画なものにならざるを得なかった。アメリカ先住民のつながりは秘密主義と、諸民族とその知識の消滅や追放によって妨げられた。

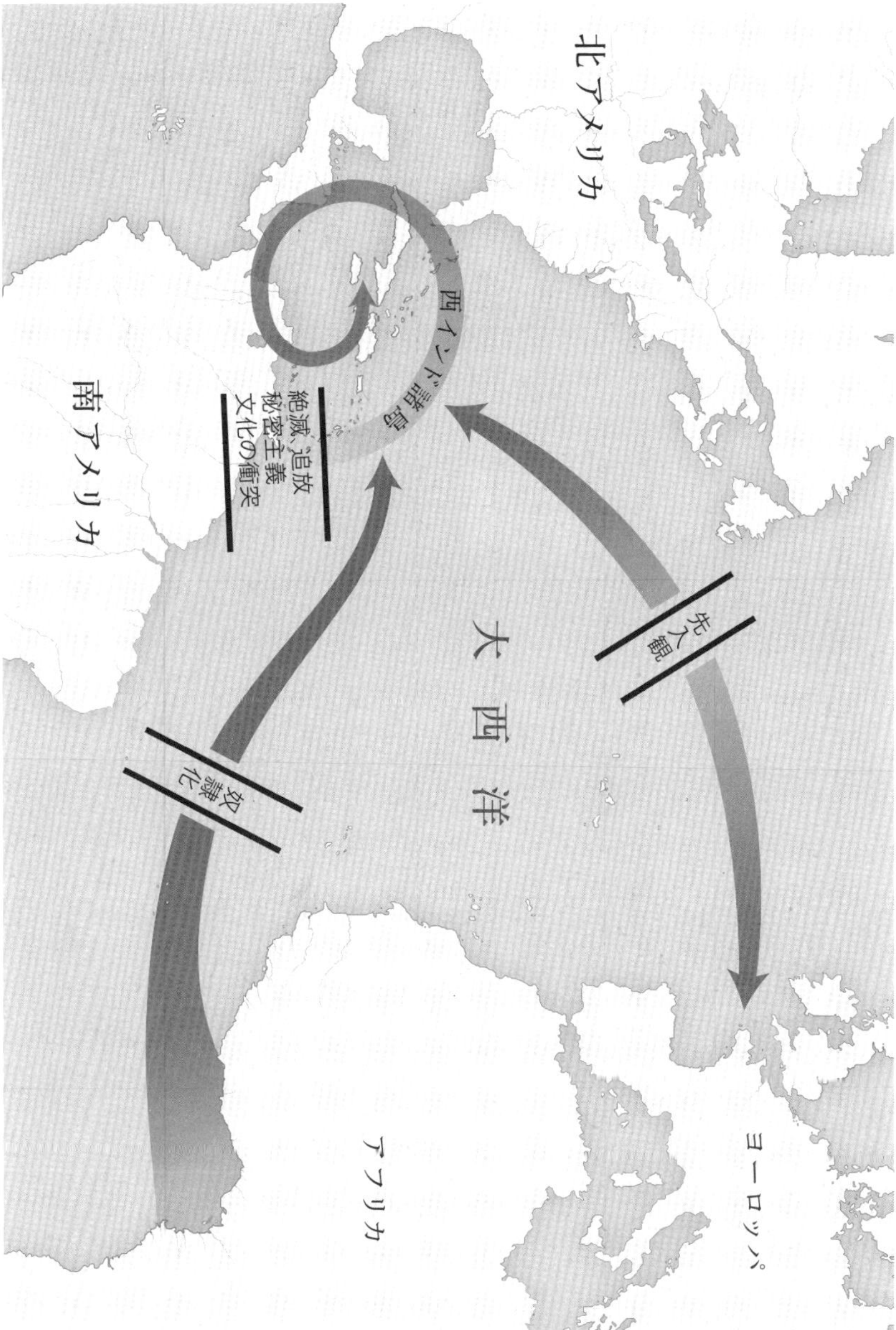
北アメリカ
西インド諸島
絶滅、追放
秘密主義
文化の衝突
南アメリカ
大西洋
先入観
奴隷化
アフリカ
ヨーロッパ

いたクララック氏なる人物に、機会があればその治療薬を試してみるよう説得した。一七七三年に、クララックの奴隷の一人が蛇に咬まれた。クララックはその男性にその〔リュース〕水のより強いものを八滴から一〇滴与えた。治療薬が効かないとわかると、クララックは分量を二〇滴に増やし、かなり頻繁に繰り返し〔投与し〕た。しかし無駄であった。奴隷は事件から四、五時間ほどで息を引きとった。クララックは他の治療薬は用いなかった。バジョンはリュース水は常に信頼できるわけではないと結論づけた。彼はさらなる実験――「医学の進歩の母」――によって、いつの日かこの治療法の是非が決定的に宣言されるだろうと示唆した。[24]

バジョンは実験に身を捧げたが、〔たまたま〕手に入った治療薬で試験しえたにすぎない。右の事例ではそれは植民地の治療薬、リュース水であった。バジョンがその土地の秘密を解き明かすことができなかったためだ。クララックは奴隷を、毒のある咬み傷を「いつも」治療してくれる近所の先住民女性に託さなかったことを大いに悔やんだとバジョンは伝えている。[25]この事例において、新しい経験主義は植民地の権力闘争や恐怖、秘密主義によって妨げられたのだ。

とりわけ「黒人《ニグロ》」は多数の治療薬を有していたが、それらを秘密にしているとバジョンは記している。彼はこれらの「驚くべき」治療法について、彼の書き方では「黒人《ニグロ》よりももっと教育のある人」によって試行がなされるべきだと嘆願している。注目すべき一節の中で、彼はカイエンヌの前総督ドルヴィリエ氏が所有していた特定の「黒人《ニグロ》」〔またしても名前は記されない〕が、破傷風に効く治療薬を現地の植物から作って用いていたことを記している。しかし残念なことに、バジョンはその有効成分を発見することはできなかった。[26]

大西洋世界の医療複合体に特有の暴力と不信とを仄めかしつつ、バジョンは奴隷の治療薬全般に関して多くの論争が引き起こされたが、特にこの〔破傷風の〕薬に関してはそうであったと述べている。彼の記述によると、「多くの入植者や多数の黒人《ニグロ》」がこの破傷風の治療薬を「確実」だと請け合ったが、〔同時に〕彼らは免許を持った内科医や外科医がそれを処方するだけで、その価値がまったく失われてしまうと忠告した。医師たちは医師たちで、「何の検討もせずに」その治療法に対して注意を呼びかけ、それを拒絶したのだった。

バジョンは「人類の利益のために」、奴隷が現地の医師に「用いる植物とその用い方を伝える」ことを義務づけるよう嘆願した。「公共善」だけを求める専門家によって、「最も公平」で先入観のない仕方で試験するためである。バジョンの主張するように、「真実を知る方法」はこれしかなかった。その見返りとして、バジョンは奴隷が自由を与えられるよう勧めた。ただし、「多くの実験でその治療薬の効能が確かめられて」からではあるが。バジョンはここで、ヴァージニアのポポー医師《ドクター》を念頭に置いていたのかもしれない。あるいはもっと有名なところでは、スリナムの奴隷グラマン・クワッシを。クワッシア・アマラ〔スリナムニガキ〕はクワッシに因んで命名されたが、彼はこの治療薬〔の秘密〕を明かしたことで自由を手にしたのだった。[27]

四つ目の障壁である先入観は、大西洋世界に無知学的な波紋を広げた。オービアは、大西洋広域圏全域に循環しなかったアフリカ人の知識の最たる例である。第5章で見たように、ヨーロッパ人はオービアを理解しようとするよりもむしろ破壊しようと試みた。彼らは患者の心理状態に身体を治癒する力があると認識していたにもかかわらず、奴隷の治療体制に顕著な霊的側面をあざ笑う傾向があった。前述の通り、オービアへの恐怖が大きいあまり、それは一七六〇年にジャマイカで非合法化されたのだった。

しかし西インド諸島で働いていたヨーロッパ人は、アメリカ人とアフリカ人の知識に対してさまざまな評価を下していた。ヨーロッパ人の間での断層線の一つは、彼らと現地の人々との関係の質であった。そうした態度の差は、シャルル＝ニコラ＝シジスベール・ソンニーニ・ド・マノンクールとバジョンとの、アメリカ先住民とアフリカ人の知識に対する態度の違いに明らかであった。　七七二年から一七七六年にかけて仏領ギアナに断続的に渡った海軍技師にして博物学者のソンニーニは、バジョンの「黒人《ニグロ》」治療薬に対する関心を嘲笑したのみならず、バジョンにもっと教育があれば、彼のリュース水の観察ももっと貴重なものになっただろうにと示唆しさえした。無遠慮な男であったソンニーニは、「ヨーロッパから追放された無知は《植民地の無精者》」――すなわちクレオール――「の間に亡命先を見出した」と書いた。続けていわく、クレオールは「教育を欠くあまり、先住民と黒人《ニグロ》の迷信を鵜呑みにしてしまったのだ」と。バジョンの向こうを張ってソンニーニは自身の話を物語った。〔それによると〕ある若い先住民が蛇に咬まれた。現地の先住民はあらゆる治療法を試したが「無駄であった」。遠くにソンニーニの姿を認めて、彼らは「フランス人が来たぞ、きっと治療法を持っているに違いない」と叫んだ。ソンニーニは珈琲スプーン一杯分のリュース水を処方して、内服させるとともに開いた傷口に塗布した。先住民の若者はすぐによくなった――彼の同族ではなく、学識あるヨーロッパ人のおかげで。[★28]

ソンニーニは黒人《ニグロ》の魔術師と言われた人たちのいかさまを非難した。彼の主張では、魔術師は「蛇に自分を咬ませること」として知られた儀式を行うのであった。ソンニーニはそれを蛇の咬み傷に対する一種の接種になぞらえた。そしてヨーロッパ系クレオールがそれに騙されるのを嘲笑した。一方でバジョンは、ソンニーニがギアナの住民のことをよく知らなかったと控えめに述べている。[★29]

アフリカ人の知識がヨーロッパへ渡ることを妨げた先入観のもう一つの顕著な例は、ジェイムズ・トムソンの著作に見られる。トムソンはおそらくクレオールではないが、診療を通じて彼が奉仕した人々〔患者である奴隷たち〕に近づいた。彼は天然痘やイチゴ腫に関するアフリカ人の知識を熱烈に擁護した。ギニア藺草《いぐさ》の事例でも見たように〔第4章〕、彼は「黒人《ニグロ》」の治療薬を蒐集し、白人の患者に用いることさえ厭わなかった。

ジェイムズ・トムソンは、大西洋世界の医療複合体という歯車の一つの歯として特に興味深い。第4章で見たように、彼の実験はヨーロッパとジャマイカ、アフリカの知識伝統を意識的に三角測量するものであった。大学で教育を受けたプランテーション医師として、彼は第一にヨーロッパの学問伝統に応答した。彼のイチゴ腫実験の事例では、彼は一八〇七年に『熱病』第二版を出版したジョゼフ・アダムズや、動物へのイチゴ腫接種を試したベルトラン・バジョンと関わりを持った。トムソンは第二に、彼の実験の系譜をエディンバラの教授とジャマイカのプランテーション医師――特にジョン・クワイヤーだが、ジェイムズ・グレンジャー、ベンジャミン・モーズリー、ウィリアム・ライトも含む――にたどった点で際立っていた。第三にトムソンはアフリカ人の知識を尊重した。たとえば彼は、イチゴ腫をもっぱらアフリカ人の病気とみなし、それゆえアフリカ人がこの病気については「長年の経験と日々の観察」を有していると想定し、自らの知識を繰り返し彼らの知識に照らして確認した。言葉が通じない時は「通訳を介して」、「ギニアの黒人《ニグロ》」（と彼が呼んでいた人々）に聞き取り調査を行った。[*30] トムソンは彼のイチゴ腫実験を（アレクサンダーがそうしたように――第2章）アフリカ人の技術を試験するものとしては提示しなかったが、アフリカ人がイチゴ腫に対して接種をしていることは充分認識していた（第4章を参照）。

トムソンが彼の出版物の中でそれらの伝統といかに折り合いをつけようとしているかを見るのは興味深い。我々は、彼が現地で読まれるためにジャマイカで出版した『黒人《ニグロ》の疾病論』（一八二〇年）での結果報告の仕方と、同じ結果を一八一九年と一八二二年に学術的な『エディンバラ内科外科雑誌』上で、学識あるイギリス人同業者に向けて提示した仕方との間に興味深い違いを見出す。南北アメリカ大陸のヨーロッパ人とヨーロッパ（本国）のヨーロッパ人とでは、非ヨーロッパ的な知識の情報源に対する許容度が異なるため、トムソンもそれらに準じたのだ。ジャマイカでの『疾病論』では、トムソンは「黒人《ニグロ》」の知識を尊重した。（一方で）そのヨーロッパ版（『エディンバラ雑誌』）では、そうした知識はしばしば不可視化された。トムソンがヨーロッパでの出版物の編者だとすれば（おそらくそうなのだが）、彼がアフリカ人の知識がヨーロッパでよりもジャマイカの現場で評価されるだろうと期待していたことは明らかだ。

ジャマイカでの『疾病論』の中で、トムソンはイチゴ腫のさまざまな区別をアフリカ系の人々に帰している（ヨーロッパ人医師がそれ以前から記録していたとはいえ）。「黒人《ニグロ》は」これらの発疹を「別々の名で呼んでいる」と彼は書いた。「水っぽいイチゴ腫」（時に「融合性イチゴ腫」とも呼ばれた）や「ギニアコーン・イチゴ腫」（トウモロコシの粒に似ているとされた）などである。[31] トムソンの報告では、彼がこの問題について助言を求めた「黒人《ニグロ》」は大元の真菌性潰瘍を「母さん《ママ》イチゴ腫」と呼んだ。トムソンはヨーロッパの読者のために、この語をより受け入れられやすい標準英語――この場合は「母《マザー》イチゴ腫」――に翻訳した。[32] ヨーロッパ版〔の論文〕では、トムソンは「とりわけしつこく大きな傷跡を残す」腫れ物に対してアフリカ人が与えた「コモンマスター[1]・イチゴ腫」という語を完全に削除した。アフリカ人の用語法に加えて、トムソンはヨーロッパでの出版物の中では「専門家」の黒人《ニグロ》への言及を削除した。〔ジャマイカでの〕『疾病論』では、トムソンはイチゴ腫による胸部の出血を止めるのを手伝ってくれた専門家の黒人《ニグロ》について語ったのに対し、『エディンバラ雑誌』の論文には専門家の黒人《ニグロ》は一人も登場しないのだ。[33]

さらにトムソンは、女性奴隷から蒐集した情報についても態度を変えて報告している。実験の過程で、トムソンはイチゴ腫が「母親の胎内で（in utero）子供に」うつるのかどうかを明らかにするために「あらゆる手を尽くした」。それらがどんな手だったのかは報告されていない。トムソンはそれには飽き足らず、カリブ海地域でしばしば奴隷のお産を取りしきった女性たちに彼女らの経験を尋ねた。ジャマイカでの『疾病論』の中で、トムソンは「高齢で分別のある黒人《ニグロ》女性」が、イチゴ腫の母親から生まれた子供はその病気にはかかっていないことを請け合ってくれたと書いている。トムソンはさまざまな実験を通じて事実は異なることを見出したが、〔それでも〕女性たちの観察を敬意をもって報告したのである。〔一方〕エディンバラでの雑誌論文では、トムソンは同じ情報を報告しながら「彼女らの証言にはまったく信用がおけない」（一八一九年）だとか、提供された証拠は「非常に疑わしい」（一八二二年）などと書いて、それらの「年老いた黒人《ニグロ》女性」を退けたのだった。[34]

もちろん、女性の知識を軽視することは当時のヨーロッパでは標準的な慣行だった。たとえば解剖学者のジョン・

ハンターは、産婆たちの知識を言下に退けた。ハンターは天然痘が母親の胎内で子供にうつるのかどうかを考究した試論を出版した。彼は〔植民地ではなく〕ヨーロッパ中の学識ある男性から情報を蒐集したのであった。事例の一つは著名なゴットフリート・ファン・スウィーテンから得たものであったが、「産婆が聖職者に伝えた話のみ」に基づいていたため、「必ずしも正確な陳述として依拠できない」とハンターは結論づけている。[33] とりわけ出産に関する事柄において、女性の知識は一八世紀の男性科学者によって熱心に集められはしたものの、必ずしも信用できるとみなされたわけではなかった。

おそらく無理もないことに、トムソンはヨーロッパでの出版物でジョゼフ・アダムズなどのヨーロッパ人医師の観察を敬意をもって報告したが、ジャマイカでの出版物では必ずしもそうではなかった。トムソンの表明した態度の違いが、誰に帰されるものなのかはわからない。トムソンの論文〔自体〕も『エディンバラ雑誌』の記録文書もいずれも行方不明だからだ。しかしそれらは一人称で書かれており、トムソンの死後には出版されなくなったため、トムソンがすべての草稿を準備したことはありそうに思われる。しかし彼が『エディンバラ雑誌』の論文を校正したことはありえない。彼の良き友にして「尊敬する」同業者クワイヤー(Quier)〔の綴り〕が「オーウェン(Owen)」になっているからだ。[36]

トムソンの『疾病論』に見られるのは、アフリカ人によるイチゴ腫への対処と治療への賛辞である。病状の進行を「食い止め」ようと水銀薬を処方した「多数の忙しく軽薄な〔ヨーロッパ人〕医療者の集団」を、トムソンは厳しく非難した。アフリカ系の人々は「病気を決して治そうとはしない」が、それと同じようにプランテーション医師も「自然のはたらきを邪魔する」べきではないと彼は続けた。[37]

〈1〉――コモンマスター　奴隷にひどい体罰を与える、ごく一般的な奴隷主を指すと思われる。

大西洋世界の医療複合体における最後〔五つ目〕の無知学的な亀裂は、言語の不協和であった。前述の通り、プランテーション所有者は反抗を最小限にとどめるために、自らの土地で〔言語の異なる〕アフリカの諸民族を混在させることが多かった。おそらく意図せざる結果として、それらのアフリカ人は容易に自らの知識伝統に根ざすことができなくなった。また前述の通り、ジャマイカのトムソンなどのヨーロッパ人は、奴隷化されたアフリカ人とは通訳を介して仕事をすることが多かった。グアドループのアミは、アメリカ先住民のフランス語能力に頼ったのだった。さまざまな言語に埋め込まれた概念の不一致や世界観の相違の中で失われたものが多くあったことは疑いない。

人間を用いた医学実験をめぐる本書の探究は、一八世紀大西洋世界における知の循環について一つの展望を開くことになった。ヨーロッパ人の植民地医師を探究することで、熱帯の植民地医学へのアメリカ先住民とアフリカ人、そしてヨーロッパ人〔それぞれ〕の貢献を概観することができた。またそうすることで、ヨーロッパとアフリカ、南北アメリカ大陸間の知識の流れをたどり始めることもできた。

しかし知るべきことはまだまだある。現場の植民地医師の日々のやりとりを詳細に明らかにできたら素晴らしいだろう。たとえばジョン・クワイヤー、ウィリアム・ライト、ジェイムズ・トムソンがジャマイカでの互いの実践にいかに影響しあっていたかについて、もっと知ることができたら興味をそそるだろう――そのような探究を裏づけてくれる情報源はなさそうだが。島々をまたぐ情報伝達についても理解できたら興味深いだろう。島嶼間の交易や海賊行為は、〔それぞれの〕島での植民地医学の発展に影響したのだろうか。あるいは帝国の不可視の境界が、島嶼間の知的交流を制限していたのだろうか。言語の違い〔植民地医師は必ずしも高度な教育を受けておらず、私の知る限りアメリカ先住民やアフリカ人の言語を話せる者はいなかった〕は情報伝達を妨げただろうか。イギリス人医師ジェイムズ・トムソンはフランス人医師ベルトラン・バジョンを引き合いに出したが、たとえばサン＝ドマングで働いたジャン＝バルテルミ・ダジールとジャマイカでしばしば活動したウィリアム・ライトとの間には、もっと多くの共通点があるはずだと思われたかもしれない。

南北アメリカ大陸の医療複合体に対するアフリカ人とアメリカ先住民の貢献についても、もっと知りたい。情報源〔の少なさ〕によって我々の知りうることは大いに制約されている。たとえば人間貨物〔奴隷〕とともに運ばれてきたかもしれないありふれた薬用植物の種子を同定するために、奴隷船の積荷目録を調査することは本書の範囲を超えていた。また、プランテーションの新たな研究方法を考案できたら素晴らしいだろう。たとえば征服によってイギリス人がフランス人から錠前や家畜、樽、奴隷労働力を押収したグレナダ島のバコレット農園など。そうした植民地での財産横領の中で獲得された知識について、さらにどんなことがわかるだろうか。

本書は一八世紀大西洋世界の医療複合体における実験実践を記録してきた。西インド諸島の医学者が治療した集団――奴隷と兵士と水兵――は、まさにヨーロッパ諸国の政治的・経済的野望が作り出したものでもあった。医師たちが治療しようとした病気もまた、諸民族の混淆と融合、環境の崩壊、プランテーションと港町の不潔さの中で作られてきたものだった。

本書を通じて見てきたように、大西洋世界は三つの大陸から人々と植物、医学を移動させた。大西洋世界はグローバル化における一つの段階、すなわち諸世界の衝突によって人間の経験が豊かになる可能性を表している。しかし大アンティル諸島のアメリカ先住民のような人々の消滅は、アフリカ人の奴隷化の中で生み出された恐怖や秘密主義とも相まって、医学の知識と実践の中にある輪郭を刻み込んだのだった。そしてその輪郭は今も、我々の世界を形作り続けている。

本書に登場する西インド諸島のイギリス人・フランス人医師。時間軸は彼らが活発に診療した年代を示している。ジャン＝バティスト＝ルネ・プペ＝デポルトは早い時期にサン＝ドマングで執筆・出版を行った。ジャン＝バルテルミ・ダジールは植民地医師であり、フランスが植民地を持つところならどこでも診療した。ジョン・クワイヤーとジェイムズ・トムソンはジャマイカの隣接する教区で働き、両者ともに1822年に亡くなった。

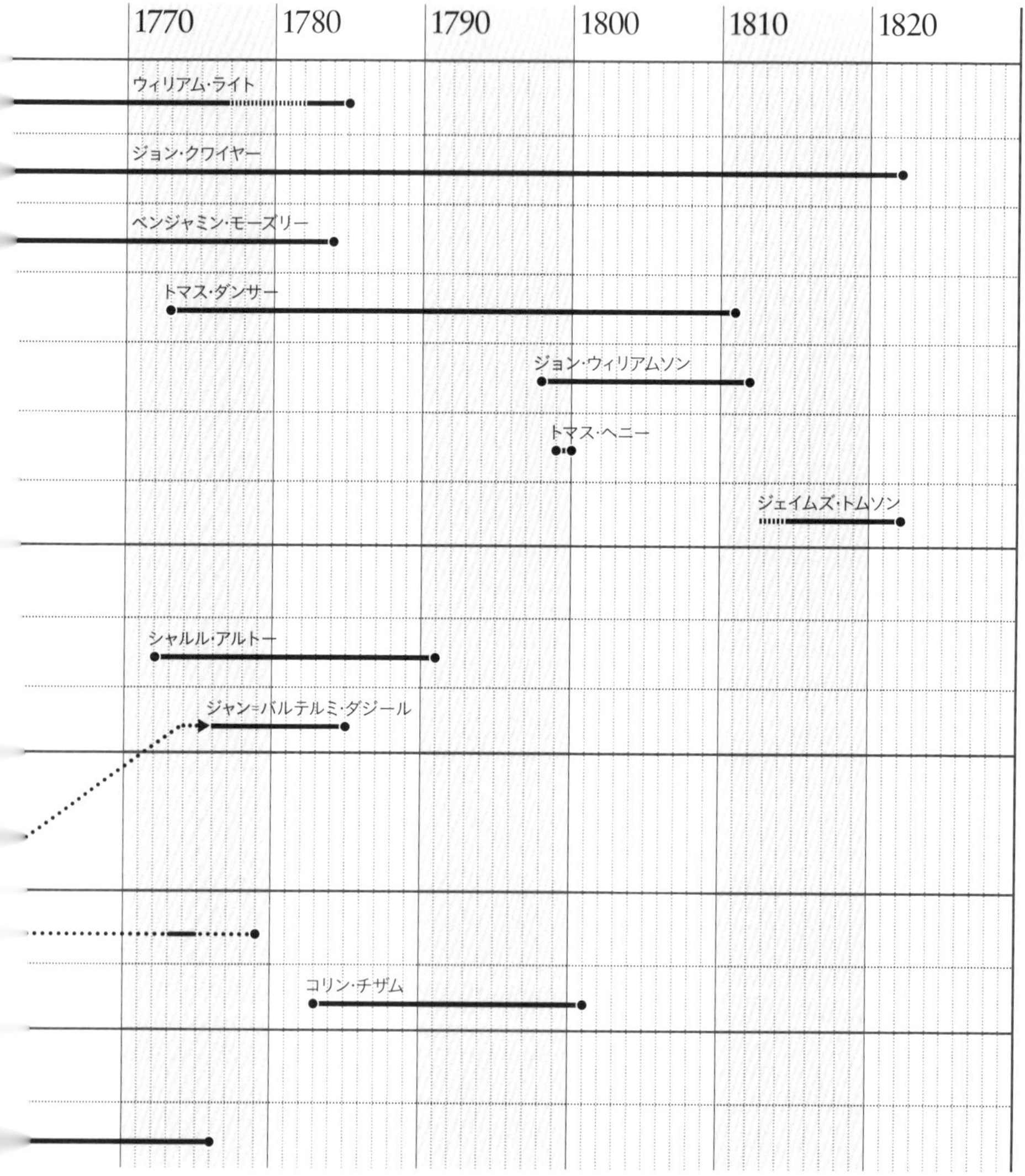

付図　本書に登場する西インド諸島のイギリス人・フランス人医師

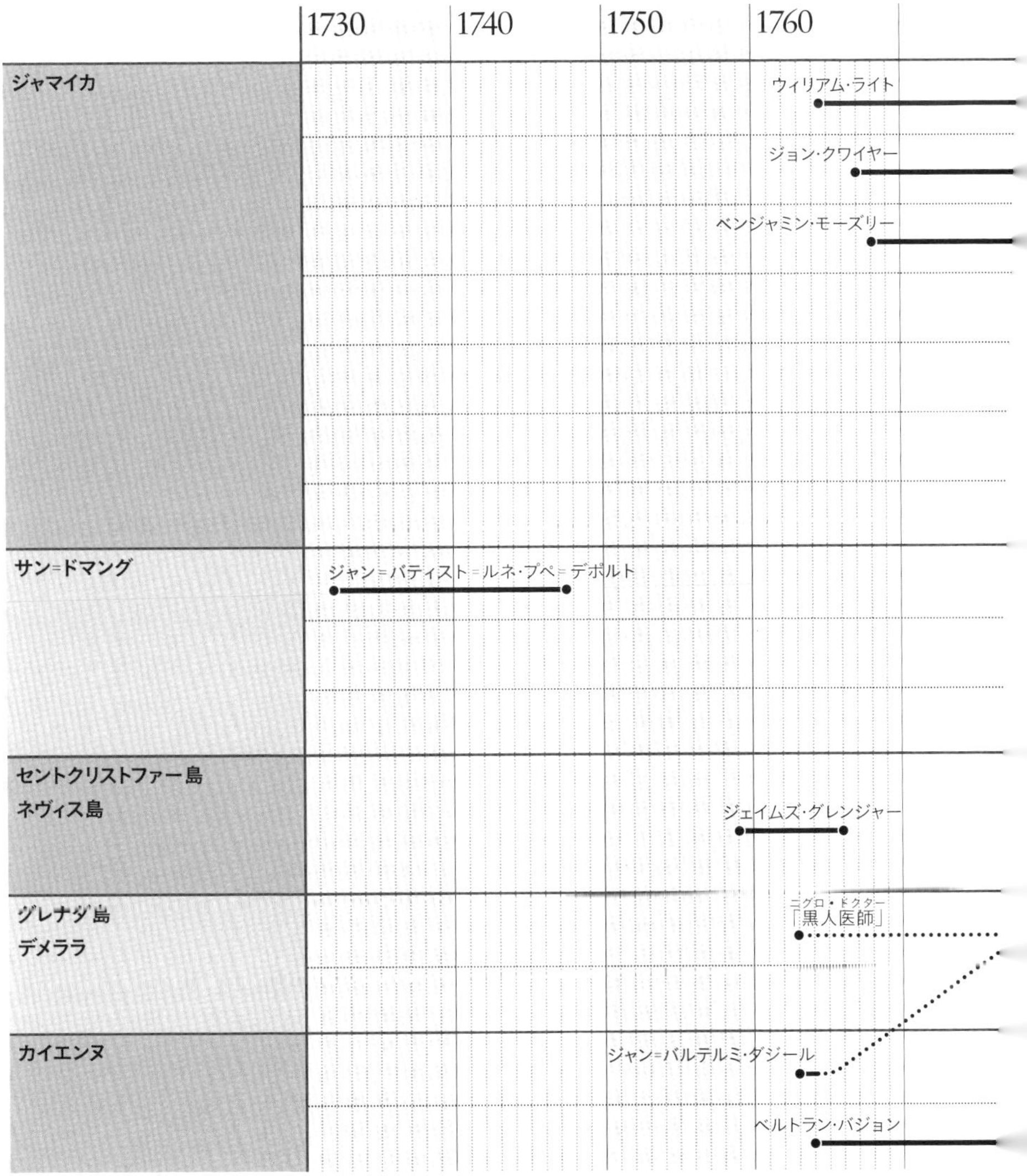

チェルらヨーロッパ系のアメリカ・クレオールが帝国主義者であり、彼らの利益は帝国と密接に結びついていたという重要な指摘をしている（Delbourgo, "Newtonian Slave Body," 185–207）。

＊29 Sonnini de Manoncour, "Observations sur les serpens," 472–73; Bajon, *Mémoires*, 1:365–66, 368.

＊30 James Thomson, *Treatise*, 89, 91.

＊31 Ibid., 83. トムソンはヨーロッパでの出版物の中で2度「ギニアコーン・イチゴ腫」に言及し、この語をアフリカ人に帰しているが、彼らの区別の一覧を作成したわけではなかった（Thomson, "Remarks on Tropical Diseases," 31–48, esp. 34）。

＊32 Thomson, *Treatise*, 84とThomson, "Remarks on Tropical Diseases," 35を比較せよ。

＊33 Thomson, *Treatise*, 84, 86〔に以下のようにある〕: 幼児への授乳を通してイチゴ腫にかかった母親の「脈管の流血を止めるよう、私は専門家の黒人《ニグロ》に指示した」。

＊34 Thomson, *Treatise*, 86. 興味深いことに、ジャマイカのジョン・クワイヤーとイギリスのワトソン医師なる人物はともに、天然痘に関するこの問いに答えるべく実験を行っていた。ワトソンはある「少女」に「両親の許しを得て」人痘接種を行ったが、同じ時に同じ天然痘物質を接種された少女の兄（または弟）は天然痘にかかったのに対し、少女には免疫があることが判明した。ジョン・クワイヤーはジャマイカで「黒人《ニグロ》の少女」に対して同様の試行を行った。クワイヤーは妊娠中に天然痘にかかった母親から生まれた幼児に広く人痘接種を行ったが、子宮内で天然痘への免疫を獲得した幼い少女の事例を報告している。[Monro], *Letters and Essays*, 102–4. 以下も参照。John Hunter (1728–93), "Account of a Woman Who Had the Small Pox during Pregnancy," *Philosophical Transactions of the Royal Society of London* 70 (1780): 128–42, esp. 138. 1819年と1822年の論文は〔それぞれ〕Thomson, "Observations and Experiments," 321–28, esp. 325とThomson, "Remarks on Tropical Diseases," 31–48, esp. 36である。

＊35 John Hunter (1728–93), "Account of a Woman," 136–37. ウィリアム・ライトは、ハンターが自らのジャマイカでの診療から症例を1つ加えてきた報告への返答として、ハンターに手紙を送った（Wright, *Memoir*, 340–41）。

＊36 アダムズについては、たとえばThomson, *Treatise*, 83, 88とThomson, "Remarks on Tropical Diseases," 32, 36を比較せよ。

＊37 Thomson, *Treatise*, 91–92, 94.

métiers 39 (1791): 132–36, plates 1 and 2. 図版は以下に複製されている。Schiebinger, *Nature's Body*, 137〔シービンガー『女性を弄ぶ博物学』157頁〕. セントヴィンセント島のカリブ人は島の領有権を守るために、18世紀後半にイギリス人に対して数々の戦争を仕掛けた。

＊20 Proctor and Schiebinger, *Agnotology*.

＊21 Bajon, *Mémoires*, 1:361.

＊22 Bertrand Bajon, "Observation sur une morsure de serpent, guérie par l'usage de l'alkali volatile," *Journal de médecine, chirurgie, pharmacie, etc*. 33 (1770): 146–48; Alexander von Humboldt, *Personal Narrative of Travels to the Equinoctial Regions of America, during the Years 1799–1804*, trans. Thomasina Ross, 3 vols. (London, 1852), 2:447〔アレクサンダー・フォン・フンボルト『新大陸赤道地方紀行』全3巻、エンゲルハルト・ヴァイグル編、大野英二郎・荒木善太訳、岩波書店、2001–03年、第3巻19頁〕.

＊23 Bajon, "Observation sur une morsure."

＊24 Bajon, *Mémoires*, 1:357–60, 362–63.

＊25 Ibid., 1:360.

＊26 Ibid., 1:196–97.

＊27 Ibid., 1:193–98. 奴隷制下の秘密主義という点に関しては以下も参照。Hillary, *Observations*, 341, 347–52. グラマン・クワッシについては以下を参照。Schiebinger, *Plants and Empire*, 211–14〔シービンガー『植物と帝国』276–80頁〕. 治療法と引き換えに自由を得る者もいた。以下を参照。Lagaerre, *Afro-Caribbean Folk Medicine*, 29–30. おそらく多額のお金と引き換えに秘密を売った「黒人《ニグロ》」もいた。エドワード・ミルワードは以下でそのような事例を報告している。Milward, "A Letter from Edward Milward, M.D., to Martin Folkes, Esq: President of the Royal Society, Concerning an Antidote to the Indian Poison in the West-Indies," *Philosophical Transactions* 42 (1742): 2–10. 治療法と引き換えに自由を得たもう1つの事例が以下で報告されている。*South-Carolina Gazette* 24–31 (1733): 3. この文献に関してスティーヴ・ベーレントに感謝する。

＊28 Sonnini de Manoncour, "Observations sur les serpens," 469–76. ホルヘ・カニサレス＝エスゲーラは、ヌエバ・エスパーニャ〔スペインの植民地〕のヨーロッパ系クレオールとヨーロッパ人との間での科学的・政治的態度の違いについて見事な分析を行った（Cañizares-Esguerra, *How to Write the History of the New World: Histories, Epistemologies, and Identities in the Eighteenth-Century Atlantic World* [Stanford, CA: Stanford University Press, 2001]）。ジェイムズ・デルバーゴーは、ヴァージニア州のジョン・ミッ

des Philadelphes, *Dissertation sur le papier, dans laquelle on a rassemblé tous les essais qui ont été examinés par le Cercle des Philadelphes* (Port-au-Prince, 1788).

＊09 濡れ衣を着せられた奴隷はしばしば「刑事訴追と凶悪な懲罰」の対象となった。Arthaud, *Recherches, mémoires*, 162, 123－45. 以下も参照。Weaver, *Medical Revolutionaries*, 83－84.

＊10 Arthaud, *Recherches, mémoires*, 185－91.

＊11 Arthaud, *Dissertations et abservatians*, 48.

＊12 たとえば以下を参照。Schiebinger and Swan, *Colonial Botany*; H. Cook, *Matters of Exchange*; Harrison, *Medicine*.

＊13 高度に訓練された治療者でありながら、拉致や軍事的敗北によって奴隷化されたアフリカ人もいたかもしれない。医者の奴隷化は古代から知られている。Paul Carrick, *Medical Ethics in the Ancient World* (Washington, DC: Georgetown University Press, 2001), 13; Michel Laguerre, *Afro-Caribbean Folk Medicine* (South Hadley, MA: Bergin and Garvey, 1987), 16－20.

＊14 以下を参照。Sheridan, *Doctors and Slaves*; McClellan, *Colonialism and Science;* McClellan and Regourd, *Colonial Machine;* Kiple, *Caribbean Slave*; Schiebinger, *Plants and Empire*〔シービンガー『植物と帝国』〕; Weaver, *Medical Revolutionaries*.

＊15 Donald Monro, A *Treatise on Medical and Pharmaceutical Chymistry, and the Materia Medica*, 3 vols. (London, 1788), 3:234－35; Donald Monro, *Observations on the Means of Preserving the Health of Soldiers*, 2 vols. (London, 1780), 2:243. この奴隷が「ポポー医師《ドクター》」として知られたのは、これが「ポポー黒人《ニグロ》」の知識であったためかもしれない。以下を参照。Barham, *Hortus Americanus*, 19.

＊16 Monro, *Treatise*, 3:234－35; Richard Bradley, *The Country Housewife* (London,1762), 321; Stephen Freeman, *The Ladies' Friend, and Family Physical Library* (London, 1788), 465－69.

＊17 中絶薬については以下を参照。Schiebinger, *Plants and Empire*〔シービンガー『植物と帝国』〕.

＊18 Charles Arthaud, *Recherches sur la constitution des naturels du pays* (Cap-Français, 1786); Charles Arthaud, "Sur la conformation de la tête des Caraïbes & sur quelques usages bisarres attribués à des nations sauvages," *Observations et mémoires sur la physique, l'histoire naturelle et sur les arts et métiers* 34 (1789): 250－55.

＊19 Jean-Marie-Esprit Amic, "Lettre de M. Amic è M. de La Métherie sur les têtes des Caraïbes," *Observations et mémoires sur la physique, l'histoire naturelle et sur les arts et*

Dew, *Science and Empire*. 以下も参照。McClellan and Regourd, *Colonial Machine*, 255–68; Koerner, *Linnaeus*; Sverker Sörlin, "Globalizing Linnaeus: Economic Botany and Travelling Disciples," *Tijdschrift voor Skandinavistiek* 29 (2008): 117–43; Hanna Hodacs, Kenneth Nyberg, and Stéphane Van Damme, eds., *A Global History of Linnaean Sciences in the Long Eighteenth Century* (Oxford: Oxford University Press, forthcoming)〔以下として出版: *Linnaeus, Natural History and the Circulation of Knowledge* (Oxford: Voltaire Foundation, 2018)〕.

＊02　Reusch, "Die medizinische Versorgung."

＊03　Dazille, *Observations générales*, 200–202. 以下も参照。McClellan and Regourd, *Colonial Machine*, 255, 259–62.

＊04　Noël-Nicolas Mallet, "Mémoire sur le quinquina de la Martinique," *Mémoire de la séance publique de la Faculté de médicine*, 1779 (Paris, 1780), 102–15, esp. 113; Jean-Barthélemy Dazille, *Observations générales sur les maladies des climats chauds* (Paris, 1785), 200–202; Société royale de médecine, Paris, 191B, d31, pièce 3. 以下も参照。McClellan and Regourd, *Colonial Machine*, 259–62, esp. 261.〔18〕世紀の初期になされたシマルバの試験が同様の例を提供している（本書第2章）。この潜在的な赤痢の特効薬の試料は1713年以降、カイエンヌからパリに送られた。〔しかしパリで〕受け取られたのが少量であったため実験ができなかった。薬用植物学者ピエール・バレールがカイエンヌに戻った1722年になってようやく、大量の〔シマルバの〕積荷が確保されるようになった。報告書をまとめたアントワーヌ・ド・ジュシューは、この植物は危険かもしれず、赤痢の最良の治療薬ではないと結論した（Jussieu, "Recherches d'un specifique contre la dysenterie," *Mémoires de l'Académie royale* [1729]: 32–40）; Société royale de médecine, Paris, 191B, d31, pièce 9.

＊05　Jean-Barthélemy Dazille, *Observations sur le tétanos* (Paris, 1788), 417–19. ダジールの著書は物議を醸したものの、最終的に王立医学協会によって承認された（たとえば以下を参照。Société royale de médecine, Paris, 126, d13, pièce 28）。

＊06　Ibid., 121–22, 430.

＊07　Cercle des Philadelphes, *Tableau du Cercle des Philadelphes* (Cap-François, 1787).

＊08　Arthaud, *Dissertation et observations*. 以下を参照。McClellan and Regourd, *Colonial Machine*, 263; Cercle des Philadelphes, "Extrait d'un prospectus & d'un programme," *Journal de médecine, chirurgie, pharmacie, etc.* 69 (1786), 182–86; Cercle des Philadelphes, "Prix proposés par le Cercle des Philadelphes, à son assemblée publique du 20 juin 1786," *Journal de médecine, de chirurgie, et de pharmacie* 69 (1786): 187–90; Cercle

Nos. 6–8, 11, and 15, Antigua. 西インド諸島における中絶と中絶薬については以下を参照。Schiebinger, *Plants and Empire*, 105–49〔シービンガー『植物と帝国』143–98頁〕.

*79 ワージーパーク農園の帳簿からの記録は以下に引用されている。Michael Craton and James Walvin, *A Jamaican Plantation: The History of Worthy Park, 1670–1970* (Toronto: University of Toronto Press, 1970), 134. 以下も参照。Marietta Morrissey, *Slave Women in the New World: Gender Stratification in the Caribbean* (Lawrence: University Press of Kansas, 1989); Bush, *Slave Women*; Gaspar and Hine, *More Than Chattel*; Geneviève Leti, *Santé et société esclavagiste à la Martinique* (Paris: Éditions L'Harmattan, 1998); Hilary McD. Beckles, *Centering Woman: Gender Discourses in Caribbean Slave Society* (Kingston: I. Randle, 1999); Bernard Moitt, *Women and Slavery in the French Antilles, 1635–1848* (Bloomington: Indiana University Press, 2001); Morgan, *Laboring Women;* Lucille Mair, *A Historical Study of Women in Jamaica: 1655–1844* (Kingston: University of the West Indies Press, 2006).

*80 Hilliard d'Auberteuil, *Considérations*, 1:65; David Geggus, "The Slaves and Free People of Color of Cap Français," in *The Black Urban Atlantic in the Age of the Slave Trade*, ed. Jorge Cañizares-Esguerra, Matt Childs, and James Sidbury (Philadelphia: University of Pennsylvania Press, 2013), 101–21, esp. 113.

*81 Great Britain, House of Commons, *Report of the Lords*, Ⅲ, No. 11, Antigua. アデアは自身の証言を細大漏らさず詳細な説明を加えたうえで以下の自著の中で公表している。Adair, *Unanswerable Arguments*, 122–23, 124, 129–30, 150.

*82 Great Britain, House of Commons, *Report of the Lords*, Ⅲ, No. 11, Antigua.

*83 Adair, *Unanswerable Arguments*, 121–23.

*84 Ibid., 121, 125–27. サン＝ドマングからの人種改造計画に関する提案については以下を参照。William Max Nelson, "Making Men: Enlightenment Ideas of Racial Engineering," *American Historical Review* 115 (2010): 1364–94.

*85 Adair, *Unanswerable Arguments*, 126.

*86 Banks, *Chasing Empire*; Schiebinger, *Plants and Empire*〔シービンガー『植物と帝国』〕; Schiebinger and Swan, *Colonial Botany*; Raj, *Relocating Modern Science*, 224–25〔ラジ『近代科学のリロケーション』210–11頁〕.

終　章

*01 知の仲介人については以下を参照。Schaffer et al., *Brokered World*; Delbourgo and

Spiegel des Werkes von J. B. Dazille" (MD diss., Institut für Geschichte der Medizin, Universität Düsseldorf, 1982).

*66 Dazille, *Observations sur les maladies* [1792], 1:4–5; Dazille, *Observations générales*. ダジールは18世紀の公衆衛生運動に関わっていた。以下を参照。James Riley, *The Eighteenth-Century Campaign to Avoid Disease* (New York: St. Martin's Press, 1987). 歴史家ローレンス・ブロックリスとコリン・ジョーンズは、「病いと不潔さ」は貧しい人につきものであるから、彼らを「病院に隔離する」のが最善であるとする17世紀終わりの「大監禁」から、集団の健康と環境浄化の大衆運動に関心が向いた18世紀の「大浄化」への歴史的転換を特徴づけている(Brockliss & Jones, *Medical World*, 750–60, esp. 751)。以下も参照。George Rosen, *A History of Public Health* (Baltimore: Johns Hopkins University Press, 1993), 107–67〔ジョージ・ローゼン『公衆衛生の歴史』小栗史朗訳、第一出版、1974年、142–217頁〕. ダジールの著作は順応に関する膨大な文献の一部をなしてもいる(本書第1章、注42)。

*67 Dazille, *Observations sur les maladies* [1776], x; [1792], 1:1–4.

*68 Dazille, *Observations sur les maladies* [1792], 1:24–30.

*69 Duchemin de l'Étang, *Gazette de médecine*, May 29, 1778.

*70 Dazille, *Observations générales*, vii, 61; Dazille, *Observations sur les maladies* [1776], 25n8, 271; [1792], 1:415–21.

*71 Dazille, *Observations sur les maladies* [1776], 274; [1792], 1:418.

*72 Dazille, *Observations générales*, 4, 22–24. 以下を参照。Brockliss and Jones, *Medical World*, 756. ジャマイカのトマス・ダンサーはバース〔ジャマイカのバース植物園の所在地〕の水を同様に分析した(Dancer, *Dissertation*)。

*73 Dazille, *Observations générales*, 84–117. 鉱泉水については以下も参照。McClellan, *Colonialism and Science*, 142–43, 244; McClellan and Regourd, *Colonial Machine*, 268.

*74 Joseph Gauché, "Des observations sur l'usage des eaux thermales de Boynes," *Mémoires du Cercle des Philadelphes* 1 (1788): 116–45.

*75 Moseley, *Treatise on Tropical Diseases*, 512; Lempriere, *Practical Observations*, 2:25; Williamson, *Medical and Miscellaneous Observations*, 1:33–34.

*76 奴隷制は1804年にハイチの独立に伴って、また1848年に仏領全土で、廃止された。

*77 Great Britain, House of Commons, *Report of the Lords*, III, No. 15; for Antigua answered by Adair in No. 11. 国家にとっての人口の価値に関する政府の立場の変遷については以下を参照。Cody, *Birthing the Nation*, 269–92.

*78 Great Britain, House of Commons, *Report of the Lords*, III, No. 15, Jamaica, Appendix,

Matter, 123.

＊50 Great Britain, House of Commons, *Report of the Lords*, III, Jamaica, Grenada, and Saint Christopher, No. 39; Barbadoes [*sic*], Nos. 37 and 39; Jamaica, "pieces of evidence," following appendix.

＊51 Ibid., III, Antigua, Nevis, No. 39.

＊52 Ibid., III, Grenada and Saint Christopher, No. 39.

＊53 Ibid., III, Montserrat, Nevis, No. 37.

＊54 Ibid., III, Jamaica, Nos. 37 and 38; Grenada and Saint Christopher, Antigua, No. 37.

＊55 Williamson, *Medical and Miscellaneous Observations*, 1:v, 26, 79; 2:215.

＊56 Ibid., 1:xvii, 135, 344–45; 2:219.

＊57 Ibid., 1:314–15; 2:215–16.

＊58 Ibid., 1:92–93, 178.

＊59 後半は以下でのクワイヤーの言葉である。Great Britain, House of Commons, *Report of the Lords*, III, Jamaica, Appendix, No. 8.

＊60 Williamson, *Medical and Miscellaneous Observations*, 1:135–36. ライトによれば、アフリカからカリブ海地域にあるヨーロッパの植民地に移送されると、奴隷の物理的な環境だけでなく、文化や慣習も改善した。ライトの知るアフリカ人は、おそらく彼の奴隷だったと思われるが、アフリカでは「野蛮」な暮らしをしており、「捕らえた敵の死体で非人間的な宴」を楽しむために歯を器具で尖らせていたと報告している。いくつかの国では「敵に咬みついて貪り食う」ために「歯を犬のように尖らせている」と続けた。[Wright], *Memoir*, 15–17, 88. 以下も参照。Adair, *Unanswerable Arguments*, 119.

＊61 Williamson, *Medical and Miscellaneous Observations*, 1:382; Adair, *Unanswerable Arguments*, 113–14.

＊62 Williamson, *Medical and Miscellaneous Observations*, 1:64; Sheridan, *Doctors and Slaves*, 164–69; Dazille, *Observations sur les maladies* [1776 and 1792].

＊63 Moseley, *Treatise on Tropical Diseases*, 105, 109–10; Adair, *Unanswerable Arguments*, 155; [Wright], *Memoir*, 419; Williamson, *Medical and Miscellaneous Observations*, 1:36.

＊64 Benjamin Moseley, *A Treatise Concerning the Properties and Effects of Coffee*, 4th ed. (London, 1789), iii–x.

＊65 Dazille, *Observations générales*, 24. この本には「黒人《ニグロ》の病気の予防法」に関する章が含まれている。ダジールについては以下を参照。Christiane Reusch, "Die medizinische Versorgung auf den französischen Westindischen Inseln im 18. Jhd. im

les hommes de couleur (Paris, 1791), 8.

＊37 Ibid., vii, 1–7.

＊38 Ibid., 8; King, *Blue Coat*, 168; Peabody and Stovall, *Color of Liberty*; Dubois, *Colony of Citizens*; John Garrigus, *Before Haiti: Race and Citizenship in French Saint-Domingue* (New York: Palgrave Macmillan, 2006).

＊39 Arthaud, *Observations sur les lois*, 76.

＊40 [Jean-Baptiste Philippe], *Free Mulatto*, intro. Selwyn Cudjoe (1824; repr., Wellesley, MA: Calaloux, 1996), 114–17. 以下も参照。Selwyn Cudjoe, *Beyond Boundaries: The Intellectual Tradition of Trinidad and Tobago in the Nineteenth Century* (Amherst: University of Massachusetts Press, 2003).

＊41 [Philippe], *Free Mulatto*, 114–17.

＊42 Ibid., 252–53. 仏領の島々については以下を参照。Aubert, "'Blood of France.'"

＊43 [Philippe], *Free Mulatto*, 253–54.

＊44 John Garrigus, "Opportunist or Patriot? Julien Raimond (1744–1801) and the Haitian Revolution," *Slavery and Abolition* 28, no. 1 (2007): 1–21, esp. 10; Selwyn Cudjoe, introduction to Free Mulatto, xiv–xv.

＊45 Great Britain, House of Commons, *Report of the Lords*, III, "Treatment of Slaves in the West Indies, and All Circumstances Relating Thereto, Digested under Certain Heads."

＊46 Williamson, *Medical and Miscellaneous Observations*, 1:26; testimony of Chisholme, Anderson, and Quier in Great Britain, House of Commons, *Report of the Lords of the Committee of Council*, III, Jamaica Appendix, Nos. 6, 7, 8; Adair, Antigua, No. 11.

＊47 Great Britain, House of Commons, *Report of the Lords*, III, Antigua, No. 11. 中立性を主張していたにもかかわらず、アデアはこうした議論で自身の立場を明確に表明していた。彼はこの宣誓を敷衍して、1790年に『答えのない議論』(*Unanswerable Arguments*) という書物を出版した。トムソンは奴隷の生活について医師の知るところを以下に記した。Thomson, *Treatise*, 4.

＊48 Great Britain, House of Commons, *Report of the Lords*, III; see, e.g., Nos. 27 and 51.

＊49 Ibid., III, Jamaica, No. 37. 西インド諸島に白人農園主を入植させる計画については以下を参照。Philip Curtin, *The Image of Africa: British Ideas and Action, 1780–1850* (Madison: University of Wisconsin Press, 1964), 85. 英領プランテーションの労働体制については以下を参照。Robert, *Slavery and the Enlightenment*. 奴隷制に関する議論におけるアフリカ人の体力的強靭さについては以下を参照。Chaplin, *Subject*

C, paper delivered by Mr. Rheder, and "Obiah Trial," reprinted in Edwards, *History*, 2:117–19.

＊28 Vincent Brown, lecture presented to the History Department, Stanford University, October 7, 2008. 以下も参照。Brown, *The Reaper's Garden*〔ただし該当する記述があるのはBrown, "Spiritual Terror"〕; Schiebinger, "Human Experimentation"; Hildebrandt, *Versuch einer philosophischen Pharmakologie*, 77–78; Francis Spilsbury, *Advice to Those Who Are Afflicted with Venereal Disease* (London, 1790), 38; James Gregory, Case of Euphemia McKay, from his *Clinical Cases*, 1785–1786. 以下に引用。Risse, *New Medical Challenges*, 297.

＊29 Moreau de Saint-Méry, *Loix et constitutions*, 4:229–31; Pluchon, *Vaudou*, 146. マカンダルについては以下を参照。Weaver, *Medical Revolutionaries*, 76–97.

＊30 An Act to Remedy the Evils Arising from Irregular Assemblies of Slaves, Jamaica 1760, in CO 139/21, National Archives, Kew, Richmond, Surrey. 反オービア法についての最も完全な記述は以下。Jerome Handler and Kenneth Bilby, *Enacting Power: The Criminalization of Obeah in the Anglophone Caribbean, 1760–2011* (Kingston: University of the West Indies Press, 2012). 以下も参照。Diana Paton, "Witchcraft, Poison, Law, and Atlantic Slavery," *William and Mary Quarterly* 69 (2012): 235–64; Stephen Fuller, *The Act of Assembly of the Island of Jamaica* (London, 1788), 10, 20.

＊31 Great Britain, House of Commons, *Report of the Lords*, III, Jamaica, Appendix, "Abstract of the Jamaica Laws for the Government of the Negro Slaves," 1760, Act 24, Section X, and 1781, Act 91; Jamaica, Barbados, Antigua, Grenada and Saint Christopher No. 26. 以下も参照。Handler and Bilby, *Enacting Power*, 16.

＊32 *Code de la Martinique* (Saint-Pierre, 1767), 431–35; Moreau de Saint-Méry, *Loix et constitutions*, 3:492; 4:724; Arthaud, *Observations sur les lois*, 76–78. 以下も参照。Pluchon, *Histoire des médecins*, 109–10.

＊33 Moseley, *Treatise on Sugar*, 194; Arthaud, *Observations sur les lois*, 76–77; Brodwin, *Medicine and Morality*, 31; Weaver, *Medical Revolutionaries*, 48–60.

＊34 [Bourgeois], *Voyages interessans*, 458, 470; George Pinckard, *Notes on the West Indies*, 3 vols. (London, 1806), 1:389; 2:62.

＊35 Thomson, *Treatise*, 147; Handler, "Slave Medicine and Obeah"; Sheridan, *Doctors and Slaves*, 89–96; Williamson, *Medical and Miscellaneous Observations*, 2:189; Adair, *Unanswerable Arguments*, 111–12, 251–52.

＊36 Julien Raimond, *Observations sur l'origine et les progrès du préjugé des colons blancs contre*

Monstrous Imagination (Cambridge, MA: Harvard University Press, 1993). 以下も参照。Daniel Turner, *A Treatise of Diseases Incident to the Skin*, 3rd ed. (London, 1726), 169–70, 173; Marc Bloch, *Royal Touch: Sacred Monarchy and Scrofula in England and France* (London: Routledge, 1973)〔マルク・ブロック『王の奇跡——王権の超自然的性格に関する研究／特にフランスとイギリスの場合』井上泰男・渡邊昌美訳、刀水書房、1998年〕. 委員会の報告書については以下を参照。[Benjamin Franklin], *Report of Dr. Benjamin Franklin, and Other Commissioners, Charged by the King of France, with the Examination of the Animal Magnetism, as Now Practiced at Paris* (London, 1785), xvi–xvii.

*19 偽薬《プラセボ》〔という語〕は以下に収録されている。George Motherby, *A New Medical Dictionary; or, General Repository of Physic*, 2nd ed. (London, 1785), s.v. "placebo." ジェイムズ・グレゴリーはこの言葉を、効果的な治療法が見つかるまで患者を楽にするために使われる、効果はないが害にもならない医薬品や処置という近代的な意味で使っている（Gregory, *Additional Memorial*, 392)。以下も参照。Herr, "Franklin, Lavoisier, and Mesmer," 346–51; Shapiro and Shapiro, *Powerful Placebo*, 17, 19–20〔シャピーロ＆シャピーロ『パワフル・プラセボ』22–23、25–26頁〕; F. Miller et al., *Placebo*, 1–9; Haygarth, *Of the Imagination*, 2–3; Benjamin Perkins, *The Influence of Metallic Tractors on the Human Body* (London, 1798).

*20 Haygarth, *Of the Imagination*, 2–3. パーキンスのトラクターについては以下も参照。James Delbourgo, *A Most Amazing Scene of Wonders: Electricity and Enlightenment in Early America* (Cambridge, MA: Harvard University Press, 2006), 239–77.

*21 Haygarth, *Of the Imagination*, 4, 6–24, 28; J. P. Bull, "The Historical Development of Clinical Therapeutic Trials," *Journal of Chronic Diseases* 10 (1959): 218–48, esp. 228.

*22 スミスは以下に引用。Haygarth, *Of the Imagination*, 10–11, 16, 29–30.

*23 Great Britain, House of Commons, *Report of the Lords*, III, Nos. 22–26; Spooner in Saint Christopher and Granada; Adair in Antigua.

*24 Williamson, *Medical and Miscellaneous Observations*, 1:97–98.

*25 Moseley, *Treatise on Sugar*, 194; Thomson, *Treatise*, 9

*26 タッキーの反乱についてのロングの説明は以下。Long, *History of Jamaica*, 2:445–71. 以下も参照。Great Britain, House of Commons, *Report of the Lords* (1789), III, Jamaica, following No. 26, C, paper delivered by Mr. Rheder, and "Obiah Trials," reprinted in Edwards, *History*, 2:117–19.

*27 Great Britain, House of Commons, *Report of the Lords*, III, Jamaica, following No. 26,

naturelle et des arts 8, no. 2 [1776]: 469–76)。本書終章も参照。ブルジョワの考察は以下を参照。Bourgeois, *Voyages intéressans*, 470.〔フランソワ・〕マカンダルについては以下を参照。Pierre Pluchon, *Vaudou, sorciers, empoisonneurs de Saint Domingue à Haïti* (Paris: Karthala, 1987); Jill Casid, "'His Master's Obi': Machine Magic, Colonial Violence, and Transculturation," in *The Visual Culture Reader*, ed. Nicholas Mirzoeff, 2nd ed. (New York: Routledge, 2002), 533–45; Weaver, *Medical Revolutionaries*, 89–97; McClellan and Regourd, *Colonial Machine*, 284–87.

＊15 Dazille, *Observations générales*, 204–6.

＊16 ジェイムズ・アデアは、アンティグア島の聖職者は〔洗礼にあたって〕洗礼費用を徴収しており、そのために奴隷に喜んで洗礼や再洗礼を施したと記している（Adair, *Unanswerable Arguments*, 160)。エドワード・ロングは、奴隷はオービアから身を守るために洗礼を受けようとしたと主張している（Long, *History of Jamaica*, 2:416)。さらに、イギリス人はフランス人が奴隷をカトリックに改宗させることで、「奴隷主の利益」に沿わせ、〔奴隷主との〕「つながり」を強めて「フランス人農園主の有利に」なるように計らっているとしてフランス人を非難した。以下を参照。Thomas Atwood, *The History of the Island of Dominica* (London, 1791), 259–60.「共感」の力については以下を参照。John Gregory, *Observations on the Duties and Offices of a Physician* (London, 1770), 19. 精神が身体に及ぼす力については以下を参照。Thomas Percival, *Medical Ethics* (Manchester, 1803), 165–66. 以下も参照。John Gregory, *Lectures upon the Duties and Qualifications of a Physician* (London, 1772), 34; Baker, Porter, and Porter, *Codification of Medical Morality*, vol. 1; Tom Beauchamp, "Worthington Hooker on Ethics in Clinical Medicine," in Baker, Porter, and Porter, *Codification of Medical Morality*, 2:105–19, esp. 106–8.

＊17 Benjamin Rush, *Medical Inquiries and Observations*, 2nd ed., 4 vols. (Philadelphia, 1805), 1:394–95. 動物磁気説については以下を参照。François Regourd, "Mesmerism in Saint Domingue: Occult Knowledge and Vodou on the Eve of the Haitian Revolution," in Delbourgo and Dew, *Science and Empire*, 311–32; Robert Darnton, *Mesmerism and the End of the Enlightenment in France* (Cambridge, MA: Harvard University Press, 1968)〔ロバート・ダーントン『パリのメスマー――大革命と動物磁気催眠術』稲生永訳、平凡社、1987年〕. オービアへの解毒剤としての良好な医者－患者関係については以下を参照。Thomson, *Treatise*, 10.

＊18 Winthrop Jordan, *White over Black: American Attitudes toward the Negro, 1550–1812* (Chapel Hill: University of North Carolina Press, 1968), 12, 242; Marie-Hélène Huet,

2:114–17. ヴィンセント・ブラウンは、1814年から1818年までのジャマイカにおける奴隷裁判の分析を行い、オービアの実践によって裁かれたのは男性より女性が多かったが、有罪とされたのは女性よりも男性のほうが多かったという興味深い事実を指摘している（Vincent Brown, "Spiritual Terror," 39–40）。

＊08 Williamson, *Medical and Miscellaneous Observation*, 1:114–16.

＊09 Ibid., 1:139–40.

＊10 Great Britain, House of Commons, *Report of the Lords*, III, Antigua, Nos. 22–27.

＊11 Ibid., III, Grenada and Saint Christopher, Nos. 22–27.

＊12 以下を参照。Jerome Handler, "Slave Medicine and Obeah in Barbados, ca.1650 to 1834," *New West Indies* 74 (2000): 57–90. 以下も参照。Diana Paton and Maarit Forde, eds., *Obeah and Other Powers* (Durham, NC: Duke University Press, 2012).

＊13 ブードゥー（vaudou, vaudoux）や妖術（sorcier, sorcellerie）という言葉はプペ＝デポルト、バジョン、ダジール、アルトーには出てこない。ミシェル＝エティエンヌ・デスクルティルズは短く言及しているが医療との関連においてではない（Descourtilz, *Voyage d'un naturaliste en Haiti*, 1799–1803, ed. Jacques Boulenger [Paris: Plon, 1935], 115–19）。デスクルティルズも強い毒性のあるシロバナヨウシュチョウセンアサガオ（棘のあるリンゴ、グアドループの毒リンゴ、妖術師の薬草などさまざまな名で知られる）について、マカンダル（makendal）とよばれる植民地の妖術師たちが物忘れの薬や眠り薬として使用していると報告している（Descourtilz, *Flore pittoresque*, 3:99–100）。ブードゥーとカトリシズムの関係については以下を参照。Sue Peabody, "'A Dangerous Zeal': Catholic Missions to Slaves in the French Antilles, 1636–1800," *French Historical Studies* 25 (2002): 53–90. メデリック＝ルイ＝ゼリー・モロー・ド・サン＝メリーのものはブードゥーへの最初の言及である（Moreau de Saint-Méry, *Description*, 1:45–51）。アラスデア・ペティンガーは、ブードゥーはクレオール語〔西インド諸島で生まれた言葉〕で「明らかに」アフリカ起源である数少ない単語の一つであるという重要な指摘をした。モロー・ド・サン＝メリーはこれをフランス語で（単数形名詞として）vaudouxと綴った。デスクルティルズは（複数形名詞として）vaudouxと書いた（Pettinger, "From Vaudoux to Voodoo," *Forum for Modern Language Studies* 40 [2004]: 415–25, esp. 415, 422）。

＊14 Bajon, *Mémoires*, 1:363–65. この中でバジョンはシャルル＝ニコラ＝シジスベール・ソンニーニ・ド・マノンクールと彼の「魔術師と思しき人」の話に異を唱えた（Sonnini de Manoncour, "Observations sur les serpens de la Guianne, & sur l'efficacité de l'Eau de Luce pour en guiérir la morsure," *Journal de physique, de chimie, d'histoire*

American Literatures (Boston: University of Massachusetts Press, 2013), 138–42; Danielle Boaz, "Instruments of Obeah: The Significance of Ritual Objects in the Jamaican Legal System, 1760 to the Present," in Ogundiran and Saunders, *Materialities of Ritual*, 143–58; Paula Saunders, "Charms and Spiritual Practitioners: Negotiating Power Dynamics in an Enslaved African Community in Jamaica," in Ogundiran and Saunders, *Materialities of Ritual*, 159–75. ブードゥーについては以下を参照。Alfred Métraux, *Voodoo in Haiti*, trans. Hugo Charteris (New York: Oxford University Press, 1959); Michel Laguerre, *Voodoo Heritage* (Beverly Hills, CA: Sage Publications, 1980), esp. 25–57; David Geggus, "Haitian Voodoo in the Eighteenth Century: Language, Culture, Resistance," *Jahrbuch für Geschichte von Staat, Wirtschaft, und Gesellschaft Lateinamerikas* 28 (1991): 21–51; Brodwin, *Medicine and Morality*; Kate Ramsey, *The Spirits and the Law: Vodou and Power in Haiti* (Chicago: University of Chicago Press, 2011), 39–42. ブラジルに関しては以下を参照。Sweet, "Mistaken Identities?," 279–306, esp. 293; Sweet, *Domingos Álvares*.

＊04 Jerome Handler and Kenneth Bilby, "On the Early Use and Origin of the Term 'Obeah' in Barbados and the Anglophone Caribbean," *Slavery and Abolition* 22 (August 2001): 87–100. 以下も参照。Vincent Brown, "Spiritual Terror and Sacred Authority in Jamaican Slave Society," *Slavery and Abolition* 24 (April 2003): 24–53. シャーラ・フェットは以下でアメリカ南部におけるこれらの伝統について記している。Fett, *Working Cures*, 41–42.

＊05 奴隷廃止論については以下を参照。C. Brown, *Moral Capital*; Great Britain, House of Commons, *Report of the Lords*, III, reports from Jamaica, Barbados, Antigua, Grenada and Saint Christopher in response to questions 22–26（モントセラト島とネヴィス島は無回答）; Thomson, *Treatise*, 10.

＊06 Great Britain, House of Commons, *Report of the Lords*, III, Jamaica, Nos. 22–26. ブライアン・エドワーズはこの長々としたオービアの説明をエドワード・ロングに帰している。『〔貴族院審議会〕報告』は島の当局者であるスティーヴン・フラーと、ロング、そしてジェイムズ・チザムを著者と認めている。エドワーズは以下の著作にこの証言の全体を再録している。Edwards, *History*, 2:106–19. モーズリーの異例なほどに長い「オービア（Obi）」の扱いは以下を参照。Mosely, *Treatise on Sugar*, 190–205, esp. 194; Thomson, *Treatise*, 8–10.

＊07 Great Britain, House of Commons, *Report of the Lords*, III, Jamaica, Following No. 26, A, "The Paper Referred to in the Preceding Account." Reprinted in Edwards, *History*,

331–48, esp. 332）。以下も参照。Stepan, *Idea of Race in Science*; Schiebinger, *Nature's Body*〔シービンガー『女性を弄ぶ博物学』〕; Meijer, *Race and Aesthetics*; Curran, *Anatomy of Blackness*; Malcolmson, *Studies of Skin Color*; "Observation sur l'usage du café appliqué extérieurement dans les maladies du genre nerveux," *Affiches américaines*, July 20, 1772, 365–67.

＊63 Schiebinger, "Human Experimentation."

＊64 H. Cook, "Practical Medicine"; Harrison, *Medicine*.

＊65 William Wagstaffe, *A Letter to Dr. Freind; Shewing the Danger and Uncertainty of Inoculating the Smallpox* (London, 1722), 4; Philippe Pinel, *The Clinical Training of Doctors*, ed. and trans. Dora Weiner (1793; repr., Baltimore: Johns Hopkins University Press, 1980), 78–79. 以下も参照。Percival, *Medical Ethics*, 15–16; Dazille, *Observations sur le tétanos*, 23, 39; Arthaud, *Dissertation et observations*, 7.

＊66 Sloane, "Account of Inoculation," 517. 詳細は以下を参照。Schiebinger, *Plants and Empire*, 166–67〔シービンガー『植物と帝国』 218–19頁〕.

＊67 Home, *Clinical Experiments*, 411.

＊68 Ibid., 411–13, 420.「月経を引き起こし」潜在的に中絶を誘発するための電気の使用については以下を参照。Bertucci, "Shocking Subjects," 111–38, esp. 123.

＊69 Home, *Clinical Experiments*, 112–13.

＊70 Bernard, *Introduction to the Study*, 128〔ベルナール『実験医学序説』 164頁〕.

＊71 Dazille, *Observations sur les maladies* [1776], 42–43. 以下も参照。Bajon, *Mémoires*; Thomson, *Treatise*.

第 5 章

＊01 Dazille, *Observations sur les maladies* [1792], 1:2.

＊02 Great Britain, House of Commons, *Report of the Lords*, III, "Treatment of Slaves in the West Indies, and All Circumstances Relating Thereto, Digested under Certain Heads."

＊03 イギリス人はマルティニークのジャン＝バティスト・ラバによって報告された妖術をジャマイカのオービアと同様のものとみなした。以下を参照。Great Britain, House of Commons, *Report of the Lords*, III, Jamaica, Nos. 22–26. 以下を参照。Labat, *Nouveau voyage*, vol. 2, chap. 21, "Histoires de quelques nègres sorciers." オービアとブードゥーに関する文献は膨大である。オービアについては以下を参照。Handler and Bilby, "Obeah"; Kelly Wisecup, *Medical Encounters: Knowledge and Identity in Early*

221–39.

＊52　Williamson, *Medical and Miscellaneous Observations*, 2:165–67.

＊53　Thomas Houlston, "Some Experiments Made with a View to Ascertain the Duration of the Infectious Power of Variolous Matter," *London Medical Journal* 7 (1786): 7–10, esp. 7–8.

＊54　Lydia Murdoch, "Carrying the Pox: The Use of Children and Ideals of Childhood in Early British and Imperial Campaigns against Smallpox," *Journal of Social History* 48 (2015): 1–25.

＊55　Houlston, "Some Experiments," 9. 他に何人かが失敗した実験について報告している。あるフランスの実験では、ラバの鼻に感染性の物質を染み込ませた綿片を詰めて、その動物に馬鼻疽を接種し〔て罹患させ〕ようとした。しかし、解剖の結果、この実験は失敗だったことが証明された。Arthaud, *Recherches, mémoires*, 123–25. 1813年には、匿名のイギリス人内科医が失敗した実験について記している。「病気の治療における誤りを忠実に公表することは、医学の進歩にとって重要であるというのが〔私の〕見解であるから、以下の失敗した実践を読者に公開することを謝罪するわけではない」("On the Dangerous Effects of the Infusion of Tobacco Administered as a Glyster," *Edinburgh Medical and Surgical Journal* 9 [1813]: 159–60)。出版バイアスについては以下を参照。Kay Dickersin and Yuan-I Min, "Publication Bias: The Problem That Won't Go Away," *Annals of the New York Academy of Sciences* 703 (1993): 135–48; Daniele Fanelli, "Negative Results Are Disappearing from Most Disciplines and Countries," *Scientometrics* 90 (2012): 891–904.

＊56　Currie, *Medical Reports*, 1:iii, 35–36, 198–209, 216–20.

＊57　Ibid., 1:35–36.

＊58　Ibid., 1:225.

＊59　Ibid., 1:i–ii, v–vii.

＊60　ナチスは海上に墜落したパイロットが受ける低体温症の影響を把握するために、ダッハウ強制収容所の囚人を氷水に浸け、彼らが死ぬまでの反応を記録するという実験を行った。以下を参照。Paul Weindling, "The Nazi Medical Experiments," in Emanuel, *Oxford Textbook*, 18–30.

＊61　[Monro], *Letters and Essays*, 2, 8.

＊62　より完全な考察は以下を参照。Londa Schiebinger, "Medical Experimentation and Race in the Eighteenth-Century Atlantic World," *Social History of Medicine* 26 (2013): 364–82. トッド・サヴィットもこの点に言及している（Savitt, "Use of Blacks,"

cal Diseases," 31–48; and Thomson, *Treatise*, 81–97.

＊38 Thomson, *Treatise*, 81, 86, 88–89, 92. 以下を参照。Edwards, *History*, 2:80–81. シエラレオネで働いていたウィンターボトムはエドワーズの一節を繰り返したが、人痘接種は「シエラレオネ周辺の先住民には知られていなかった」と報告した（Winterbottom, *Account*, 2:156）。人痘接種に関するアフリカ人の知識については以下を参照。Eugenia Herbert, "Smallpox Inoculation in Africa," *Journal of African History* 16 (1975): 539–59; [Wright], *Memoir*, 411.

＊39 Thomson, *Treatise*, 86.

＊40 Ibid., 86–87.

＊41 トムソンは *Treatise*, 87–88で5人の被験者について、また、"Observations and Experiments," 324で4人の被験者について報告している。

＊42 Thomson, "Observations and Experiments," 325.

＊43 Ibid.; Thomson, *Treatise*, 85; Williamson, *Medical and Miscellaneous Observations*, 2:146.

＊44 Thomson, "Observations and Experiments," 326; Thomson, *Treatise*, 93.

＊45 Thomson, "Remarks on Tropical Diseases," 44.

＊46 Winterbottom, *Account*, 2:153; Thomson, *Treatise*, 89–90. ジャン＝バルテルミ・ダジールはイチゴ腫が動物を通じて伝染することがあるという見解を示していたが、それを支持する実験については報告していない（Dazille, *Observations sur les maladies* [1792], 1:246）。Thomson, "Remarks on Tropical Diseases," 31, 35. 彼はまたウィリアム・ライトの手稿も所持していた。

＊47 [Hume], "Description," 274.

＊48 トムソンは以下でこれらの実験の日付を示している。Thomson, "On the Substitutes," 27–31, esp. 29. 以下も参照。Thomson, *Treatise*, 147, 153–54.

＊49 Adair, *Unanswerable Arguments*, 114–15, 127, 141–43. 以下も参照。Philip Curtin, *Disease and Empire: The Health of European Troops in the Conquest of Africa* (Cambridge: Cambridge University Press, 1998). 兵士が選択することができるかどうかは指揮官が決定した。Kopperman, "British Army," 51–86, esp. 69.

＊50 Lind, *Treatise on the Scurvy*; Richard, Munier, [and] Sabbatier, "Épreuves d'un remède," 37–56, esp. 39.

＊51 ライムはアフリカや西インド諸島のアフリカ人の間で多用された。以下を参照。Sheridan, *Doctors and Slaves*, 76; Long, *History of Jamaica*, 2:381; Gillespie, "Observations." 以下に再録。Leonard Gillespie, *Observations on the Diseases Which Prevailed on Board a Part of His Majesty's Squadron, on the Leeward Island Station* (London, 1800),

1832 (Bloomington: Indiana University Press, 1990); David Gaspar and Darlene Hine, eds., *More Than Chattel: Black Women and Slavery in the Americas* (Bloomington: Indiana University Press, 1996).

＊18 [Monro], *Letters and Essays*, 56, 67–70.

＊19 Ibid., 98.

＊20 Ibid., 23.

＊21 [Wright], *Memoir*, 365–66.

＊22 ジョン・クワイヤーはルイダスヴェイルに定住してシェイディグローヴと呼ばれた250エーカーの領地を所有した。Craton, *Searching*, 259–64; Thomson, *Treatise*, 69.

＊23 Thomson, "Remarks on Tropical Diseases," 31–48, esp. 31.

＊24 Thomson, *Treatise*, 69, 85.

＊25 Thomson, "Observations and Experiments," 321–28, esp. 322.

＊26 Percival, *Medical Ethics*, 14–15, article 12.

＊27 Great Britain, House of Commons, *Report of the Lords*, III, Jamaica, No. 7, 15, "What Impedes the Natural Increase of Negro Slaves?"; [Wright], *Memoir*, 401; Hillary, *Observations*, 344–45; Thomson, *Treatise*, 90–91. 以下も参照。Larry Stewart, "The Edge of Utility: Slaves and Smallpox in the Early Eighteenth Century," *Medical History* 29 (1985): 54–70.

＊28 Williamson, *Medical and Miscellaneous Observations*, 2:146. ゴットフリート・シリングは1760年代のスリナムでファン・スウィーテンの治療法を用いて実験した。以下も参照。[Hume], "Description," 272–86, esp. 279; and Winterbottom, *Account*, 2:159.

＊29 Thomson, *Treatise*, 144–56; Schiebinger, *Plants and Empire*, 172〔シービンガー『植物と帝国』225–26頁〕.

＊30 Thomson, *Treatise*, 1.

＊31 Ibid., 72; Craton, *Searching*, 262.

＊32 Macgrudan, "Médecin à la Jamaïque," 37–47.

＊33 Winterbottom, *Account*, 2:142.

＊34 Joseph Adams, *Observations on Morbid Poisons*, 2nd ed. (London, 1807), 211–13.

＊35 Dancer, *Medical Assistant* [1801], 221; Thomas Dancer, *The Medical Assistant; or Jamaica Practice of Physic: Designed Chiefly for the Use of Families and Plantations*, 3rd ed. (London, 1819), 190n; Dancer, *Medical Assistant* [1809], 230n.

＊36 Thomson, *Treatise*, 86.

＊37 Thomson, "Observations and Experiments," 321–28; Thomson, "Remarks on Tropi-

of Inoculation"; Peter Razzell, *The Conquest of Smallpox: The Impact of Inoculation on Smallpox Mortality in Eighteenth-Century Britain* (Firle: Caliban Books, 1977). アンティグア島生まれのイギリス人、シメオン・ウォーロックが大規模な人痘接種を開始した。彼は1779年にサン＝ドマングの帰化市民となった。以下を参照。Moreau de Saint-Méry, *Description*, 1:218–19, 247, 536. 以下も参照。McClellan, *Colonialism and Science*, 144; Thomas Cooper, *The Statutes at Large of South Carolina*, 10 vols. (Columbia, 1838), 3:513–15; Claire Gherini, "Rationalizing Disease: James Kilpatrick's Atlantic Struggles with Smallpox Inoculation," *Atlantic Studies: Global Currents* 7 (2010): 421–46.

＊05 Charles-Marie de La Condamine, *A Discourse on Inoculation, Read before the Royal Academy of Sciences at Paris, the 24th of April 1754* (London, 1755), 2, 42, 44, 49–50.

＊06 [Monro], *Letters and Essays*, 6, 18, 65.

＊07 Ibid., xiii–xiv.

＊08 モンローとクワイヤーの文通をたどる調査は、エディンバラ大学図書館、ニュージーランドのオタゴ医学図書館のモンローコレクション、さらにイギリス・ケンブリッジ州の子孫のもとにまたがるものになった。二人の間で交わされたはずの素晴らしい書簡を探し出すことはできなかった。

＊09 Great Britain, House of Commons, *Report of the Lords*, III, Jamaica Appendix, No. 8; [Monro], *Letters and Essays*, 87, 97, 98, 99, 100.

＊10 [Monro], *Letters and Essays*, 56.

＊11 Ibid., 13, 41, 86–95.

＊12 Ibid., 86–88.

＊13 Ibid., 64. 乳児に人痘接種した者は他にもいた。以下を参照。Louis Lapeyre, *Mémoire instructif sur l'inoculation des petites véroles* (London, 1771), 16; Thomas Dimsdale, *The Present Method for Inoculating the Small-Pox* (London, 1767), 9.

＊14 [Monro], *Letters and Essays*, 11–12. 以下も参照。Schiebinger, *Plants and Empire*, 172–77〔シービンガー『植物と帝国』225–32頁〕.

＊15 クワイヤーの患者集団には「白人」もいた。[Monro], *Letters and Essays*, xxxi, 2; Craton, *Searching*, 259–64.

＊16 [Monro], *Letters and Essays*, 54–55.

＊17 Ibid., 55. 女性奴隷と出産に関する態度については以下を参照。Jennifer Morgan, *Laboring Women: Reproduction and Gender in New World Slavery* (Philadelphia: University of Pennsylvania Press, 2004); Barbara Bush, *Slave Women in Caribbean Society, 1650–*

＊67 John Warner, "The Idea of Southern Medical Distinctiveness: Medical Knowledge and Practice in the Old South," in *Science and Medicine in the Old South*, ed. Ronald Numbers and Todd Savitt (Baton Rouge: Louisiana State University Press, 1989), 179–205.

＊68 Stephen Kenny, "'A Dictate of Both Interest and Mercy'? Slave Hospitals in the Antebellum South," *Journal of the History of Medicine* 65 (2010): 1–47; Stephen Kenny, "The Development of Medical Museums in the Antebellum American South: Slave Bodies in Networks of Anatomical Exchange," *Bulletin of the History of Medicine* 87 (2013): 32–62; Todd Savitt, "The Use of Blacks for Medical Experimentation and Demonstration in the Old South," *Journal of Southern History* 48 (1982): 331–48, esp. 334, 339.

＊69 J. Marion Sims, *The Story of My Life* (New York, 1888), 245; J. Marion Sims, "On the Treatment of Vesico-Vaginal Fistula," *American Journal of the Medical Sciences* 23 (1852): 59–82.

＊70 Baker, *Before Bioethics*, 108. AMAは奴隷を保護することができなかったが、シムズが会長であった期間に女性や「有色の」男性に門戸を開放していた。

＊71 Sims, *Story of My Life*, 240.

＊72 J. Marion Sims, "Two Cases of Vesico-Vaginal Fistula, Cured," *Journal of Health* 5 (1854): 1–7, esp. 1. 以下でのベイカーの見事な説明を参照。Baker, *Before Bioethics*, 245–55.

＊73 Sims, "Two Cases," 1; Sims, *Story of My Life*, 236.

＊74 Savitt, "Use of Blacks," 334. サヴィットは早くも1982年に、北部と南部での診療を比較して、奴隷、貧者、一時滞在の白人、船乗り、ヨーロッパの移民、白人困窮者が19世紀の病院においていかに使用されたかを理解する研究を呼びかけていた。

第 4 章

＊01 ジョン・グレゴリーは以下に引用。Baker, *Before Bioethics*, 74–75.

＊02 以下も参照。Ibid., 74.

＊03 以下では、西インド諸島在住のすべての内科医が島と領土ごとに列記されている。*Medical Register for the Year 1783* (London, 1784), "Section IV, West Indies."

＊04 ニューゲート監獄実験については以下を参照。Schiebinger, "Human Experimentation," 396–97; Sheridan, *Doctors and Slaves*, 252. 以下も参照。Genevieve Miller, *The Adoption of Inoculation for Smallpox in England and France* (Philadelphia: University of Pennsylvania Press, 1957); Rusnock, *Vital Accounts*; [Monro], *Letters and Essays*, 6. 天然痘の人痘接種に関する文献は膨大である。たとえば以下を参照。Sloane, "Account

*56 Ibid., 45. ライトの『回想録』はジョン・ミッチェル博士による注を添えて、彼の3人の姪によって出版された。William Fawcett, "William Wright, A Jamaican Botanist," *Journal of Botany* 60 (1922): 330–34.

*57 Bajon, *Mémoires*, 1:157–58; Joseph Capuron, *Traité des maladies des enfants* (Paris, 1820), 457. マルティニークのシャンヴァロンについては以下を参照。Société royale de médecine, Paris, 191B, d31, pièce 3. ブルジョワの論評は以下。[Bourgeois], *Voyages intéressans*, 487–89. トマス・ダンサーのものは以下。Dancer, *A Short Essay on Cold Bathing* (Saint Jago de la Vega, 1777). ライトの述べるところは以下。Wright, *Memoir*, 331, 344–45. 以下も参照。John Floyer, *Psychrolousia; Or, the History of Cold Bathing: Both Ancient and Modern* (London, 1715); Henri-Mathias Marcard, *De la nature et de l'usages des bains* (Paris, 1801).

*58 Currie, *Medical Reports*, 1:6–7.

*59 Ibid., 1:7–8.

*60 [Wright], *Memoir*, 110, 117, 162–63.

*61 ジェイムズ・グレゴリーは以下の著作で「普遍的に理解された」医師の義務の概要を示した。Gregory, *Memorial to the Managers*, 129–47.

*62 Ibid., 133. エディンバラ診療所での教育ないし臨床病棟は1780年代の50床から1790年代の100床にまで拡大された。Risse, "Clinical Instruction in Hospitals," 1–19, esp. 6–7.

*63 Laurence McCullough, *John Gregory and the Invention of Professional Medical Ethics and the Profession of Medicine* (Dordrecht: Kluwer Academic Publishers, 1998), 104.

*64 『黒人法典』第27条。以下に訳出。Sue Peabody and Keila Grinberg, *Slavery, Freedom, and the Law in the Atlantic World* (New York: Palgrave, 2007), 31–36〔日本語では以下に訳出。ルイ・サラ゠モランス『黒人法典——フランス黒人奴隷生の法的虚無』中村隆之・森元庸介訳、明石書店、2024年、第2部〕. 以下も参照。Elsa Goveia, "The West Indian Slave Laws of the Eighteenth Century," *Colegio de Ciencias Sociale de la Universidad de Puerto Rico* (1960): 75–105.

*65 Stephen Fuller, *New Consolidated Act, 1788, ...Being the Present Code Noir of That Island* (London, 1789).

*66 クリストファー・ブラウンが論じたように、反奴隷制ですら経済的あるいは道徳的な意味で、〔奴隷主たちの〕自己利益を図るものであった(Christopher Brown, *Moral Capital: Foundations of British Abolitionism* [Chapel Hill: University of North Carolina Press, 2012], 25–30)。

versity Press, 2003); David Perkins, *Romanticism and Animal Rights* (Cambridge: Cambridge University Press, 2003).

*39 ヨハン・リッターは以下に引用。Stuart Strickland, "The Ideology of Self-Knowledge and the Practice of Self-Experimentation," preprint 65, Max-Planck-Institut für Wissenschaftsgeschichte, Berlin, 1997, 25; Albrecht von Haller, "Abhandlung über die Wirkung des Opiums auf den menschlichen Körper," *Berner Beiträge zur Geschichte der Medizin und der Naturwissenschaften* 19 (1962): 3–31.

*40 Hildebrandt, *Versuch einer philosophischen Pharmakologie*; Lawrence Altman, *Who Goes First: The Story of Self-Experimentation in Medicine* (New York: Random House, 1986), 12; Störck, *Essay*, 12–14.

*41 Benjamin Bell, *A Treatise on Gonorrhoea Virulenta and Lues Venerea*, 2 vols. (Edinburgh, 1797), 1:32–33.

*42 Thomson, *Treatise*, 145–46. トムソンは以下でこれらの実験の日付を示している。Thomson, "On the Substitutes," 27–31, esp. 28. エディンバラ王立医学協会所属の学生による自己実験については以下を参照。Guenter Risse, "Debates and Experiments: The Royal Medical Society of Edinburgh," *Clio Medica* 78 (2005): 67–104, esp. 83–84.

*43 Bajon, *Mémoires*, 1:433–60.

*44 [Wright], *Memoir*, 342, 347; William Wright, "Remarks on Malignant Fevers; and Their Cure by Cold Water and Fresh Air," *London Medical Journal* 7, pt. 2 (1786): 109–15. ライトの主張は医学文献の中で繰り返された（Currie, *Medical Reports*, 1:5）。

*45 [Wright], *Memoir*, 342–43.

*46 Ibid., 342–46; Wright, "Remarks on Malignant Fevers," 109–15.

*47 [Wright], *Memoir*, 344.

*48 Ibid., 27, 347–50.

*49 Ibid., 347–50, 415.

*50 Ibid., 330–39; William Wright, "On the Use of Cold Bathing in the Locked Jaw," *Medical Observations and Inquiries* 6 (1784): 143–62.

*51 [Wright], *Memoir*, 332.

*52 Ibid., 342–50.

*53 Pouppé-Desportes, *Histoire des maladies*, 2:83–84; Debien, *Esclaves*, 315.

*54 [Wright], *Memoir*, 415–16.

*55 Ibid., 92, 418.

(Brockliss and Jones, *Medical World*, 682–83)。

＊30 [Monro], *Letters and Essays*, 41, 53; Thomson, *Treatise*, 10.

＊31 Williamson, *Medical and Miscellaneous Observations*, 1:97–98.

＊32 McClellan, *Colonialism and Science*, 128–46; McClellan and Regourd, *Colonial Machine*; Pluchon, *Histoire des médecins*, 92.

＊33 Charles Arthaud, *Dissertation et observations sur le tétanos* (Cap-Français, 1786). 以下を参照。McClellan and Regourd, *Colonial Machine*, 263.

＊34 Dazille, *Observations sur le tétanos*, 2, 8–10; Bajon, *Mémoires*, 1:261. マルサスについては以下を参照。Cody, *Birthing the Nation*, 269–92.

＊35 Dazille, *Observations sur les maladies* [1776], iv, x, 1–3. 趣旨は同著作の1792年版でも変わっていない（1–3）。

＊36 Dazille, *Observations sur les maladies* [1776], 2–3. 同様の見解については以下を参照。Michel-René Hilliard d'Auberteuil, *Considérations sur l'état présent de la colonie française de Saint-Domingue*, 2 vols. (Paris, 1776), 2:52. 以下も参照。Diderot and d'Alembert, eds., *Encyclopédie*〔ディドロ＆ダランベール編『百科全書』〕, 13, s.v. "Nègres (Commerce)," 80; Arthaud, *Dissertation et observations*, 57. 年齢が同じで非常に健康な女性奴隷3人と黒人《ニグロ》インド貨1人の価値が同じであった。黒人《ニグロ》インド貨という言葉は、南北アメリカ大陸に奴隷を送る〔大西洋奴隷〕貿易が始まる前のインド洋奴隷貿易の時代に取引にふさわしい奴隷という意味で使われていた。この引用は本の書評記事からである。Review of *Dictionnaire géographique, historique et politique des Gaules et de la France &c.*, vol. 5, by Jean-Joseph Expilly, *Journal encyclopédique, dédié à son altesse sérénissime, Mgr. le Duc de Bouillon* 3 (May 1768): 64–76, esp. 69–71. ディドロとダランベールの『百科全書』はしかし、黒人《ニグロ》インド貨を男女のいずれかと定義している(Diderot & d'Alembert, *Encyclopédie*, 12:567)。

＊37 Boylston, *Historical Account*, vi. 自己実験については以下も参照。Lederer, "Walter Reed," 9–17; Baker, *Before Bioethics*, 74–76.

＊38 Anton Störck, *An Essay on the Medicinal Nature of Hemlock* (London, 1760), 12–13; Bajon, *Mémoires*, 1:433–60. 以下も参照。Charles-Marie de La Condamine, *Relation abrégée d'un voyage* (Paris, 1745), 208–10. 動物実験については以下を参照。Gisborne, *Enquiry into the Duties of Men*, 408; Andreas-Holger Maehle, *Kritik und Verteidigung des Tierversuchs: Die Anfänge der Diskussion im 17. und 18. Jarhundert* (Stuttgart: F. Steiner, 1992); Schiebinger, "Human Experimentation"; Anita Guerrini, *Experimenting with Humans and Animals: From Galen to Animal Rights* (Baltimore: Johns Hopkins Uni-

＊22 [Monro], *Letters and Essays*, 107–8; Williamson, *Medical and Miscellaneous Observations*, 1:65; Leonard Gillespie, "Observations on the Putrid Ulcer. Communicated in a Letter to Samuel Foart Simmons, MD F.R.S.," *London Medical Journal* 6 (1785): 373–400, esp. 373.

＊23 M. Macgrudan, "Médecin à la Jamaïque, sur l'inoculation du Pians," *Journal de physique, de chimie, d'histoire naturelle et des arts* 1 (1773): 37–47, esp. 30; Thomson, *Treatise*, 94.

＊24 Great Britain, House of Commons, *Report of the Lords*, Ⅲ, No. 12. 以下も参照。Sheridan, *Doctors and Slaves*, 296.

＊25 Paul Kopperman, "The British Army in North America and the West Indies, 1755–1783: A Medical Perspective," in Hudson, *British Military and Naval Medicine*, 51–86, esp. 55; Sheridan, *Doctors and Slaves*; Williamson, *Medical and Miscellaneous Observations*, 1:189–90.

＊26 Williamson, *Medical and Miscellaneous Observations*, 1:120.

＊27 Great Britain, House of Commons, *Report of the Lords*, Ⅲ, No. 12. 1784年の法律は仏領の島々の農園主に対して適切な奴隷病院を設置することを求めている。以下を参照。Pluchon, *Histoire des médecins*, 423. ジャマイカにおける貧しい黒人のための都市病院については以下を参照。Rana Hogarth, "Charity and Terror in Eighteenth-Century Jamaica: The Kingston Hospital and Asylum for Deserted 'Negroes,'" *African and Black Diaspora: An International Journal* (2016): 1–18. グレンジャーによるプランテーション診療所の描写は以下。[Grainger], *Essay*, 71–73. 理想的な仏領のプランテーション病院は以下で描写されている。P. J. Laborie, *The Coffee Planter of Saint Domingo* (London, 1798), 94–95. トムソンの助言は以下。Thomson, *Treatise*, 11.

＊28 Dazille, *Observations sur le tétanos*, 19, 317, 390–425; John Luffman, *Brief Account of the Island of Antigua* (London, 1789), 96. プランテーション病院については以下を参照。Debien, *Esclaves*, 327–33; Sheridan, *Doctors and Slaves*, 268–87; Weaver, *Medical Revolutionaries*, 45–46.

＊29 Adair, *Unanswerable Arguments*, 118, 250–52; Laborie, *Coffee Planter*, 94; Thomson, *Treatise*, 93; [David Collins], *Practical Rules for the Management and Medical Treatment of Negro Slaves in the Sugar Colonies* (London, 1803), 252–66. 以下も参照。Justin Robert, *Slavery and the Enlightenment in the British Atlantic, 1750–1807* (Cambridge: Cambridge University Press, 2013), 164–67. ヨーロッパの病院は伝統的に慈善のための宗教的な施設であり、貧しい物乞いや浮浪者、売春婦などを収容していた

Percival, *Medical Ethics*, 48–49, article 28.

*11　William Withering, *An Account of the Foxglove and Its Medical Uses* (Birmingham, 1785), 2–3. 実験における被験者の使用については以下を参照。Schiebinger, "Human Experimentation," 384–408; William Bynum, "Reflections on the History of Human Experimentation," in Spicker, *Use of Human Beings*, 29–46, esp. 32.

*12　[J. F. Coste], "An Account of Some Experiments with Opium in the Cure of the Venereal Disease," *London Medical Journal* 9 (1788): 7–27.

*13　Ibid.

*14　Bernard, *Introduction to the Study*, 130〔ベルナール『実験医学序説』167–68頁〕.

*15　Percival, *Medical Ethics*, 14–15, article 12. 以下も参照。Brockliss and Jones, *Medical World*, 675.

*16　James Gregory, *Memorial to the Managers of the Royal Infirmary* (Edinburgh, 1800), 141; Gregory, *Additional Memorial*, 429–30, 343.

*17　James Gregory, *Additional Memorial*, 379, 425. Haakonssen, *Medicine and Morals*, 151–52.

*18　ヒポクラテス「誓い」第6段落。「いかなる家を訪ねるにせよ、ひとえに患者の利益をはかり、どんな故意なる不正や危害も加えることなく、男女、自由人、奴隷を問わずその肉体で情欲を満たすこともない」〔『ヒポクラテス医学論集』國方栄二編訳、岩波文庫、2022年、168頁〕。以下も参照。Heinrich von Staden, "The Discourses of Practitioners in Ancient Europe," in Baker and McCullough, *Cambridge World History*, 352–58, esp. 355–56; Jonsen, *Short History*, 1–12〔ジョンセン『医療倫理の歴史』7–25頁〕. 囚人については以下を参照。Pierre-Louis Moreau de Maupertuis, *Lettre sur le progrès des sciences* (Dresden, 1752), sec. 11, "Utilités du supplice des criminels"; Schiebinger, "Human Experimentation."

*19　Great Britain, House of Commons, *Report of the Lords*, 1789, III, Further Evidence, "A General View of the Principles on Which This System of Laws Appears to Have Been Originally Founded"; Antigua, Grenada, and Saint Christopher, No. 12; Williamson, *Medical and Miscellaneous Observations*, 1:190.

*20　Sheridan, *Doctors and Slaves*, 178–82; Schiebinger, *Plants and Empire*, 109〔シービンガー『植物と帝国』148–49頁〕; Vincent Brown, *The Reaper's Garden: Death and Power in the World of Atlantic Slavery* (Cambridge, MA: Harvard University Press, 2008).

*21　Williamson, *Medical and Miscellaneous Observations*, 1:169, 190; [Wright], *Memoir*, 330, 369.

"Declaration of Helsinki Ethical Principles for Medical Research Involving Human Subjects," *JAMA* 310 (2013): 2191–94.

*04 Maehle, *Drugs on Trial*; Thomson, *Treatise*, 146.

*05 John Leake, *An Account of the Westminster New Lying-in Hospital* (London, 1765), 1; Paul Pfeiffer, *Das Allgemeine Krankenhaus in Wien von 1784* (Münster: LIT, 2012). 未婚の母親への支援は18世紀末のイギリスにおいては後退したようだ。以下を参照。Lisa Cody, *Birthing the Nation: Sex, Science, and the Conception of Eighteenth-Century Britons* (Oxford: Oxford University Press, 2005).

*06 Home, *Clinical Experiments*, v–vi; Guenter Risse, *Hospital Life in Enlightenment Scotland* (Cambridge: Cambridge University Press, 1986), 21–22; Brockliss and Jones, *Medical World*, 673–700; Harrison, *Medicine*, 84, 103; Osborne, *Emergence of Tropical Medicine*.

*07 Home, *Clinical Experiments*, v–vii. 文脈に関しては以下も参照。Robert Baker, Dorothy Porter, and Roy Porter, eds., *The Codification of Medical Morality*, 2 vols. (Dordrecht: Kluwer, 1993), vol. 1; Lindemann, "Discourses of Practitioners," 391–98; Lisbeth Haakonssen, *Medicine and Morals in the Enlightenment: John Gregory, Thomas Percival, and Benjamin Rush* (Amsterdam: Rodopi, 1997).

*08 ホームによると、医師は「成功の見込みがあり、適切な注意を払いながら進めることができるのであれば、〔これまでとは〕異なる新しい治療法を試すことができる」(Home, *Clinical Experiments*, vi)。トマス・ギズボーンの主張は以下。Gisborne, *An Enquiry into the Duties of Men in the Higher and Middle Classes of Society in Great Britain* (London, 1784), 407. ギズボーンは以下も著した。Gisborne, *An Enquiry into the Duties of the Female Sex* (London, 1797). 研究倫理に関するより初期の主張については以下を参照。Laurence McCullough, "The Discourses of Practitioners in Eighteenth-Century Britain," in Baker and McCullough, *Cambridge World History*, 403–13, esp. 410. ジョン・グレゴリーは以下も著した。Gregory, *A Father's Legacy to His Daughters* (London, 1774).

*09 Thomas Percival, *Medical Ethics* (Manchester, 1803), 14–15, articles 12 and 13.

*10 ジェイムズ・グレゴリーの書くところでは、臨床教授の誓いは「裕福な患者と貧しい患者、個人宅にいる者と大病院にいる者、そしてこの診療所の一般病棟にいる者と臨床病棟にいる者とをまったく区別していない」(Gregory, *Additional Memorial*, 385–87)。パーシヴァルについては以下を参照。Robert Baker, "Deciphering Percival's Code," in Baker, Porter, and Porter, *Codification of Medical Morality*, 1:179–211;

について書いている。Bajon, *Mémoires*, 1:352–53.

＊50 Peter Goldblatt, ed., *Biological Relationships between Africa and South America* (New Haven, CT: Yale University Press, 1993), 8; Winterbottom, *Account*, 2:156–57.

＊51 [Bourgeois], *Voyages intéressans*, 470; Carney and Rosomoff, *In the Shadow*.

＊52 Shannon, *Practical Observations*, 380.

＊53 Dancer, *Medical Assistant* [1801], 223. またダンサーはイチゴ腫患者に温水浴を勧め、「川で冷水浴させるという［…］黒人《ニグロ》の一般的実践」を激しく非難した（Dancer, *A Short Dissertation on the Jamaica Bath Waters* [Kingston, 1784], 81–82）。以下も参照。Thomson, "Observations and Experiments," 322; Thomson, *Treatise*, 93.

＊54 以下も参照。Dancer, *Medical Assistant* [1801], 223. Dazille, *Observations sur les maladies* [1792]; Thomson, *Treatise*.

第 3 章

＊01 Albert Jonsen, *A Short History of Medical Ethics* (Oxford: Oxford University Press, 2000), 1–3〔アルバート・R・ジョンセン『医療倫理の歴史——バイオエシックスの源流と諸文化圏における展開』藤野昭宏・前田義郎訳、ナカニシヤ出版、2009年、7–11頁〕. 以下も参照。Baker and McCullough, *Cambridge World History*; Baker, *Before Bioethics*.

＊02 Lederer, *Subjected to Science*; Jay Katz, *Experimentation with Human Beings* (New York: Russell Sage Foundation, 1972); Irving Ladimer and Roger W. Newman, eds., *Clinical Investigation in Medicine* (Boston: Boston University, Law-Medicine Research Institute, 1963).

＊03 National Commission for the Protection of Human Subjects of Biomedical and Behavioral Research, *The Belmont Report: Ethical Principles and Guidelines for the Protection of Human Subjects of Research* (Washington, DC: US Department of Health and Human Services, 1979). 重要なガイドラインは医薬品規制調和国際会議（ICH）によっても定められている。以下も参照。Gert Brieger, "Human Experimentation," in *Encyclopedia of Bioethics*, ed. Warren Reich, 5 vols. (New York: Free Press, 1978), 2:683–92; Ruth Faden and Tom Beauchamp, *A History and Theory of Informed Consent* (Oxford: Oxford University Press, 1986)〔ルース・R・フェイドン＆トム・L・ビーチャム『インフォームド・コンセント——患者の選択』酒井忠昭・秦洋一訳、みすず書房、1994年〕; Stuart Spicker et al., eds., *The Use of Human Beings in Research* (Dordrecht: Kluwer, 1988); Emanuel et al., eds., *Oxford Textbook*; World Medical Association,

topher Parsons and Kathleen Murphy, “Ecosystems under Sail: Specimen Transport in the Eighteenth-Century French and British Atlantics,” *Early American Studies* 10 (2012): 503–29.

＊42 Winterbottom, *Account*, 2:157.

＊43 Pouppé-Desportes, *Histoire des maladies*, 2:80–95, esp. 81; 3:105–7.

＊44 Ibid., 3:186–87, 193, 291 (107も参照). ライトはこの植物の医学的用法について何も記録していない（Wright, *Memoir*, 257）。

＊45 Raymond Breton, *Dictionnaire caraïbe-français* (Auxerre, 1665), s.v. “yaya”; “chipíou”; “mibi”; Jean-Barthélémi-Maximilien Nicolson, *Essai sur l'histoire naturelle de l'isle de Saint-Domingue* (Pais, 1776), 174–75.

＊46 Jean-Baptiste-Christophe Fusée-Aublet, *Histoire des plantes de la Guiane françoise, rangées suivant la méthode sexuelle*, 4 vols. (London, 1775), 2:768–70; 4: plate 307. 彼は以下で「ガリビ人の観察」と題された興味深い一節を書いている。Fusée-Aublet, *Histoire des plantes*, 2:105–9, esp, 108.

＊47 Kit Candlin, *The Last Frontier, 1795–1815* (New York: Palgrave Macmillan, 2012); Michel-Étienne Descourtilz, *Flore pittoresque et medicale des Antilles, ou Histoire naturelle des plantes usuelles des colonies françaises, anglaises, espagnoles et portugaises*, 8 vols. (Paris, 1821–29), 7:9–13, plate 454.

＊48 Descourtilz, *Flore pittoresque*, 7:10.

＊49 リチャード・リゴンは先住民の農園所有者が1人、まだバルバドスで暮らしていると報告している。カヌー・ヒルに住むサリミンゴーという名の男性で、15人から20人の漕ぎ手を必要としたであろう35フィート〔約10メートル〕の丸木舟〔を持っていたこと〕で知られていた。以下を参照。P. F. Campbell, “Richard Ligon,” *Journal of the Barbados Museum and Historical Journal* 37 (1985): 215–38, esp. 236. スペイン人は〔すでに〕ジャマイカのアメリカ先住民を根絶やしにしていた。ニコラ＝ルイ・ブルジョワは、サン＝ドマングには先住民の集団はもはや存在しないと記している（Bourgeois, *Voyages intéressans*, 67）。以下も参照。Irving Rouse, *The Tainos: Rise and Decline of the People Who Greeted Columbus* (New Haven, CT: Yale University Press, 1992)〔アーヴィング・ラウス『タイノ人――コロンブスが出会ったカリブの民』杉野目康子訳、法政大学出版局、2004年〕. 政令によってカリブ人の薬用植物の知識の移転が禁じられたことについては以下を参照。Lucien Peytraud, *L'esclavage aux Antilles françaises avant 1789* (Paris: Hachette, 1897), 321–22; Christiane Bougerol, *La médecine papulaire à la Guadelaupe* (Paris: Karthala, 1983). バジョンは以下でレーモン

多くの医学百科はヒュームの記述の諸側面を繰り返している。ヒュームは以下でその著者と特定されている。[Wright], *Memoir*, 400.

＊28 Edward Bancroft, *An Essay on the Natural History of Guiana, in South America* (London, 1769), 386.

＊29 これについてはさまざまな見解があった。ジャン゠バルテルミ・ダジールはイチゴ腫が黒人《ニグロ》も白人も襲ったことを強調した(Dazille, *Observations sur les maladies* [1776], 255–61)。ダジールはこの著作の1792年版でイチゴ腫についてさらに詳述した。

＊30 Williamson, *Medical and Miscellaneous Observations*, 2:146.

＊31 [Wright], *Memoir*, 400.

＊32 Williamson, *Medical and Miscellaneous Observations*, 2:143.

＊33 James Thomson, "Remarks on Tropical Diseases," *Edinburgh Medical and Surgical Journal* 18 (1822): 31–48, esp. 33; Thomson, *Treatise*, 88. 以下も参照。James Maxwell, *Observations on Yaws* (Edinburgh, 1839).

＊34 Thomas Dancer, *The Medical Assistant; or Jamaica Practice of Physic: Designed Chiefly for the Use of Families and Plantations* (Kingston, 1801), 221; Société de médecins, *Encyclopédie méthodique* 12 (Paris, 1827), s.v. "pian."

＊35 Moseley, *Treatise on Sugar*, 187–88; Bajon, Mémoires, 1:287–88.

＊36 Thomson, "Observations and Experiments," 321; [Wright], *Memoir*, 411; Brodwin, *Medicine and Morality*, 31.

＊37 Black, *Correspondence*, 1:286n2.

＊38 Society in Edinburgh, "Medical News," 90–92; Black, *Correspondence*, 1:283; Appendix 1: Biographies, 2:1395.

＊39 大西洋広域圏奴隷貿易データベースは以下。www.slavevoyages.org(2015年4月15日最終閲覧〔2024年3月24日にも有効であることを確認〕)。フランスの奴隷貿易については以下を参照。Geggus, "French Slave Trade."

＊40 [Hume], "Description," 276; Douglas Hall, *In Miserable Slavery: Thomas Thistlewood in Jamaica, 1750–1786* (London: Macmillan, 1989), 38. 以下も参照。Richard Sheridan, "Slave Medicine in Jamaica: Thomas Thistlewood's 'Receipts for a Physick,' 1750–1786," *Jamaican Historical Review* 17 (1991): 1–18, esp. 11; Trevor Burnard, *Mastery, Tyranny, and Desire: Thomas Thistlewood and His Slaves in the Anglo-Jamaican World* (Chapel Hill: University of North Carolina Press, 2004). ウィリアム・ライトはモンビンノキについて以下で考察している。[Wright], *Memoir*, 272.

＊41 Alexander to Black, July 26, 1773, in Black, *Correspondence*, 1:288. 以下を参照。Chris-

1820), 42, s.v. "pian." ソヴァージュの命名法は以下にある。François Boissier de la Croix de Sauvages, *Nosologia methodica sistens morborum classes*, 2 vols. (Amsterdam, 1768), 2:554−57.

＊22 Thomas Stedman, ed., *Twentieth Century Practice: An International Encyclopedia of Modern Medical Science by Leading Authorities of Europe and America*, 20 vols. (New York, 1899), 16, s.v. "yaws."

＊23 Hillary, *Observations*, 346; Thomas Winterbottom, *An Account of the Native Africans in the Neighbourhood of Sierra Leone*, 2 vols. (London, 1803), 1:139; *A New Universal History of Arts and Sciences, Shewing Their Origin, Progress, Theory, Use, and Practice*, 2 vols. (London, 1759), s.v. "yaws."

＊24 梅毒の起源を扱った文献は豊富にある。たとえば以下を参照。Kristin Harper et a1., "The Origin and Antiquity of Syphilis Revisited: An Appraisal of Old World Pre-Columbian Evidence for Treponemal Infection," *American Journal of Physical Anthropology* 146 (2011): 99−133. 以下も参照。Katherine Paugh, "Yaws, Syphilis, Sexuality and the Circulation of Medical Knowledge in the British Caribbean and the Atlantic World," *Bulletin of the History of Medicine* 88 (2014): 225−52. ソヴァージュの2種については以下を参照。Sauvages, *Nosologia*, 2:555. ライトはスコットランドとアイルランドでのシベンズ〔伝染病の一種〕がイチゴ腫の近縁であると主張している。彼は「この疾患は最初スコットランド高地から〔クロムウェル〕護国卿の兵士によって運ばれてきたため」、「フランベジア・クロムウェリアナ〔クロムウェルのイチゴ腫〕と呼ぶことをお許しいただきたい」と書いている（Wright, *Memoir*, 404）。150万年という推定は以下にある。Andrea Rinaldi, "Yaws: A Second (and Maybe Last?) Chance for Eradication," *Public Library of Science Neglected Tropical Diseases* 2 (2008): 1−6.

＊25 Thomas Trapham, *A Discourse of the State of Health in the Island of Jamaica* (London, 1679), 113−14. 以下も参照。Sheridan, *Doctors and Slaves*, 87−88. ベンジャミン・モーズリーはイチゴ腫の起源について以下で書いている。[Benjamin Moseley], *A Treatise on Sugar with Miscellaneous Medical Observations*, 2nd ed. (London, 1800), 184−89, esp. 184.

＊26 Alexander Anderson, Linnaean Society of London, untitled manuscript, MMS Drawer 30, MS No. 616.

＊27 [John Hume], "A Description of the African Distemper Called Yaws, with the True Method of Cure," *Medical Essays and Observations* 5, pt. 2 (1747): 272−86. イギリスの

実験した（Thomson, *Treatise*, 151–56）。

＊08 Heney, "On the Efficacy," 49–50.

＊09 Ibid., 45, 50–51.

＊10 Ibid., 49, 52.

＊11 Bajon, "Observations," 60–74, esp. 60, 64; Bertrand Bajon, "Du Figuier de Cayenne," *Journal de médecine, chirurgie, pharmacie, etc.* 36 (1771): 241–47.

＊12 Sheridan, *Doctors and Slaves*; Brodwin, *Medicine and Morality*, 41.

＊13 Cercle des Philadelphes, "Histoire et analyse des eaux thermales du Port-à-Piment," *Mémoires du Cercle des Philadelphes* 1 (1788): 70–71.

＊14 [Monro], *Letters and Essays*, 60; Thomson, *Treatise*, 86. 以下も参照。Miles Ogborn, "Talking Plants: Botany and Speech in Eighteenth-Century Jamaica," *History of Science* 51 (2013): 251–82; Williamson, *Medical and Miscellaneous Observations*, 1:57; 2:19.

＊15 Alexander to Black, April 21, 1773, in Black, *Correspondence*, 1:282–84, 288; Society in Edinburgh, "Medical News," 90–92. 以下も参照。Sheridan, *Doctors and Slaves*. 私は以下でこの実験に触れた。Londa Schiebinger, "Scientific Exchange in the Eighteenth-Century Atlantic World," in *Soundings in Atlantic History: Latent Structures and Intellectual Currents, 1500–1825*, ed. Bernard Bailyn (Cambridge, MA: Harvard University Press, 2009), 294–328.

＊16 Alexander to Black, April 21, 1773, in Black, *Correspondence*, 1:283; Appendix 1: Biographies, 2:1395–96.

＊17 Society in Edinburgh, "Medical News," 90–92.

＊18 Alexander to Black, April 21, 1773, in Black, *Correspondence*, 1:283.

＊19 Ibid., 1:284.「医学新報」の編者はこの外科医の焼灼剤について詳述している（"Medical News," 91）。

＊20 Alexander to Black, July 26, 1773, in B1ack, *Correspondence*, 1:288.

＊21 F. G. Cassidy and R. B. Le Page, *Dictionary of Jamaican English* (Cambridge: Cambridge University Press, 1980), s.v. "yaws." ウィリアム・ヒラリーはyawsがアフリカ人の語だと主張している（Hillary, *Observations on the Changes of the Air and the Concomitant Epidemical Diseases in the Island of Barbados* [London, 1766], 339）。pianについては以下を参照。Émile Littré, *Dictionnaire de la langue française: Supplement* (Paris: Hachette, 1872–77), s.v., pian.-étym. pianはこの病気〔イチゴ腫〕を指すために「あらゆる言語に保存されたカリブ人の語」であるとも主張される。以下も参照。Société de médecins et de chirurgiens, *Dictionnaire des sciences médicales* (Paris: Panckoucke,

＊01 A. J. Alexander to Joseph Black, Bacolet, Grenada, July 26, 1773, in Black, *Correspondence of Joseph Black*, 1:288; Brodwin, *Medicine and Morality*, 40−41.

＊02 Carney and Rosomoff, *In the Shadow*, 1−5. 以下も参照。Candice Goucher, *Congotay! Congotay! A Global History of Caribbean Food* (Armonk, NY: M. E. Sharpe, 2014); Robert Voeks and John Rashford, eds., *African Ethnobotany in the Americas* (NewYork: Springer, 2013); Elizabeth DeLoughrey, "Globalizing the Routes of Breadfruit and Other Bounties," *Journal of Colonialism and Colonial History* 8, no.3 (2007), DOI: 10.1353/cch.2008.0003. 中間航路に関する生き生きとした記述は以下を参照。Stephanie Smallwood, *Saltwater Slavery: A Middle Passage from Africa to American Diaspora* (Cambridge, MA: Harvard University Press, 2007).

＊03 Pierre Barrère, *Essai sur l'histoire naturelle de la France Equinoxiale* (Paris, 1741), 50; Pouppé-Desportes, *Histoire des maladies*, 3:59. 以下も参照。Bernard Weniger et al., "La médecine populaire dans le Plateau Central d'Haïti," *Journal of Ethnopharmacology* 17 (1986): 1−30.

＊04 Carney and Rosomoff, *In the Shadow*. ナタリー・デーヴィスはスリナムにおけるこれらのダイナミクスをも考察している（Davis, "Physicians, Healers," 3−34, esp.13）。以下も参照。[Grainger], *Essay*, 12.

＊05 Hans Sloane, *Catalogus Plantarum quæ in Insula Jamaica sponte proveniunt* ...(London, 1696), 122; Hans Sloane, *A Voyage to the Islands Madera, Barbados, Nieves, S. Christophers, and Jamaica; with Natural History, etc.*, 2 vols. (London, 1707−25), 2:253−54. 以下も参照。Henry Barham, *Hortus Americanus* (Kingston, 1794), 6; Williamson, *Medical and Miscellaneous Observations*, 1:133; Chisholm, *Essay*, 193; William Sturtevant, "History and Ethnography of Some West Indian Starches," in *The Domestication and Exploitation of Plants and Animals*, ed. Peter Ucko and G. W. Dimbleby (Chicago: Aldine, 1969), 177−99, esp. 184−89; Jerome Handler, "The History of Arrowroot and the Origin of Peasantries in the British West Indies," *Journal of Caribbean History* 2 (1971): 46−93.

＊06 Richard Shannon, *Practical Observations on the Operation and Effects of Certain Medicines in the Prevention and Cure of Diseases to Which Europeans Are Subject in Hot Climates, and in These Kingdoms* (London, 1794), 380; Brodwin, *Medicine and Morality*, 40.

＊07 Thomas Heney, "On the Efficacy of the Zanthoxylon," *Memoirs of the Medical Society of London* 5 (1799): 44−52, esp. 45. ジェイムズ・トムソンは棘のある黄色い木でも

参照。James Lind, *An Essay on Diseases Incidental to Europeans in Hot Climates* (London, 1768), 2–3. ジョン・アトキンズも気候、土壌、生活様式の変化に対する応答の点で、人間を植物と比較している（Atkins, *The Navy Surgeon* [London, 1742], 368）。

＊53 Chisholm, *Essay*, 2:462–63.

＊54 Ibid., 2:461–72.

＊55 Ibid.

＊56 Ibid., 2:461, 472–73. デ・ハーエンは高齢者の平熱が高いことを示した（De Haen, *Ratio Medendi*）。

＊57 Dazille, *Observations sur le tétanos*, 318. Thomson, "On the Substitutes" 27–30.

＊58 [Grainger], *Essay*, 8–13. 奴隷の順応や現地適応については以下も参照。Sheridan, *Doctors and Slaves*, 131–34. インドにおける同様の主題は以下を参照。Mark Harrison, *Climates and Constitutions: Health, Race, and Environment and British Imperialism in India 1600–1850* (New Delhi: Oxford University Press, 1999).

＊59 *Gazette de médecine pour les colonies*, May 29, 1778, 14–15; Lafosse, *Avis*, 95.

＊60 [Grainger], *Essay*, iv–v.

＊61 Zabdiel Boylston, *An Historical Account of the Small-Pox Inoculated in New England upon All Sorts of Persons, Whites, Blacks, and of All Ages and Constitutions* (London,1726); Mitchell, "Essay upon the Causes." ハリエット・ワシントンは近著『医学的人種隔離《アパルトヘイト》』の中で、「ザブディール・ボイルストン博士が［1721年に］白人優位の［…］マサチューセッツ州で行った天然痘の人痘接種実験の最初の251人の被験者のうち、1人を除き全員が黒人であった」と述べている（Washington, *Medical Apartheid*, New York: Doubleday, [2006], 57）。実際には、ボイルストンの280人の接種患者のうち9人は「黒人《ニグロ》」と特定され、4人は「先住民」であり（うち1人は死亡）、多数は女性であった。しかしこれらの被験者は最初の実験対象ではなかった。ボイルストンは、（なぜかは語られないが）自らに実験を試みることができなかったため、「大切な我が子」である6歳の息子を最初の被験者として選んだ。次の2人の被験者は彼の家庭の構成員、すなわち「黒人《ニグロ》」男性ジャックと、ジャックの2歳半になる息子ジャッキーであった（彼はこれよりも幼い白人の子供にも接種している）。ボイルストンは〔まず〕家族に接種し（そうしないと危険であった）、それらの家庭の奴隷――アフリカ人であれアメリカ先住民であれ――にも接種した。

＊62 Charles-Marie Emerigon, "Sur la goutte," *Journal de médecine, chirurgie, pharmacie, etc.* 47 (1777): 424–41, esp. 426, 429.

"Acclimatizing the World: A History of the Paradigmatic Colonial Science," *Osiris* 15 (2000): 135–51; Eric Jennings, *Curing the Colonizers: Hydrotherapy, Climatology, and French Colonial Spas* (Durham, NC: Duke University Press, 2006); Osborne, *Emergence of Tropical Medicine*.

＊43　Chisholm, *Essay*, 2:461–72.

＊44　Ibid., 2:463.

＊45　Antoni de Haen, *Ratio Medendi* (Vienna, 1757); Carl Wunderlich, *On Temperature in Diseases: A Manual of Medical Thermometry*, trans. D. B. Woodman (London, 1871), 19–47〔ウンデルリヒ『熱性病温度表』須藤鑛作・小林廣訳、須藤鉱作・小林宏、1879年〕. 以下も参照。Audrey Davis, *Medicine and Its Technology* (Westport, CT: Greenwood Press, 1981), 65–69; Hasok Chang, *Inventing Temperature: Measurement and Scientific Progress* (Oxford: Oxford University Press, 2004); J. Pearce, "A Brief History of the Clinical Thermometer," *QJM* 95 (2002): 251–52; Chisholm, *Essay*, 1:69.

＊46　Chisholm, *Essay*, 2:461–62.

＊47　Ibid., 2:462.

＊48　Ibid., 1:140–41.

＊49　*Gazette de médecine pour les colonies* 3 (December 1, 1778): 13.「ボサール」については以下を参照。Moreau de Saint-Méry, *Description*, 2:408. 以下も参照。[Grainger], *Essay*, 15; Great Britain, House of Commons, *Report of the Lords*, Ill, No. 29.

＊50　Lisbet Koerner, *Linnaeus: Nature and Nation* (Cambridge, MA: Harvard University Press, 1999), 121.

＊51　ウィリアム・ファルコナーは、人間は自然状態ではさまざまな気候下で最も生き残りそうにない種であるが、理性的能力のおかげで「赤道直下ではライオンや虎」とともに君臨し、「極圏では熊やトナカイと仲良くする」ことができたと強調した（Falconer, *Remarks on the Influence of Climate, Situation, Nature of the Country, Population, Nature of Food, and Way of Life on the Disposition and Temper, Manners and Behaviour, Intellects, Laws and Customs, Form of Government, and Religion* [London, 1781],1–2）。

＊52　植物の移動については以下を参照。Emma Spary, *Utopia's Garden: French Natural History from Old Regime to Revolution* (Chicago: University of Chicago Press, 2000); Schiebinger, *Plants and Empire*〔シービンガー『植物と帝国』〕; Londa Schiebinger and Claudia Swan, eds., *Colonial Botany: Science, Commerce, and Politics* (Philadelphia: University of Pennsylvania Press, 2005). 人間の移植に関するリンドの議論は以下を

＊32 Thomson, *Treatise*, 3, 5, 29; James Thomson, "Dissections in Convulsive Diseases," *Edinburgh Medical and Surgical Journal* 14 (1818): 614–18. シェリダンはトムソンが黒人に加え白人の身体も切開したと報告しているが、トムソンの文章には白人の身体への言及はない。Sheridan, *Doctors and Slaves*, 39.

＊33 Thomson, *Treatise*, 3, 4; Meijer *Race and Aesthetics*, 70.

＊34 Thomson, *Treatise*, 1, 145.

＊35 Ibid., 4, 7; Lempriere, *Practical Observations*, 1:272.

＊36 Thomson, *Treatise*, 5.

＊37 Pouppé-Desportes, *Histoire des maladies*, 1:201–16. 以下も参照。Arthaud, *Observations sur les lois*, 38; J. F. Lafosse, *Avis aux habitans des colonies, particuliére a ceux de l'Isle S. Domingue* (Paris, 1787), 76–77; Autopsy of Étienne Lefèvre-Deshayes, Société royale de médecine, Paris, 136, d1, pièce 16; James Gregory, *Additional Memorial*, 407. 解剖については以下を参照。Helen McDonald, *Human Remains: Dissection and Its Histories* (New Haven, CT: Yale University Press, 2005); Ruth Richardson, *The Making of Mr. Gray's Anatomy* (Oxford: Oxford University Press, 2008)〔ルース・リチャードソン『グレイ解剖学の誕生——二人のヘンリーの1858年』矢野真千子訳、東洋書林、2010年〕; Risse, "Clinical Instruction," 7. 子殺しを証明するためダジールが検死を迫ったことに関しては以下を参照。Jean-Barthélemy Dazille, *Observations sur le tétanos* (Paris, 1788), 75–77. ダジールのこの一節に注意を促してくれたことに対して、レベッカ・ウィルバンクスに感謝する。

＊38 Thomson, *Treatise*, 5. 以下を参照。Schiebinger, *Nature's Body*〔シービンガー『女性を弄ぶ博物学』〕.

＊39 Thomson, *Treatise*, 5–6, 35, 73.

＊40 Great Britain, House of Commons, *Report of the Lords*, III, Jamaica Appendix, No. 6; Williamson, *Medical and Miscellaneous Observations*, 1:189; Lempriere, *Practical Observations*, 2:196–97.

＊41 Currie, *Medical Reports*, 1:277–28.

＊42 Harrison, *Medicine*, 4. 以下も参照。David Livingstone, *Putting Science in Its Place: Geographies of Scientific Knowledge* (Chicago: University of Chicago Press, 2003)〔デイヴィッド・リヴィングストン『科学の地理学——場所が問題になるとき』梶雅範・山田俊弘訳、法政大学出版局、2014年〕. 順応については以下を参照。Sheridan, *Doctors and Slaves*; David Arnold, ed., *Warm Climates and Western Medicine: The Emergence of Tropical Medicine, 1500–1900* (Amsterdam: Rodopi, 1996); Michael Osborne,

University of North Carolina Press, 2004), 30–53.

*27 William Lempriere, *Practical Observations on the Diseases of the Army in Jamaica*, 2 vols. (London, 1799), 1:230–31.

*28 Andrew Curran, *The Anatomy of Blackness: Science and Slavery in an Age of Enlightenment* (Baltimore: Johns Hopkins University Press, 2011), 1–4, 120–22. 以下も参照。Cristina Malcolmson, *Studies of Skin Color in the Early Royal Saciety: Boyle, Cavendish, and Swift* (Surrey: Ashgate, 2013); Bernhard Albinus, *Dissertatio secunda de sede et caussa coloris Aethiopum et caeterorum hominum* (Amsterdam, 1737); Renato G. Mazzolini, "Anatomische Untersuchungen über die Haut der Schwarzen (1700–1800)," in *Die Natur des Menschen: Probleme der physischen Anthropologie und Rassenkunde* (1750–1850), ed. Gunter Mann and Franz Dumont (Stuttgart: Fischer, 1990), 169–87; Renato G. Mazzolini, "Für eine neue Geschichte vom Ursprung der physischen Anthropologie, 1492–1848," *Jahrbuch 1996 der Deutschen Akademie der Naturforscher Leopoldina* 42 (1997): 319–41.

*29 Curran, *Anatomy of Blackness*, 2; [Pierre Barrère], *Dissertation sur la cause physique de la couleur des nègres* ...(Paris, 1741), 4; John Mitchell, "An Essay upon the Causes of the Different Colours of People in Different Climates," *Philosophical Transactions* 43 (1744): 102–50; James Delbourgo, "The Newtonian Slave Body: Racial Enlightenment in the Atlantic World," *Atlantic Studies* 9 (2012): 185–207（ミッチェルについて）; Jean-Baptiste Labat, *Nouveau voyage aux isles de l'Amérique*, 6 vols. (Paris, 1722), 2:126; Moseley, *Treatise on Tropical Diseases, 111–13;* John Hunter (1754–1809), *Disputatio inauguralis, quædam de hominum varietatibus, et harum causis* ...(Edinburgh, 1775).

*30 Johann Friedrich Blumenbach, *Beyträge zur Naturgeschichte* (Göttingen, 1811), 60; White, *Account*, 100; James Prichard, *Researches into the Physical History of Man* (1813; repr., Chicago: University of Chicago Press, 1973), 233–39; Thomson, *Treatise*, 5.

*31 Johann Friedrich Blumenbach, *On the Natural Varieties of Mankind*, ed. Thomas Bendyshe (New York: Bergman, 1865), 205, 210–15. ブルーメンバッハは一般に人間の身体的差異を気候、食事、生活様式に帰したが、肌の色はもっぱら気候によって決まるとみなしていた。肌の色の原因に関するヨーロッパ人の見解の概要は以下を参照。Mazzolini, "Anatomische Untersuchungen"; Miriam Meijer, *Race and Aesthetics in the Anthropology of Petrus Camper (1722–1780)* (Amsterdam: Rodopi, 1999), 68–75. トムソンは以下より引用。Thomson, *Treatise*, 4. 気候が肌の色の多様性を生み出すという見解への反論は以下を参照。White, *Account*, 99–118.

Press, 2017).

＊23 Thomson, *Treatise*, 2–3.

＊24 モロー・ド・サン＝メリーはアフリカ諸国間での身体・行動における区別についての数々のステレオタイプを提供している。以下を参照。Moreau de Saint-Méry, *Description*, 1:24–35. 以下も参照。Charles Arthaud, *Recherches, mémoires et observations sur les maladies épizootiques de Saint-Domingue* (Cap-François, 1788), 46–47; King, *Blue Coat*, 95–97; [James Grainger], *An Essay on the More Common West-India Diseases; and the Remedies Which That Country Itself Produces* (London, 1764), 7–8. プペ＝デポルトは18世紀初頭のサン＝ドマングで、「植民地に移送されるニグロつまり黒人はアフリカのさまざまな国から来ているが、アフリカの人々はヨーロッパの人々と同様に、気質、性格、道徳、そして慣習において異なっているように見える」と記した。彼はセネガル人は「器用だが怠惰で肺が弱い」と記した。コンゴ人の間では「黒人女性《ニグレス》」が、大地を耕すため尊敬されていた。「大地のコンゴ人」(国の奥地出身のコンゴ人)は食人種であると言われた(Pouppé-Desportes, *Histoire des maladies*, 2:267–73)。ブライアン・エドワーズも奴隷化されたアフリカの人々の文化について長文を著した(Edwards, *History*, 2:70–106)。サン＝ドマングの奴隷のアフリカにおける出身地については以下を参照。Gabriel Debien, *Plantation et esclaves à Saint-Domingue* (Dakar: Université de Dakar, 1962), 44–47; Gabriel Debien, *Les esclaves aux Antilles françaises, XVII–XVIII siècles* (Basse-Terre: Société d'histoire de la Guadeloupe, 1974), 64–65; James Sweet, "Mistaken Identities? Olaudah Equiano, Domingos Álvares, and the Methodological Challenges of Studying the African Diaspora," *American Historical Review* 14 (2009): 279–306. 以下も参照。Thornton, *Africa and Africans*; John Thornton, "The Coromantees: An African Cultural Group in Colonial North America and the Caribbean," *Journal of Caribbean History* 32 (1998): 161–78; John Thornton, *A Cultural History of the Atlantic World, 1250–1820* (Cambridge: Cambridge University Press, 2012).

＊25 Great Britain, House of Commons, *Report of the Lords*, III, Jamaica, No. 2; Williamson, *Medical and Miscellaneous Observations*, 1:177–78.

＊26 アフリカ人の諸言語のある種の共通語がカリブ海地域のいくつかの地域で発達した。たとえばミナ〔トーゴ沿岸州で話される共通語〕はブラジルで発達した。Sweet, "Mistaken Identities?," 288; David Geggus, "The French Slave Trade: An Overview," *William and Mary Quarterly* 58 (2001): 119–38; Laurent Dubois, *A Colony of Citizens: Revolution and Slave Emancipation in the French Caribbean, 1787–1804* (Chapel Hill:

＊17　Jorge Cañizares-Esguerra, "New World, New Stars: Patriotic Astrology and the Invention of Indian and Creole Bodies in Colonial Spanish America, 1600–1659," *American Historical Review* 104 (1999): 33–68.

＊18　Guillaume Aubert, "'The Blood of France': Race and Purity of Blood in the French Atlantic World," *William and Mary Quarterly* 61 (2004): 439–78. 以下も参照。Stewart King, *Blue Coat or Powdered Wig: Free People of Color in Pre-Revolutionary Saint Domingue* (Athens: University of Georgia Press, 2001), 8.

＊19　David Brion Davis, "Constructing Race: A Reflection," *William and Mary Quarterly* 54 (1997): 7–18; George Fredrickson, *Racism: A Short History* (Princeton, NJ: Princeton University Press, 2002)〔ジョージ・M・フレドリクソン『人種主義の歴史』李孝徳訳、みすず書房、2018年（新装版）〕; Nicolas Hudson, "From 'Nation' to 'Race': The Origin of Racial Classification in Eighteenth-Century Thought," *Eighteenth-Century Studies* 29 (1996): 247–64.

＊20　Charles White, *An Account of the Regular Gradation in Man, and in Different Animals and Vegetables and from the Former to the Latter* (London, 1799), 99; Médéric-Louis-Élie Moreau de Saint-Méry, *Description topographique, physique, civile, politique et historique de la partie française de l'isle Saint-Domingue*, 2 vols. (Philadelphia, 1797–98), 1:71–89. モローのカテゴリーについては以下を参照。Doris Garraway, "Race, Reproduction and Family Romance in Moreau de Saint-Méry's *Descriptian ...de la partie française de l'isle Saint-Domingue*," *Eighteenth-Century Studies* 38 (2005): 227–46. 以下も参照。Edward Long, *The History of Jamaica*, 3 vols. (London, 1774), 2:260–61.

＊21　Alexander von Humboldt, *Political Essays on the Kingdom of New Spain*, 2 vols., trans. John Black (New York, 1811), 1:185.

＊22　リチャード・シェリダンが示唆したように、トムソンはジャマイカで育った可能性もある（Sheridan, *Doctors and Slaves*, 37–40, esp.37）。トムソンは自身がクワイヤーの協力者のうち一人の息子だと述べているが、彼はクレオールではなかったと思われる。彼はヨーロッパを「故郷」と呼び、西インド諸島に出向くことを何か新しいこととして考察した。文書がないため、トムソンの伝記は素描的なものに留まる。彼はおそらく1813年前後にエディンバラ大学で医学を修めた。彼は以下でエディンバラ時代の日付を記している。Thomson, "On the Substitutes That May Be Used for Cinchona," *Edinburgh Medical and Surgical Journal* 16 (1820): 27–31, esp. 28. 以下も参照。Thomson, *Treatise*, 1; Rana Hogarth, *Medicalizing Blackness: Making Racial Difference in the Atlantic World, 1780–1840* (Chapel Hill: University of North Carolina

(1834): 1. 以下も参照。K. R. Hill and I. S. Parboosingh, "The First Medical School of the British West Indies and the First Medical School of America," *West Indian Medical Journal* 1 (1951): 21–25. ヨーロッパで教育された医師については以下を参照。Sheridan, *Doctors and Slaves*; Douglas Hamilton, *Scotland, the Caribbean and the Atlantic World, 1750–1820* (Manchester: Manchester University Press, 2005), chap. 5. 印刷機は1718年にジャマイカに、1726年にマルティニークに、1763年にカプ＝フランセに、1765年にポルトープランスに定着した。以下を参照。McClellan, *Colonialism and Science*, 97–98, 181–205; Kenneth Banks, *Chasing Empire across the Sea: Communication and the State in the French Atlantic, 1713–1763* (Montreal: McGill-Queen's University Press, 2003), 180.

*13 Moseley, *Treatise on Tropical Diseases*, 137–38.

*14 Pouppé-Desportes, *Histoire des maladies*, 3:59.

*15 ジョイス・チャップリンは英領大西洋世界に関する文献の多くを要約している。以下を参照。 Chaplin, "Race," in *The British Atlantic World, 1500–1800*, ed. David Armitage and Michael Braddick, 2nd ed. (Basingstoke: Palgrave Macmillan, 2009), 173–90. 仏領大西洋については以下を参照。Sue Peabody and Tyler Stovall, eds., *The Color of Liberty: Histories of Race in France* (Durham, NC: Duke University Press, 2003); Christopher Miller, *The French Atlantic Triangle: Literature and Culture of the Slave Trade* (Durham, NC: Duke University Press, 2008). 以下も参照。Nancy Stepan, *The Idea of Race in Science: Great Britain, 1800–1960* (London: Macmillan, 1982); Londa Schiebinger, *Nature's Body: Gender in the Making of Modern Science* (Boston: Beacon Press, 1993)〔ロンダ・シービンガー『女性を弄ぶ博物学――リンネはなぜ乳房にこだわったのか?』小川眞里子・財部香枝訳、工作舎、2008年（第2版）〕; Jacques Roger, *Buffon: A Life in Natural History*, trans. Sarah Bonnefoi (Ithaca, NY: Cornell University Press, 1997)〔ジャック・ロジェ『大博物学者ビュフォン――18世紀フランスの変貌する自然観と科学・文化誌』ベカエール直美訳、工作舎、1992年〕; Ivan Hannaford, *Race: The History of an Idea in the West* (Baltimore: Johns Hopkins University Press, 1996); Michael Banton, *Racial Theories* (Cambridge: Cambridge University Press, 1998).

*16 Joyce Chaplin, "Natural Philosophy and Early Racial Idiom in North America: Comparing English and Indian Bodies," *William and Mary Quarterly* 54 (1997): 229–52, esp. 230; Joyce Chaplin, *Subject Matter: Technology, the Body, and Science on the Anglo-American Frontier, 1500–1676* (Cambridge, MA: Harvard University Press, 2001).

l'Assemblée nationale par la Société royale de médecine (Paris, 1790), 82; Brockliss and Jones, *Medical World*, 674, 499–515, 671–77. 以下も参照。Mary Lindemann, "The Discourses of Practitioners in Eighteenth-Century France and Germany," in Baker and McCullough, *Cambridge World History*, 394.

*03 Home, *Clinical Experiments*, v–viii; Risse, *New Medical Challenges*, 239.

*04 Claude Bernard, *An Introduction to the Study of Experimental Medicine* [1865], trans. Henry Greene (New York Collier, 1961), 130〔クロード・ベルナール『実験医学序説』三浦岱栄訳、岩波文庫、1970年、167頁〕.

*05 James Gregory, *Additional Memorial*, 447–48. Denis Diderot and Jean Le Rond d'Alembert, eds., *Encyclopédie, ou Dictionnaire raisonné des sciences, des arts et des métiers* (Paris, 1751–76)〔ディドロ&ダランベール編『百科全書――序論および代表項目』桑原武夫訳編、岩波文庫、1971年(抄訳)〕, s.v. *expérience*. 以下も参照。Nicolas Philibert Adelon, *Dictionnaire de médecine*, 30 vols. (Paris: Béchet Jne et Labé, 1832–46), s.v. *expérience*; Brockliss and Jones, *Medical World*, 672. クロード・ベルナールは以下で同様の区別をしている。*Introduction to the Study*, 32ff〔『実験医学』60頁以下〕. 以下を参照。Steven Piantadosi, *Clinical Trials: A Methodologic Perspective* (New York: John Wiley, 1997), 65–67.

*06 Brockliss and Jones, *Medical World*, 689–700; Harold Cook, "Practical Medicine and the British Armed Forces after the 'Glorious Revolution,'" *Medical History* 34 (1990): 1–26; Harrison, "Disease and Medicine," 87–119, esp. 89.

*07 John Hunter (1754-1809), *Observations on the Diseases of the Army in Jamaica* (London, 1788), viii.

*08 Dazille, *Observations sur les maladies* [1776], x, 3; Jean-Barthélemy Dazille, *Observations générales sur les maladies des climats chauds* (Paris, 1785), 2; Bajon, *Mémoires*, 1:ii, iii, iv, xv.

*09 Home, *Clinical Experiments*, viii.

*10 Sheridan, *Doctors and Slaves*; Williamson, *Medical and Miscellaneous Observations*, 1:44–48, 60; Fraser's letter is in [Monro], *Letters and Essays*, 105–6, 110.

*11 McClellan, *Colonialism and Science*, 128–46; McClellan and Regourd, *Colonial Machine*; Pouppé-Desportes, *Histoire des maladies*, 1:320–21; Bajon, *Mémoires*.

*12 Julien-François Duchemin de l'Étang, ed., *Gazette de médecine pour les colonies* (Le Cap, Saint-Domingue, 1778–79); Frank Cundall, "Jamaica in the Past and Present," *Journal of the Society of Arts* 44 (1896): 104–30, esp. 113; *Jamaica Physical Journal* 1

History of Medical Ethics (Cambridge: Cambridge University Press, 2009). 以下も参照。Karol Weaver, *Medical Revolutionaries: The Enslaved Healers of Eighteenth-Century Saint Domingue* (Urbana: University of Illinois Press, 2006).

＊42 Stephan Palmié, ed., *Africas of the Americas: Beyond the Search for Origins in the Study of Afro-Atlantic Religions* (Leiden: Brill, 2008); John Thornton, *Africa and Africans in the Making of the Atlantic World, 1400–1800* (Cambridge: Cambridge University Press, 1998).

第 1 章

＊01 Christopher Bulpitt, *Randomised Controlled Clinical Trials* (The Hague: Martinus Nijhoff, 1983), 5; Maehle, *Drugs on Trial*; Schiebinger, "Human Experimentation"; Guenter Risse, "Clinical Instruction in Hospitals: The Boerhaavian Tradition in Leyden, Edinburgh, Vienna and Pavia," *Clio Medica* 21 (1987–88): 1–19, esp. 2; Günter Risse, *New Medical Challenges during the Scottish Enlightenment* (Amsterdam: Rodopi, 2005), 47–48. ローレンス・ブロックリスとコリン・ジョーンズの指摘によると、フランスの医学部はパリやモンペリエでさえ、エディンバラ、ウィーン、パヴィアで18世紀後半に確立されたような種類の臨床訓練を提供しなかった（Brockliss & Jones, *The Medical World of Early Modern France* [Oxford: Clarendon Press, 1997], 502）。マリー＝ジョーズ・アンボー＝ユアールの言うように、フランスの病院医師は治療に無関心だった（Imbault-Huart, "Concepts and Realities of the Beginning of Clinical Teaching in France in the Late 18th and Early 19th Centuries," *Clio Medica* 21 [1987–88]: 59–70）。以下も参照。Ann La Berge and Caroline Hannaway, eds., *Constructing Paris Medicine* (Amsterdam: Rodopi, 1998). ただし、フランスの病院における初期の実験については以下を参照。Sigrun Engelen, "Die Einführung der Radix Ipecacuanha in Europa" (MD diss., Institut für Geschichte der Medizin, Universität Düsseldorf, 1968), 38–41 ノレ神父はパリの王立廃兵院から、電気実験に「ふさわしい被験者」を何人か与えられた。以下を参照。Thomas Southwell, *Medical Essays and Observations*, 4 vols. (London, 1764), 3:168; James Gregory, *Additional Memorial to the Managers of the Royal Infirmary* (Edinburgh, 1803), 379. 以下も参照。Michel Foucault, *The Birth of the Clinic: An Archaeology of Medical Perception*, trans. A. M. Sheridan Smith (New York: Pantheon Books, 1973)〔ミシェル・フーコー『臨床医学の誕生』神谷美恵子訳、みすず書房、2022年（新装版）〕.

＊02 Félix Vicq d'Azyr, *Nouveau plan de constitution pour la médecine en France, présenté à*

Gómez, "The Circulation of Bodily Knowledge in the Seventeenth-Century Black Spanish Caribbean," *Social History of Medicine* 26 (2013): 383–402, esp. 388; Pablo Gómez, "Transatlantic Meanings: African Rituals and Material Culture from the Early-Modern Spanish Caribbean," in *Materialities of Ritual in the Black Atlantic*, ed. Akinwumi Ogundiran and Paula Saunders (Bloomington: Indiana University Press, 2014), 125–42, esp. 127. 以下も参照。James Sweet, Domingos Álvares, *African Healing, and the Intellectual History of the Atlantic World* (Chapel Hill: University of North Carolina Press, 2011).

*39 [Nicolas-Louis Bourgeois], *Voyages intéressans dans différentes colonies françaises, espagnoles, anglaises, etc.* (London, 1788), 470; Tinde van Andel, Paul Maas, and James Dobreff, "Ethnobotanical Notes from Daniel Rolander's *Diarium Surinamicum* (1754–1756): Are These Plants Still Used in Suriname Today?," *Taxon* 61 (2012): 852–63, esp. 857–58; Tinde van Andel, "The Reinvention of Household Medicine by Enslaved Africans in Suriname," *Social History of Medicine* 29 (2015): 1–19; Kathleen Murphy, "Translating the Vernacular: Indigenous and African Knowledge in the Eighteenth-Century British Atlantic," *Atlantic Studies* 8 (2011): 29–48; Gómez, "Circulation of Bodily Knowledge," 400; Gómez, "Transatlantic Meanings," 131–32; Bertrand Bajon, "Observations sur quelques bon remédes contre les vers de l'isle de Cayenne," *Journal de médecine, chirurgie, pharmacie, etc.* 34 (1770): 60–74, esp. 60; Bertrand Bajon, *Mémoires pour servir à l'histoire de Cayenne, et de la Guiane françoise*, 2 vols. (Paris, 1777–78), 1:361.

*40 Judith Carney and Richard Rosomoff, *In the Shadow of Slavery: Africa's Botanical Legacy in the Atlantic World* (Berkeley: University of California Press, 2009), 1–5. ナタリー・デーヴィスはスリナムの奴隷の庭に生えていた、アフリカ渡来の植物についても記録している（Davis, "Physicians, Healers, and Their Remedies in Colonial Suriname," *Canadian Bulletin of Medical History* 33 [2016]: 3–34, esp. 13）。

*41 Sheridan, *Doctors and Slaves*; Pluchon, *Histoire des médecins*; Mark Harrison, *Medicine in an Age of Commerce and Empire: Britain and Its Tropical Colonies, 1660–1830* (Oxford: Oxford University Press, 2010); James McClellan III, *Colonialism and Science: Saint Domingue in the Old Regime* (Baltimore: Johns Hopkins University Press, 1992); James McClellan III and François Regourd, *The Colonial Machine: French Science and Overseas Expansion in the Old Regime* (Turnhout: Brepols, 2011); Curtin, *Rise and Fall*; Baker, *Before Bioethics*; Robert Baker and Laurence McCullough, eds., *The Cambridge World*

tions sur les lois concernant la médecine et la chirurgie dans la colonie de Saint-Domingue (Cap-Français, 1791), 76–78. 以下も参照。Pierre Pluchon, ed., *Histoire des médecins et pharmaciens de marine et des colonies* (Toulouse: Bibliothèque historique Privat, 1985), 109–10.

*33 John Williamson, *Medical and Miscellaneous Observations, Relative to the West India Islands*, 2 vols. (Edinburgh, 1817), 1:26.

*34 Great Britain, House of Commons, *Report of the Lords*.

*35 知の循環は科学史において確固たる主題となっている。とりわけ以下を参照。Steven Harris, "Long-Distance Corporations, Big Sciences, and the Geography of Knowledge," *Configurations* 6 (1998): 269–304; Harold Cook, *Matters of Exchange: Commerce, Medicine, and Science in the Dutch Golden Age* (New Haven, CT: Yale University Press, 2007); Kapil Raj, *Relocating Modern Science: Circulation and the Construction of Knowledge in South Asia and Europe, 1650–1900* (Houndmills, Basingstoke, Hampshire: Palgrave Macmillan, 2007)〔カピル・ラジ『近代科学のリロケーション——南アジアとヨーロッパにおける知の循環と構築』水谷智・水井万里子・大澤広晃訳、名古屋大学出版会、2016年〕; James Delbourgo and Nicolas Dew, eds., *Science and Empire in the Atlantic World* (New York: Routledge, 2008); Simon Schaffer et al., eds., *The Brokered World: Go-Betweens and Global Intelligence, 1770–1820* (Sagamore Beach, MA: Science History Publications, 2009); Sven Dupré and Christoph Lüthy, eds., *Silent Messengers: The Circulation of Material Objects of Knowledge in the Early Modern Low Countries* (Berlin: LIT, 2011); Bernard Lightman, Gordon McQuat, and Larry Stewart, eds., *The Circulation of Knowledge between Britain, India, and China* (Leiden: Koninklijke Brill NV, 2013); Paula Findlen, ed., *Early Modern Things: Objects and Their Histories, 1500–1800* (New York: Routledge, 2013).

*36 Bruno Latour, *Science in Action* (Cambridge, MA: Harvard University Press, 1987), 232–37〔ブルーノ・ラトゥール『科学が作られているとき——人類学的考察』川崎勝・高田紀代志訳、産業図書、1999年〕.

*37 Robert Proctor and Londa Schiebinger, eds., *Agnotology: The Making and Unmaking of Ignorance* (Stanford, CA: Stanford University Press, 2008); Schiebinger, *Plants and Empire*〔シービンガー『植物と帝国』〕.

*38 Natalie Zemon Davis, *The Return of Martin Guerre* (Cambridge, MA: Harvard University Press, 1983)〔ナタリー・Z・デーヴィス『帰ってきたマルタン・ゲール——16世紀フランスのにせ亭主騒動』成瀬駒男訳、平凡社ライブラリー、1993年〕; Pablo

burgh, 1828), 342; William Wright, "On the External Use of Cold Water in the Cure of Fever," *London Medical Journal* 7, pt. 2 (1786): 109–15. ライトが最初にこの治療を自分で試したことは医学文献で繰り返し言及される（Review of *Medical Reports on the Effects of Water, Cold and Warm, as a Remedy in Fever and Other Diseases*, by James Currie, *Annals of Medicine* 3 [1798]: 4）。

＊23 [Wright], *Memoir*, 27, 348.

＊24 [Donald Monro], ed., *Letters and Essays ...by Different Practitioners* (London, 1778), 18, 65.

＊25 Charles Maitland, *Mr. Maitland's Account of Inoculating the Small Pox* (London, 1722). 以下も参照。Hans Sloane, "An Account of Inoculation," *Philosophical Transactions* 49 (1756): 516–20.

＊26 実験に関する「治療的」対「非治療的」というカテゴリーについては以下も参照。Baker, *Before Bioethics*, 74.

＊27 クワイヤーについては以下を参照。Michael Craton, *Searching for the Invisible Man: Slaves and Plantation Life in Jamaica* (Cambridge, MA: Harvard University Press, 1978), 259–64.

＊28 Jean-Barthélemy Dazille, *Observations sur les maladies des nègres, leur causes, leurs traitemens et les moyens de les prévenir*, 2 vols., 2nd ed. (Paris, 1792), 1: Avertissement, 3–4; 2:417–18.

＊29 オービアについては以下を参照。Jerome Handler and Kenneth Bilby, "Obeah: Healing and Protection in West Indian Slave Life," *Journal of Caribbean History* 38 (2004): 153–83.

＊30 John Haygarth, *Of the Imagination, as a Cause and as a Cure of Disorders of the Body: Exemplified by Fictitious Tractors, and Epidemical Convulsions* (Bath, 1800). 以下も参照。Franklin Miller et al., *The Placebo: A Reader* (Baltimore: Johns Hopkins University Press, 2013).

＊31 Great Britain, House of Commons, *Report of the Lords of the Committee of Council Appointed for the Consideration of All Matters Relating to Trade and Foreign Plantations;* ...([London], 1789), Part III, Jamaica, following No. 26, C, paper delivered by Mr. Rheder. 以下に再録。Bryan Edwards, *The History, Civil and Commercial, of the British West Indies*, 5 vols. (1793; repr., London, 1819), 2:117–19.

＊32 Médéric-Louis-Élie Moreau de Saint-Méry, *Loix et constitutions des colonies françoises de l'Amerique sous le vent*, 6 vols. (Paris, 1784–85), 4:724; Charles Arthaud, *Observa-*

＊13　Bernard Lo and Nesrin Garan, "Research with Ethnic and Minority Populations," in *The Oxford Textbook of Clinical Research Ethics*, ed. Ezekiel Emanuel et al. (New York: Oxford University Press, 2008), 423–30, esp. 423–24. 以下も参照。Vicki Freimuth et al., "African Americans' Views on Research and the Tuskegee Syphilis Study," *Social Science and Medicine* 52 (2001): 797–808. 米国の公的資金による臨床研究に女性とマイノリティを含めることが、1993年に法律で定められた（Public Law 103–43, Subtitle B, Clinical Research Equity Regarding Women and Minorities）。

＊14　Todd Savitt, "The Use of Blacks for Medical Experimentation and Demonstration in the Old South," *Journal of Southern History* 48 (1982): 331–48, esp. 332; Todd Savitt, *Race and Medicine in Nineteenth-and Early-Twentieth-Century America* (Kent, OH: Kent State University Press, 2007); Sharla Fett, *Working Cures: Healing, Health, and Power on Southern Slave Plantations* (Chapel Hill: University of North Carolina Press, 2002).

＊15　この点については以下を参照。James Makittrick Adair, *Unanswerable Arguments against the Abolition of the Slave Trade* (London, [1790]), 145–46. 以下も参照。Paul Brodwin, *Medicine and Morality in Haiti: The Contest for Healing Power* (Cambridge: Cambridge University Press, 1996), 30.

＊16　Robert Renny, *An History of Jamaica* (London, 1807), 188.

＊17　Richard Sheridan, *Doctors and Slaves: A Medical and Demographic History of Slavery in the British West Indies, 1680–1834* (Cambridge: Cambridge University Press, 1985), 40; James Thomson, *A Treatise on the Diseases of Negroes, as They Occur in the Island of Jamaica* (Jamaica, 1820), 10.

＊18　Colin Chisholm, *An Essay on the Malignant Pestilential Fever*, 2 vols. (London, 1801), 2:461–72.

＊19　A. J. Alexander to Joseph Black, Bacolet, Grenada, July 26, 1773, in Joseph Black, *The Correspondence of Joseph Black*, ed. Robert Anderson and Jean Jones, 2 vols. (Surrey: Ashgate, 2012), 1:288.

＊20　以下に引用。Baker, *Before Bioethics*, 74–75. 以下も参照。Laurence McCullough, *John Gregory's Writings on Medical Ethics and Philosophy of Medicine* (Dordrecht: Kluwer Academic Publishers, 1998).

＊21　Schiebinger, "Human Experimentation."

＊22　自己実験については以下を参照。Susan Lederer, "Walter Reed and the Yellow Fever Experiments," in Emanuel et al., *Oxford Textbook*, 9–17. 以下も参照。Baker, *Before Bioethics*, 74–76; [William Wright], *Memoir of the Late William Wright, M.D.* (Edin-

R. McNeill, *Mosquito Empires: Ecology and War in the Greater Caribbean, 1620–1914* (Cambridge: Cambridge University Press, 2010).

＊10 医学実験に用いられる被験者については以下を参照。Londa Schiebinger, “Human Experimentation in the Eighteenth Century: Natural Boundaries and Valid Testing,” in *The Moral Authority of Nature*, ed. Lorraine Daston and Fernando Vidal (Chicago: University of Chicago Press, 2003), 384–408. ピティエ病院での実験については以下を参照。“A New Remedy for the Itch,” *Journal of the Practice of Medicine, Surgery, and Pharmacy, in the Military Hospitals of France* 1 (1786): 63–73, esp. 68. 出版バイアスについては以下を参照。Paola Bertucci, “Shocking Subjects: Human Experiments and the Material Culture of Medical Electricity in Eighteenth-Century England,” in *The Uses of Humans in Experiment: Perspectives from the 17th to the 20th Century*, ed. Erika Dyck and Larry Stewart (Leiden: Koninklijke Brill, 2016), 111–38, esp. 137.

＊11 ナチスの強制収容所での実験や放射線実験、監獄実験、グアテマラでの梅毒実験など、医学的搾取には長い歴史がある。他にも搾取された集団は当然あった。たとえば以下を参照。Robert N. Proctor, *Racial Hygiene: Medicine under the Nazis* (Cambridge, MA: Harvard University Press, 1988); George Annas and Michael Grodin, *The Nazi Doctors and the Nuremberg Code: Human Rights in Human Experimentation* (Oxford: Oxford University Press, 1995); Paul Weindling, *Victims and Survivors of Nazi Human Experiments: Science and Suffering in the Holocaust* (London: Bloomsbury Academic Publishers, 2015); Lederer, *Subjected to Science; Allen Hornblum, Acres of Skin: Human Experiments at Holmesburg Prison* (New York: Routledge, 1998); US House of Representatives, *American Nuclear Guinea Pigs: Three Decades of Radiation Experiments on U.S. Citizens* (Washington, DC: US Government Printing Office, 1986).

＊12 Robert Baker, *Before Bioethics: A History of American Medical Ethics from the Colonial Period to the Bioethics Revolution* (New York: Oxford University Press, 2013), 254, 274–317. タスキギー梅毒研究については以下を参照。James Jones, *Bad Blood: The Tuskegee Syphilis Experiment* (1989; repr., New York: Free Press, 1993); Susan Reverby, *Examining Tuskegee: The Infamous Syphilis Study and Its Legacy* (Chapel Hill: University of North Carolina Press, 2009); Marcella Alsan and Marianne Wanamaker, “Tuskegee and the Health of Black Men,” working paper, National Bureau of Economic Research, June 2016. 今日では実験は国外で行われることが多い。たとえば以下を参照。Susan Reverby, “‘Normal Exposure’ and Inoculation Syphilis: A PHS ‘Tuskegee’ Doctor in Guatemala, 1946–1948,” *Journal of Policy History* 23 (2011): 6–28.

Exploration (Cambridge, MA: Harvard University Press, 1997). 医学研究における統計的方法の使用については以下を参照。Andrea Rusnock, *Vital Accounts: Quantifying Health and Population in Eighteenth-Century England and France* (Cambridge: Cambridge University Press, 2002).

*05 James Lind, *A Treatise on the Scurvy* (Edinburgh, 1753); John Hunter (1728–93), *A Treatise on the Venereal Disease* (London, 1791); Edward Jenner, *An Inquiry into the Causes and Effects of the Variolæ Vaccinæ* (London, 1798)〔エドワード・ジェンナー『牛痘の原因および作用に関する研究（牛痘種痘論）』梅田敏郎訳、講談社、1983年〕; Rolf Winau, “Experimentelle Pharmakologie und Toxikologie im 18. Jahrhundert” (Habil. Schrift, Johannes Gutenberg-Universität Mainz, 1971). 以下に抜粋。Winau, “Vom kasuistischen Behandlungsversuch zum kontrollierten klinischen Versuch,” in *Versuche mit Menschen in Medizin, Humanwissenschaft und Politik*, ed. Hanfried Helmchen and Rolf Winau (Berlin: Walter de Gruyter, 1986), 83–107.

*06 Mark Harrison, “Disease and Medicine in the Armies of British India, 1750–1830: The Treatment of Fevers and the Emergence of Tropical Therapeutics,” in *British Military and Naval Medicine, 1600–1830*, ed. Geoffrey Hudson (Amsterdam: Rodopi, 2007), 87–119, esp. 90. 以下も参照。Deborah Neill, *Networks in Tropical Medicine: Internationalism, Colonialism, and the Rise of a Medical Specialty, 1890–1930* (Stanford, CA: Stanford University Press, 2012); Gordon Cook, “History of Tropical Medicine, and Medicine in the Tropics,” in *Manson's Tropical Diseases*, ed. Jeremy Farrar et al. (London: Elsevier, 2014), 1–8; Michael Osborne, *The Emergence of Tropical Medicine in France* (Chicago: University of Chicago Press, 2014).

*07 Thomas Dancer, *The Medical Assistant; or Jamaica Practice of Physic: Designed Chiefly for the Use of Families and Plantations*, 2nd ed. (St. Jago de la Vega, Jamaica, 1809), ix. 以下も参照。Jean-Barthélemy Dazille, *Observations sur les maladies des nègres, leur causes, leurs traitemens et les moyens de les prévenir* (Paris, 1776).

*08 Londa Schiebinger, *Plants and Empire: Colonial Bioprospecting in the Atlantic World* (Cambridge, MA: Harvard University Press, 2004)〔ロンダ・シービンガー『植物と帝国――抹殺された中絶薬とジェンダー』小川眞里子・弓削尚子訳、工作舎、2007年〕.

*09 Benjamin Moseley, *Treatise on Tropical Diseases; or on Military Operations; and on the Climate of the West-Indies* (London, 1787), v–vi. 以下を参照。Kenneth Kiple, *The Caribbean Slave: A Biological History* (Cambridge: Cambridge University Press, 1981); Philip Curtin, *Death by Migration* (Cambridge: Cambridge University Press, 1989); J.

原注

序章

＊01 Society in Edinburgh, "Medical News," *Medical and Philosophical Commentaries* 2 (1774): 90–92; James Thomson, "Observations and Experiments on the Nature of the Morbid Poison Called Yaws, with Coloured Engraving of the Eruption," *Edinburgh Medical and Surgical Journal* 15 (1819): 321–28, esp. 326.

＊02 Philip Curtin, *The Rise and Fall of the Plantation Complex* (Cambridge: Cambridge University Press, 1990).

＊03 Andreas-Holger Maehle, *Drugs on Trial: Experimental Pharmacology and Therapeutic Innovation in the Eighteenth Century* (Amsterdam: Rodopi, 1999); Jean Astruc, *Doutes sur l'inoculation de la petite vérole* (Paris, 1756), 12–13; Richard, Munier, [and] Sabbatier, "Épreuves d'un remède contre l'épilepsie, etc.," *Journal de médecine, chirurgie, pharmacie, etc.* 44 (1775): 37–56; Georg Friedrich Hildebrandt, *Versuch einer philosophischen Pharmakologie* (Braunschweig, 1786), 86; Johann Friedrich Gmelin, *Allgemeine Geschichte der Gifte*, 3 vols. (Leipzig, 1776), esp. 1:34; Francis Home, *Clinical Experiments, Histories, and Dissections* (London, 1782), vii. 以下も参照。Susan Lederer, *Subjected to Science: Human Experimentation in America before the Second World War* (Baltimore: Johns Hopkins University Press, 1995).

＊04 Ulrich Tröhler, *To Improve the Evidence of Medicine: The 18th Century British Origins of a Critical Approach* (Edinburgh: Royal College of Physicians of Edinburgh, 2000), 36. 以下も参照。Harry Herr, "Franklin, Lavoisier, and Mesmer: Origin of the Controlled Clinical Trial," *Urologic Oncology: Seminars and Original Investigations* 23 (2005): 346–51; Abraham Lilienfeld, "*Ceteris Paribus*: The Evolution of the Clinical Trial," *Bulletin of the History of Medicine* 56 (1982): 1–18. 偽薬《プラセボ》については以下を参照。Arthur Shapiro and Elaine Shapiro, *The Powerful Placebo* (Baltimore: Johns Hopkins University Press, 1997)〔アーサー・K・シャピーロ＆エレイン・シャピーロ『パワフル・プラセボ——古代の祈祷師から現代の医師まで』赤居正美・滝川一興・藤谷順子訳、協同医書出版社、2003年〕; Anne Harrington, ed., *The Placebo Effect: An Interdisciplinary*

Schrift, Johannes Gutenberg-Universität Mainz, 1971.

——. "Vom kasuistischen Behandlungsversuch zum kontrollierten klinischen Versuch." In *Versuche mit Menschen in Medizin, Humanwissenschaft und Politik*, edited by Hanfried Helmchen and Rolf Winau. Berlin: Walter de Gruyter, 1986.

Winterbottom, Thomas. *An Account of the Native Africans in the Neighbourhood of Sierra Leone*. 2 vols. London, 1803.

Wisecup, Kelly. *Medical Encounters: Knowledge and Identity in Early American Literatures.* Boston: University of Massachusetts Press, 2013.

Withering, William. *An Account of the Foxglove, and Some of Its Medical Uses*. Birmingham, 1785.

World Medical Association. "Declaration of Helsinki Ethical Principles for Medical Research Involving Human Subjects." *JAMA* 310 (2013): 2191–94.

[Wright, William]. *Memoir of the Late William Wright, M.D.* Edinburgh, 1828.

——. "On the External Use of Cold Water in the Cure of Fever." *London Medical Journal* 7, pt. 2 (1786): 109–15.

——. "On the Use of Cold Bathing in the Locked Jaw." *Medical Observations and Inquiries* 6 (1784): 143–62.

——. "Remarks on Malignant Fevers; and Their Cure by Cold Water and Fresh Air." *London Medical Journal* 7, pt. 2 (1786): 109–15.

Wunderlich, Carl. *On Temperature in Diseases: A Manual of Medical Thermometry.* Translated by D. B. Woodman. London, 1871〔ウンデルリヒ『熱性病温度表』須藤鑛作・小林廣訳、須藤鉱作・小林宏、1879年〕.

US House of Representatives. *American Nuclear Guinea Pigs: Three Decades of Radiation Experiments on U.S. Citizens.* Washington, DC: US Government Printing Office, 1986.

Vicq d'Azyr, Félix. *Nouveau plan de constitution pour la médecine en France, présenté à l'Assemblée nationale par la Société royale de médecine.* Paris, 1790.

Voeks, Robert, and John Rashford, eds. *African Ethnobotany in the Americas.* New York: Springer, 2013.

von Haller, Albrecht. "Abhandlung über die Wirkung des Opiums auf den menschlichen Körper." *Berner Beiträge zur Geschichte der Medizin und der Naturwissenschaften* 19 (1962): 3–31.

von Staden, Heinrich. "The Discourses of Practitioners in Ancient Europe." In Baker, Porter, and Porter, *Codification of Medical Morality*, 1:352–58.

Wagstaffe, William. *A Letter to Dr. Freind; Shewing the Danger and Uncertainty of Inoculating the Small Pox.* London, 1722.

Wall, L. L. "The Medical Ethics of Dr. J. Marion Sims: A Fresh Look at the Historical Record." *Journal of Medical Ethics* 32 (2006): 346–50.

Warner, John. "The Idea of Southern Medical Distinctiveness: Medical Knowledge and Practice in the Old South." In *Science and Medicine in the Old South*, edited by Ronald Numbers and Todd Savitt, 179–205. Baton Rouge: Louisiana State University Press, 1989.

Washington, Harriet. *Medical Apartheid: A Dark History of Medical Experimentation on Black Americans from Colonial Times to the Present.* New York: Doubleday, 2007.

Weaver, Karol. *Medical Revolutionaries: The Enslaved Healers of Eighteenth-Century Saint Domingue.* Urbana: University of Illinois Press, 2006.

Weindling, Paul. "The Nazi Medical Experiments." In Emanuel et al., *Oxford Textbook*, 18–30.

——. *Victims and Survivors of Nazi Human Experiments: Science and Suffering in the Holocaust.* London: Bloomsbury Academic Publishers, 2015.

Weniger, Bernard, et al. "La médecine populaire dans le Plateau Central d'Haïti." *Journal of Ethnopharmacology* 17 (1986): 1–11.

White, Charles. *An Account of the Regular Gradation in Man, and in Different Animals and Vegetables and from the Former to the Latter.* London, 1799.

Williamson, John. *Medical and Miscellaneous Observations, Relative to the West India Islands.* 2 vols. Edinburgh, 1817.

Winau, Rolf. "Experimentelle Pharmakologie und Toxikologie im 18. Jahrhundert." Habil.

Medical History 29 (1985): 54–70.
Störck, Anton von. *An Essay on the Medicinal Nature of Hemlock*. London, 1760.
Strickland, Stuart. "The Ideology of Self-Knowledge and the Practice of Self-Experimentation." Preprint 65. Max-Planck-Institut für Wissenschaftsgeschichte, Berlin, 1997.
Sturtevant, William. "History and Ethnography of Some West Indian Starches." In *The Domestication and Exploitation of Plants and Animals*, edited by Peter Ucko and G. W. Dimbleby, 177–99. Chicago: Aldine, 1969.
Sweet, James H. *Domingos Álvares, African Healing, and the Intellectual History of the Atlantic World*. Chapel Hill: University of North Carolina Press, 2011.
——. "Mistaken Identities? Olaudah Equiano, Domingos Álvares, and the Methodological Challenges of Studying the African Diaspora." *American Historical Review* 14 (2009): 279–306.
Thomson, James. "Dissections in Convulsive Diseases." *Edinburgh Medical and Surgical Journal* 14 (1818): 614–18.
——. "Observations and Experiments on the Nature of the Morbid Poison Called Yaws, with Coloured Engraving of the Eruption." *Edinburgh Medical and Surgical Journal* 15 (1819): 321–28.
——. "On the Substitutes That May Be Used for Cinchona." *Edinburgh Medical and Surgical Journal* 16 (1820): 27–31.
——. "Remarks on Tropical Diseases." *Edinburgh Medical and Surgical Journal* 18 (1822): 31–48.
——. *A Treatise on the Diseases of Negroes, as They Occur in the Island of Jamaica; with Observations on the Country Remedies*. Jamaica, 1820.
Thornton, John. *Africa and Africans in the Making of the Atlantic World, 1400–1800*. Cambridge: Cambridge University Press, 1998.
——. "The Coromantees: An African Cultural Group in Colonial North America and the Caribbean." *Journal of Caribbean History* 32 (1998): 161–78.
——. *A Cultural History of the Atlantic World, 1250–1820*. Cambridge: Cambridge University Press, 2012.
Trapham, Thomas. *A Discourse of the State of Health in the Island of Jamaica*. London, 1679.
Tröhler, Ulrich. *To Improve the Evidence of Medicine: The 18th Century British Origins of a Critical Approach*. Edinburgh: Royal College of Physicians of Edinburgh, 2000.
Turner, Daniel. *A Treatise of Diseases Incident to the Skin*. 3rd ed. London, 1726.

1786." *Jamaican Historical Review* 17 (1991): 1–18.

Sims, J. Marion. "On the Treatment of Vesico-Vaginal Fistula." *American Journal of the Medical Sciences* 23 (1852): 59–82.

——. *The Story of My Life.* New York, 1888.

——. "Two Cases of Vesico-Vaginal Fistula, Cured." *Journal of Health* 5 (1854): 1–7.

Sloane, Hans. "An Account of Inoculation." *Philosophical Transactions of the Royal Society of London* 49 (1756): 516–20.

——. *Catalogus plantarum quæ in Insula Jamaica sponte proveniunt. . . .* London, 1696.

——. *A Voyage to the Islands Madera, Barbados, Nieves, S. Christophers, and Jamaica; with Natural History, etc.* 2 vols. London, 1707–25.

Smallwood, Stephanie. *Saltwater Slavery: A Middle Passage from Africa to American Diaspora.* Cambridge, MA: Harvard University Press, 2007.

Société de médecins. *Encyclopédie méthodique.* Paris, 1827.

Société de médecins et de chirurgiens. *Dictionnaire des sciences médicales.* Paris: Panckoucke, 1812–22.

Society in Edinburgh. "Medical News." *Medical and Philosophical Commentaries* 2 (1774): 90–92.

Sonnini de Manoncour, Charles-Nicolas-Sigisbert. "Observations sur les serpens de la Guianne, & sur l'efficacité de l'Eau de Luce pour en guiérir la morsure." *Journal de physique, de chimie, d'histoire naturelle et des arts* 8, no. 2 (1776): 469–76.

Sörlin, Sverker. "Globalizing Linnaeus: Economic Botany and Travelling Disciples." *Tijdschrift voor Skandinavistiek* 29 (2008): 117–43.

Southwell, Thomas. *Medical Essays and Observations.* 4 vols. London, 1764.

Spary, Emma. *Utopia's Garden: French Natural History from Old Regime to Revolution.* Chicago: University of Chicago Press, 2000.

Spicker, Stuart, Ilia Alon, Andre de Vries, and H. Tristram Engelhardt Jr., eds. *The Use of Human Beings in Research.* Dordrecht: Kluwer, 1988.

Spilsbury, Francis. *Advice to Those Who Are Afflicted with Venereal Disease.* London, 1790.

Stedman, Thomas, ed. *Twentieth Century Practice: An International Encyclopedia of Modern Medical Science by Leading Authorities of Europe and America.* 20 vols. New York, 1899.

Stepan, Nancy. *The Idea of Race in Science: Great Britain, 1800–1960.* London: Macmillan, 1982.

Stewart, Larry. "The Edge of Utility: Slaves and Smallpox in the Early Eighteenth Century."

Schaffer, Simon, Lissa Roberts, Kapil Raj, and James Delbourgo, eds. *The Brokered World: Go-Betweens and Global Intelligence, 1770–1820*. Sagamore Beach, MA: Science History Publications, 2009.

Schiebinger, Londa. "Human Experimentation in the Eighteenth Century: Natural Boundaries and Valid Testing." In *The Moral Authority of Nature*, edited by Lorraine Daston and Fernando Vidal, 384–408. Chicago: University of Chicago Press, 2003.

——. "Medical Experimentation and Race in the Eighteenth-Century Atlantic World." *Social History of Medicine* 26 (2013): 364–82.

——. *The Mind Has No Sex? Women in the Origins of Modern Science*. Cambridge, MA: Harvard University Press, 1989〔ロンダ・シービンガー『科学史から消された女性たち——アカデミー下の知と創造性』小川眞里子・藤岡伸子・家田貴子訳、工作舎、2022年（改訂新版）〕.

——. *Nature's Body: Gender and the Making of Modern Science*. Boston: Beacon Press, 1993〔ロンダ・シービンガー『女性を弄ぶ博物学——リンネはなぜ乳房にこだわったのか?』小川眞里子・財部香枝訳、工作舎、2008年（第2版）〕.

——. *Plants and Empire: Colonial Bioprospecting in the Atlantic World*. Cambridge, MA: Harvard University Press, 2004〔ロンダ・シービンガー『植物と帝国——抹殺された中絶薬とジェンダー』小川眞里子・弓削尚子訳、工作舎、2007年〕.

——. "Scientific Exchange in the Eighteenth-Century Atlantic World." In *Soundings in Atlantic History: Latent Structures and Intellectual Currents, 1500–1825*, ed. Bernard Bailyn, 294–328. Cambridge, MA: Harvard University Press, 2009.

Schiebinger, Londa, and Claudia Swan, eds. *Colonial Botany: Science, Commerce, and Politics.* Philadelphia: University of Pennsylvania Press, 2005.

Shannon, Richard. *Practical Observations on the Operation and Effects of Certain Medicines in the Prevention and Cure of Diseases to Which Europeans Are Subject in Hot Climates, and in These Kingdoms*. London, 1794.

Shapiro, Arthur, and Elaine Shapiro. *The Powerful Placebo*. Baltimore: Johns Hopkins University Press, 1997〔アーサー・K・シャピーロ＆エレイン・シャピーロ『パワフル・プラセボ——古代の祈祷師から現代の医師まで』赤居正美・滝川一興・藤谷順子訳、協同医書出版社、2003年〕.

Sheridan, Richard. *Doctors and Slaves: A Medical and Demographic History of Slavery in the British West Indies, 1680–1834*. Cambridge: Cambridge University Press, 1985.

——. "Slave Medicine in Jamaica: Thomas Thistlewood's 'Receipts for a Physick,' 1750–

〔ルース・リチャードソン『グレイ解剖学の誕生——二人のヘンリーの1858年』矢野真千子訳、東洋書林、2010年〕.

Riley, James. *The Eighteenth-Century Campaign to Avoid Disease.* New York: St. Martin's Press, 1987.

Rinaldi, Andrea. "Yaws: A Second (and Maybe Last?) Chance for Eradication." *Public Library of Science Neglected Tropical Diseases* 2 (2008): 1–6.

Risse, Guenter. "Clinical Instruction in Hospitals: The Boerhaavian Tradition in Leyden, Edinburgh, Vienna and Pavia." *Clio Medica* 21 (1987–88): 1–19.

——. "Debates and Experiments: The Royal Medical Society of Edinburgh." *Clio Medica* 78 (2005): 67–104.

——. *Hospital Life in Enlightenment Scotland: Care and Teaching at the Royal Infirmary of Edinburgh.* Cambridge: Cambridge University Press, 1986.

——. *New Medical Challenges during the Scottish Enlightenment.* Amsterdam: Rodopi, 2005.

Robert, Justin. *Slavery and the Enlightenment in the British Atlantic, 1750–1807.* Cambridge, Cambridge University Press, 2013.

Roger, Jacques. *Buffon: A Life in Natural History.* Translated by Sarah Bonnefoi. Ithaca, NY: Cornell University Press, 1997〔ジャック・ロジェ『大博物学者ビュフォン——18世紀フランスの変貌する自然観と科学・文化誌』ベカエール直美訳、工作舎、1992年〕.

Rosen, George. *A History of Public Health.* Baltimore: Johns Hopkins University Press, 1993〔ジョージ・ローゼン『公衆衛生の歴史』小栗史朗訳、第一出版、1974年〕.

Rouse, Irving. *The Tainos: Rise and Decline of the People Who Greeted Columbus.* New Haven, CT: Yale University Press, 1992〔アーヴィング・ラウス『タイノ人——コロンブスが出会ったカリブの民』杉野目康子訳、法政大学出版局、2004年〕.

Rush, Benjamin. *Medical Inquiries and Observations.* 4 vols. 2nd ed. Philadelphia, 1805.

Rusnock, Andrea. *Vital Accounts: Quantifying Health and Population in Eighteenth-Century England and France.* Cambridge: Cambridge University Press, 2002.

Saunders, Paula. "Charms and Spiritual Practitioners: Negotiating Power Dynamics in an Enslaved African Community in Jamaica." In Ogundiran and Saunders, *Materialities of Ritual*, 159–75.

Savitt, Todd. *Race and Medicine in Nineteenth-and Early-Twentieth-Century America.* Kent, OH: Kent State University Press, 2007.

——. "The Use of Blacks for Medical Experimentation and Demonstration in the Old South." *Journal of Southern History* 48 (1982): 331–48.

Proctor, Robert N. *Racial Hygiene: Medicine under the Nazis.* Cambridge, MA: Harvard University Press, 1988.

Proctor, Robert N., and Londa Schiebinger, eds. *Agnotology: The Making and Unmaking of Ignorance.* Stanford, CA: Stanford University Press, 2008.

Raimond, Julien. *Observations sur l'origine et les progrès du préjugé des colons blancs contre les hommes de couleur*. Paris, 1791.

Raj, Kapil. *Relocating Modern Science: Circulation and the Construction of Knowledge in South Asia and Europe, 1650–1900*. Houndmills, Basingstoke, Hampshire: Palgrave Macmillan, 2007〔カピル・ラジ『近代科学のリロケーション――南アジアとヨーロッパにおける知の循環と構築』水谷智・水井万里子・大澤広晃訳、名古屋大学出版会、2016年〕.

Ramsey, Kate. *The Spirits and the Law: Vodou and Power in Haiti.* Chicago: University of Chicago Press, 2011.

Razzell, Peter. *The Conquest of Smallpox: The Impact of Inoculation on Smallpox Mortality in Eighteenth-Century Britain.* Firle: Caliban Books, 1977.

Regourd, François. "Mesmerism in Saint Domingue: Occult Knowledge and Vodou on the Eve of the Haitian Revolution." In Delbourgo and Dew, *Science and Empire in the Atlantic World,* 311–32.

Renny, Robert. *An History of Jamaica*. London, 1807.

Reusch, Christiane. "Die medizinische Versorgung auf den französischen Westindischen Inseln im 18. Jhd. im Spiegel des Werkes von J. B. Dazille." MD diss., Institut für Geschichte der Medizin, Universität Düsseldorf, 1982.

Reverby, Susan M. *Examining Tuskegee: The Infamous Syphilis Study and Its Legacy.* Chapel Hill: University of North Carolina Press, 2009.

——. "'Normal Exposure' and Inoculation Syphilis: A PHS 'Tuskegee' Doctor in Guatemala, 1946–1948." *Journal of Policy History* 23 (2011): 6–28.

Review of *Dictionnaire géographique, historique et politique des Gaules et de la France &c.*, vol. 5, by Jean-Joseph Expilly. *Journal encyclopédique, dédié à son altesse sérénissime, Mgr. le Duc de Bouillon* 3 (May 1768): 69–76.

Review of *Medical Reports, on the Effects of Water, Cold and Warm, as a Remedy in Fever and Other Diseases*, by James Currie. *Annals of Medicine* 3 (1798): 1–33.

Richard, Munier, [and] Sabbatier. "Épreuves d'un remède contre l'épilepsie, etc." *Journal de médecine, chirurgie, pharmacie, etc.* 44 (1775): 37–56.

Richardson, Ruth. *The Making of Mr. Gray's Anatomy.* Oxford: Oxford University Press, 2008

Paugh, Katherine. "Yaws, Syphilis, Sexuality, and the Circulation of Medical Knowledge in the British Caribbean and the Atlantic World." *Bulletin of the History of Medicine* 88 (2014): 225–52.

Peabody, Sue. "'A Dangerous Zeal': Catholic Missions to Slaves in the French Antilles, 1636–1800." *French Historical Studies* 25 (2002): 53–90.

Peabody, Sue, and Keila Grinberg. *Slavery, Freedom, and the Law in the Atlantic World.* New York: Palgrave, 2007.

Peabody, Sue, and Tyler Stovall, eds. *The Color of Liberty: Histories of Race in France.* Durham, NC: Duke University Press, 2003.

Pearce, J. "A Brief History of the Clinical Thermometer." *QJM* 95 (2002): 251–52.

Percival, Thomas. *Medical Ethics*. Manchester, 1803.

Perkins, Benjamin. *The Influence of Metallic Tractors on the Human Body.* London, 1798.

Perkins, David. *Romanticism and Animal Rights.* Cambridge: Cambridge University Press, 2003.

Pettinger, Alasdair. "From Vaudoux to Voodoo." *Forum for Modern Language Studies* 40 (2004): 415–25.

Peytraud, Lucien. *L'esclavage aux Antilles françaises avant 1789.* Paris: Hachette, 1897.

Pfeiffer, Paul. *Das Allgemeine Krankenhaus in Wien von 1784.* Münster: LIT, 2012.

[Philippe, Jean Baptiste]. *Free Mulatto*. Edited by Selwyn Cudjoe. Wellesley, MA: Calaloux, 1996.

Piantadosi, Steven. *Clinical Trials: A Methodological Perspective.* New York: John Wiley, 1997.

Pinckard, George. *Notes on the West Indies*. 3 vols. London, 1806.

Pinel, Philippe. *The Clinical Training of Doctors.* 1793. Edited and translated by Dora Weiner. Baltimore: Johns Hopkins University Press, 1980.

Pluchon, Pierre. "Le Cercle des Philadelphes du Cap-Français à Saint-Domingue: Seule académie colonial de l'ancien régime." *Mondes et cultures* 45 (1985): 157–91.

——, ed. *Histoire des médecins et pharmaciens de marine et des colonies.* Toulouse: Bibliothèque historique Privat, 1985.

——. *Vaudou, sorciers, empoisonneurs de Saint-Domingue à Haïti*. Paris: Karthala, 1987.

Pouppé-Desportes, Jean-Baptiste-René. *Histoire des maladies de S. Domingue*. 3 vols. Paris, 1770.

Prichard, James. *Researches into the Physical History of Man.* 1813. Reprint, Chicago: University of Chicago Press, 1973.

Subjects of Research. Washington, DC: US Department of Health and Human Services, 1979.

Neill, Deborah. *Networks in Tropical Medicine: Internationalism, Colonialism, and the Rise of a Medical Specialty, 1890–1930.* Stanford, CA: Stanford University Press, 2012.

Nelson, William Max. "Making Men: Enlightenment Ideas of Racial Engineering." *American Historical Review* 115 (2010): 1364–94.

"A New Remedy for the Itch." *Journal of the Practice of Medicine, Surgery, and Pharmacy, in the Military Hospitals of France* 1 (1786): 63–73.

A New Universal History of Arts and Sciences, Shewing Their Origin, Progress, Theory, Use, and Practice. 2 vols. London, 1759.

Nicolson, Jean-Barthélémi-Maximilien. *Essai sur l'histoire naturelle de l'isle de Saint- Domingue.* Paris, 1776.

"Observation sur l'usage du café appliqué extérieurement dans les maladies du genre nerveux." *Affiches américaines*, July 20, 1772, 365–67.

Ogborn, Miles. "Talking Plants: Botany and Speech in Eighteenth-Century Jamaica." *History of Science* 51 (2013): 251–82.

Ogundiran, Akinwumi, and Paula Saunders, eds. *Materialities of Ritual in the Black Atlantic*. Bloomington: Indiana University Press, 2014.

"On the Dangerous Effects of the Infusion of Tobacco Administered as a Glyster." *Edinburgh Medical and Surgical Journal* 9 [1813]: 159–60.

Osborne, Michael. "Acclimatizing the World: A History of the Paradigmatic Colonial Science." *Osiris* 15 (2000): 135–51.

——. *The Emergence of Tropical Medicine in France*. Chicago: University of Chicago Press, 2014.

Palmié, Stephan, ed. *Africas of the Americas: Beyond the Search for Origins in the Study of Afro-Atlantic Religions*. Leiden: Brill, 2008.

Parsons, Christopher, and Kathleen Murphy. "Ecosystems under Sail: Specimen Transport in the Eighteenth-Century French and British Atlantics." *Early American Studies* 10 (2012): 503–29.

Paton, Diana. "Witchcraft, Poison, Law, and Atlantic Slavery." *William and Mary Quarterly* 69 (2012): 235–64.

Paton, Diana, and Maarit Forde, eds. *Obeah and Other Powers.* Durham, NC: Duke University Press, 2012.

of the Royal Society, Concerning an Antidote to the Indian Poison in the West-Indies." *Philosophical Transactions* 42 (1742): 2–10.
Mitchell, John. "An Essay upon the Causes of the Different Colours of People in Different Climates." *Philosophical Transactions* 43 (1744): 102–50.
Moitt, Bernard. *Women and Slavery in the French Antilles, 1635–1848*. Bloomington: Indiana University Press, 2001.
[Monro, Donald], ed. *Letters and Essays ... by Different Practitioners*. London, 1778.
Monro, Donald. *Observations on the Means of Preserving the Health of Soldiers*. 2 vols. London, 1780.
——. *A Treatise on Medical and Pharmaceutical Chemistry, and the Materia Medica*. 3 vols. London, 1788.
Moreau de Saint-Méry, Médéric-Louis-Élie. *Description topographique, physique, civile, politique et historique de la partie française de l'isle Saint-Domingue*. 2 vols. Philadelphia, 1797–98.
——. *Loix et constitutions des colonies françoises de l'Amérique sous le vent*. 6 vols. Paris, 1784–90.
Morgan, Jennifer. *Laboring Women: Reproduction and Gender in New World Slavery.* Philadelphia: University of Pennsylvania Press, 2004.
Morrissey, Marietta. *Slave Women in the New World: Gender Stratification in the Caribbean.* Lawrence: University Press of Kansas Press, 1989.
Moseley, Benjamin. *A Treatise Concerning the Properties and Effects of Coffee*. 4th ed. London, 1789.
——. *A Treatise on Sugar: With Miscellaneous Medical Observations*. 2nd ed. London, 1800.
——. *Treatise on Tropical Diseases; or on Military Operations; and on the Climate of the West-Indies.* 3rd ed. London, 1792.
Motherby, George. *A New Medical Dictionary; or, General Repository of Physic*. 2nd ed. London, 1785.
Murdoch, Lydia. "Carrying the Pox: The Use of Children and Ideals of Childhood in Early British and Imperial Campaigns against Smallpox." *Journal of Social History* 48 (2015): 1–25.
Murphy, Kathleen. "Translating the Vernacular: Indigenous and African Knowledge in the Eighteenth-Century British Atlantic." *Atlantic Studies* 8 (2011): 29–48.
National Commission for the Protection of Human Subjects of Biomedical and Behavioral Research. *The Belmont Report: Ethical Principles and Guidelines for the Protection of Human*

Mazzolini, Renato G. "Anatomische Untersuchungen über die Haut der Schwarzen (1700–1800)." In *Die Natur des Menschen: Probleme der physischen Anthropologie und Rassenkunde (1750–1850)*, edited by Gunter Mann and Franz Dumont, 169–87. Stuttgart: Fischer, 1990.

——. "Für eine neue Geschichte vom Ursprung der physischen Anthropologie, 1492–1848." *Jahrbuch 1996 der Deutschen Akademie der Naturforscher Leopoldina* 42 (1997): 319–41.

McClellan, James, III. *Colonialism and Science: Saint Domingue in the Old Regime*. Baltimore: Johns Hopkins University Press, 1992.

McClellan, James, III, and François Regourd. *The Colonial Machine: French Science and Overseas Expansion in the Old Regime*. Turnhout: Brepols, 2011.

McCullough, Laurence. "The Discourses of Practitioners in Eighteenth-Century Britain." In Baker and McCullough, *Cambridge World History*, 403–13.

——. *John Gregory and the Invention of Professional Medical Ethics and the Profession of Medicine*. Dordrecht: Kluwer Academic Publishers, 1998.

——. *John Gregory's Writings on Medical Ethics and Philosophy of Medicine*. Dordrecht: Kluwer Academic Publishers, 1998.

McDonald, Helen. *Human Remains: Dissection and Its Histories*. New Haven, CT: Yale University Press, 2005.

McNeill, J. R. *Mosquito Empires: Ecology and War in the Greater Caribbean, 1620–1914*. Cambridge: Cambridge University Press, 2010.

Medical Register for the Year 1783. London, 1784.

Meijer, Miriam. *Race and Aesthetics in the Anthropology of Petrus Camper (1722–1789)*. Amsterdam: Rodopi, 1999.

Métraux, Alfred. *Voodoo in Haiti*. Translated by Hugo Charteris. New York: Oxford University Press, 1959.

Miller, Christopher. *The French Atlantic Triangle: Literature and Culture of the Slave Trade*. Durham, NC: Duke University Press, 2007.

Miller, Franklin, Luana Collaca, Robert Crouch, and Ted Kaptchuk, eds. *The Placebo: A Reader*. Baltimore: Johns Hopkins University Press, 2013.

Miller, Genevieve. *The Adoption of Inoculation for Smallpox in England and France*. Philadelphia: University of Pennsylvania Press, 1957.

Milward, Edward. "A Letter from Edward Milward, M.D., to Martin Folkes, Esq: President

tory of Medicine 56 (1982): 1–18.

Lind, James. *An Essay on Diseases Incidental to Europeans in Hot Climates*. London, 1768.

——. *A Treatise on the Scurvy*. 2nd ed. London, 1757.

Lindemann, Mary. "The Discourses of Practitioners in Eighteenth-Century France and Germany." In Baker and McCullough, *Cambridge World History*, 391–98.

Littré, Émile. *Dictionnaire de la langue française*. Paris: Hachette, 1872–77.

Livingstone, David. *Putting Science in Its Place: Geographies of Scientific Knowledge*. Chicago: University of Chicago Press, 2003〔デイヴィッド・リヴィングストン『科学の地理学——場所が問題になるとき』梶雅範・山田俊弘訳、法政大学出版局、2014年〕.

Lo, Bernard, and Nesrin Garan. "Research with Ethnic and Minority Populations." In Emanuel et al., *Oxford Textbook*, 423–30.

Long, Edward. *The History of Jamaica*. 3 vols. London: 1774.

Luffman, John. *Brief Account of the Island of Antigua*. London, 1789.

Macgrudan, M. "Médecin à la Jamaïque, sur l'inoculation du Pians." *Journal de physique, de chimie, d'histoire naturelle et des arts* 1 (1773): 37–47.

Maehle, Andreas-Holger. *Drugs on Trial: Experimental Pharmacology and Therapeutic Innovation in the Eighteenth Century*. Amsterdam: Rodopi, 1999.

——. "The Ethical Discourse on Animal Experimentation, 1650–1900." In *Doctors and Ethics: The Earlier Historical Setting of Professional Ethics*, edited by Andrew Wear, Johanna Geyer-Kordesch, and Roger French, 203–51. Amsterdam: Rodopi, 1993.

——. *Kritik und Verteidigung des Tierversuchs: Die Anfänge der Diskussion im 17. und 18. Jarhundert*. Stuttgart: F. Steiner, 1992.

Mair, Lucille. *A Historical Study of Women in Jamaica: 1655–1844*. Kingston: University of the West Indies Press, 2006.

Maitland, Charles. *Mr. Maitland's Account of Inoculating the Small Pox*. London, 1722.

Malcolmson, Cristina. *Studies of Skin Color in the Early Royal Society: Boyle, Cavendish, and Swift*. Surrey: Ashgate, 2013.

Mallet, Noël-Nicolas. "Mémoire sur le quinquina de la Martinique." In *Mémoire de la séance publique de la Faculté de médecine tenue, le 9 décembre 1779, dans les Écoles extérieures de Sorbonne*, 102–15. Paris, 1780.

Marcard, Henri-Mathias. *De la nature et de l'usages des bains*. Paris, 1801.

Maupertuis, Pierre-Louis Moreau de. *Lettre sur le progrès des sciences*. Dresden, 1752.

Maxwell, James. *Observations on Yaws*. Edinburgh, 1839.

Press, 1984.

Koerner, Lisbet. *Linnaeus: Nature and Nation*. Cambridge, MA: Harvard University Press, 1999.

Kopperman, Paul. "The British Army in North America and the West Indies, 1755–1783: A Medical Perspective." In Hudson, *British Military and Naval Medicine*, 51–86.

Labat, Jean-Baptiste. *Nouveau voyage aux isles de l'Amérique*. 6 vols. Paris, 1722.

La Berge, Ann, and Caroline Hannaway, eds. *Constructing Paris Medicine*. Amsterdam: Rodopi, 1998.

Laborie, P. J. *The Coffee Planter of Saint Domingo*. London, 1798.

La Condamine, Charles-Marie de. *A Discourse on Inoculation, Read before the Royal Academy of Science at Paris, the 24th of April 1754*. Translated by Matthew Maty. London, 1755.

——. *Relation abrégée d'un voyage*. Paris, 1745.

Ladimer, Irving, and Roger W. Newman, eds. *Clinical Investigation in Medicine*. Boston: Boston University, Law-Medicine Research Institute, 1963.

Lafosse, J. F. *Avis aux habitans des colonies, particulière à ceux de l'Isle S. Domingue*. Paris, 1787.

Laguerre, Michel. *Afro-Caribbean Folk Medicine*. South Hadley, MA: Bergin and Garvey, 1987.

——. *Voodoo Heritage*. Beverly Hills, CA: Sage Publications, 1980.

Lapeyre, Louis. *Mémoire instructif sur l'inoculation des petites véroles*. London, 1771.

Latour, Bruno. *Science in Action*. Cambridge, MA: Harvard University Press, 1987〔ブルーノ・ラトゥール『科学が作られているとき——人類学的考察』川崎勝・高田紀代志訳、産業図書、1999年〕.

Leake, John. *An Account of the Westminster New Lying-in Hospital*. London, 1765.

Lederer, Susan. *Subjected to Science: Human Experimentation in America before the Second World War*. Baltimore: Johns Hopkins University Press, 1995.

——. "Walter Reed and the Yellow Fever Experiments." In Emanuel et al., *Oxford Textbook*, 9–17.

Lempriere, William. *Practical Observations on the Diseases of the Army in Jamaica, as They Occurred between the Years 1792 and 1797*. 2 vols. London, 1799.

Leti, Geneviève. *Santé et société esclavagiste à la Martinique*. Paris: Éditions L'Harmattan, 1998.

Lightman, Bernard, Gordon McQuat, and Larry Stewart, eds. *The Circulation of Knowledge between Britain, India, and China*. Leiden: Koninklijke Brill NV, 2013.

Ligon, Richard. *A True and Exact History of the Island of Barbados*. London, 1657.

Lilienfeld, Abraham. "*Ceteris Paribus:* The Evolution of the Clinical Trial." *Bulletin of the His-*

of Cure." *Medical Essays and Observations* 5, pt. 2 (1747): 272–86.

Hunter, John (1728–93). "Account of a Woman Who Had the Small Pox during Pregnancy." *Philosophical Transactions of the Royal Society of London* 70 (1780): 128–42.

——. *A Treatise on the Venereal Disease.* London, 1791.

Hunter, John (1754–1809). *Disputatio inauguralis, quædam de hominum varietatibus, et harum causis. . . .* Edinburgh, 1775.

——. *Observations on the Diseases of the Army in Jamaica*. London, 1788.

Imbault-Huart, Marie Jose. "Concepts and Realities of the Beginning of Clinical Teaching in France in the Late 18th and Early 19th Centuries." *Clio Medica* 21 (1987–88): 59–70.

Jamaica Physical Journal 1 (1834).

Jenner, Edward. *An Inquiry into the Causes and Effects of the Variolæ Vaccinæ.* London, 1798〔エドワード・ジェンナー『牛痘の原因および作用に関する研究（牛痘種痘論）』梅田敏郎訳、講談社、1983年〕.

Jennings, Eric. *Curing the Colonizers: Hydrotherapy, Climatology, and French Colonial Spas.* Durham, NC: Duke University Press, 2006.

Jones, James. *Bad Blood: The Tuskegee Syphilis Experiment*. 1989. Reprint, New York: Free Press, 1993.

Jonsen, Albert. *A Short History of Medical Ethics.* Oxford: Oxford University Press, 2000〔アルバート・R・ジョンセン『医療倫理の歴史――バイオエシックスの源流と諸文化圏における展開』藤野昭宏・前田義郎訳、ナカニシヤ出版、2009年〕.

Jordan, Winthrop. *White over Black: American Attitudes toward the Negro, 1550–1812.* Chapel Hill: University of North Carolina Press, 1968.

Jussieu, Antoine de. "Recherches d'un specifique contre la dysenterie." *Mémoires de l'Académie royale* (1729): 32–40.

Katz, Jay. *Experimentation with Human Beings*. New York: Russell Sage Foundation, 1972.

Kenny, Stephen. "The Development of Medical Museums in the Antebellum American South: Slave Bodies in Networks of Anatomical Exchange." *Bulletin of the History of Medicine* 87 (2013): 32–62.

——. "'A Dictate of Both Interest and Mercy'? Slave Hospitals in the Antebellum South." *Journal of the History of Medicine* 65 (2010): 1–47.

King, Stewart. *Blue Coat or Powdered Wig: Free People of Color in Pre-Revolutionary Saint Domingue*. Athens: University of Georgia Press, 2001.

Kiple, Kenneth. *The Caribbean Slave: A Biological History.* Cambridge: Cambridge University

1786.
Hill, K. R., and I. S. Parboosingh. "The First Medical School of the British West Indies and the First Medical School of America." *West Indian Medical Journal* 1 (1951): 21–25.
Hillary, William. *Observations on the Changes of the Air and the Concomitant Epidemical Diseases in the Island of Barbados*. London, 1766.
Hilliard d'Auberteuil, Michel-René. *Considérations sur l'état présent de la colonie française de Saint-Domingue*. 2 vols. Paris, 1776.
Hodacs, Hanna, Kenneth Nyberg, and Stéphane Van Damme, eds. *A Global History of Linnaean Sciences in the Long Eighteenth Century*. Oxford: Oxford University Press, forthcoming〔以下として出版：*Linnaeus, Natural History and the Circulation of Knowledge* (Oxford: Voltaire Foundation, 2018)〕.
Hogarth, Rana. *Blackness in Transit: Medical Knowledge and the Making of Difference in the Atlantic World, 1780–1840*. Chapel Hill: University of North Carolina Press, 2017.
——. "Charity and Terror in Eighteenth-Century Jamaica: The Kingston Hospital and Asylum for Deserted 'Negroes.'" *African and Black Diaspora: An International Journal* (2016): 1–18.
Home, Francis. *Clinical Experiments, Histories, and Dissections*. London, 1782.
Hornblum, Allen. *Acres of Skin: Human Experiments at Holmesburg Prison*. New York: Routledge, 1998.
Houlston, Thomas. "Some Experiments Made with a View to Ascertain the Duration of the Infectious Power of Variolous Matter." *London Medical Journal* 7 (1786): 7–8.
Hudson, Geoffrey, ed. *British Military and Naval Medicine, 1600–1830*. Amsterdam: Rodopi, 2007.
Hudson, Nicolas. "From 'Nation' to 'Race': The Origin of Racial Classification in Eighteenth-Century Thought." *Eighteenth-Century Studies* 29 (1996): 247–64.
Huet, Marie-Hélène. *Monstrous Imagination*. Cambridge, MA: Harvard University Press, 1993.
Humboldt, Alexander von. *Personal Narrative of Travels to the Equinoctial Regions of America, during the Years 1799–1804*. Translated by Thomasina Ross. 3 vols. London, 1852〔アレクサンダー・フォン・フンボルト『新大陸赤道地方紀行』全3巻、エンゲルハルト・ヴァイグル編、大野英二郎・荒木善太訳、岩波書店、2001–03年〕.
——. *Political Essays on the Kingdom of New Spain*. 2 vols. Translated by John Black. New York, 1811.
[Hume, John]. "A Description of the African Distemper Called Yaws, with the True Method

glophone Caribbean, 1760–2011. Kingston: University of the West Indies Press, 2012.

——. "Obeah: Healing and Protection in West Indian Slave Life." *Journal of Caribbean History* 38 (2004): 153–83.

——. "On the Early Use and Origin of the Term 'Obeah' in Barbados and the Anglophone Caribbean." *Slavery and Abolition* 22 (August 2001): 87–100.

Hannaford, Ivan. *Race: The History of an Idea in the West*. Baltimore: Johns Hopkins University Press, 1996.

Harper, Kristin, et al. "The Origin and Antiquity of Syphilis Revisited: An Appraisal of Old World Pre-Columbian Evidence for Treponemal Infection." *American Journal of Physical Anthropology* 146 (2011): 99–133.

Harrington, Anne, ed. *The Placebo Effect: An Interdisciplinary Exploration*. Cambridge, MA: Harvard University Press, 1997.

Harris, Steven. "Long-Distance Corporations, Big Sciences, and the Geography of Knowledge." *Configurations* 6 (1998): 269–304.

Harrison, Mark. *Climates and Constitutions: Health, Race, and Environment and British Imperialism in India, 1600–1850*. New Delhi: Oxford University Press, 1999.

——. "Disease and Medicine in the Armies of British India, 1750–1830: The Treatment of Fevers and the Emergence of Tropical Therapeutics." In Hudson, *British Military and Naval Medicine*, 87–119.

——. *Medicine in an Age of Commerce and Empire: Britain and Its Tropical Colonies, 1660–1830*. Oxford: Oxford University Press, 2010.

Haygarth, John. *Of the Imagination, as a Cause and as a Cure of Disorders of the Body: Exemplified by Fictitious Tractors, and Epidemical Convulsions*. Bath, 1800.

Heney, Thomas. "On the Efficacy of the Zanthoxylon." *Memoirs of the Medical Society of London* 5 (1799): 44–52.

Herbert, Eugenia. "Smallpox Inoculation in Africa." *Journal of African History* 16 (1975): 539–59.

Hérissant, M. "Experiments Made on a Great Number of Living Animals, with the Poison of Lamas, and of Ticunas." *Philosophical Transactions of the Royal Society of London* 47 (1751–52): 75–92.

Herr, Harry. "Franklin, Lavoisier, and Mesmer: Origin of the Controlled Clinical Trial." *Urologic Oncology: Seminars and Original Investigations* 23 (2005): 346–51.

Hildebrandt, Georg Friedrich. *Versuch einer philosophischen Pharmakologie*. Braunschweig,

Goldblatt, Peter, ed. *Biological Relationships between Africa and South America*. New Haven, CT: Yale University Press, 1993.

Gómez, Pablo. "The Circulation of Bodily Knowledge in the Seventeenth-Century Black Spanish Caribbean." *Social History of Medicine* 26 (2013): 383–402.

——. "Transatlantic Meanings: African Rituals and Material Culture from the Early-Modern Spanish Caribbean." In Ogundiran and Saunders, *Materialities of Ritual,* 125–42.

Goucher, Candice. *Congotay! Congotay! A Global History of Caribbean Food*. Armonk, NY: M. E. Sharpe, 2014.

Goveia, Elsa. "The West Indian Slave Laws of the Eighteenth Century." *Colegio de Ciencias Sociale de la Universidad de Puerto Rico* (1960): 75–105.

[Grainger, James]. *An Essay on the More Common West-India Diseases; and the Remedies Which That Country Itself Produces*. London, 1764.

Great Britain, House of Commons. *Report of the Lords of the Committee of Council appointed for the Consideration of All Matters Relating to Trade and Foreign Plantations...* . [London], 1789.

Gregory, James. *Additional Memorial to the Managers of the Royal Infirmary*. Edinburgh, 1803.

——. *Memorial to the Managers of the Royal Infirmary*. Edinburgh, 1800.

Gregory, John. *A Father's Legacy to His Daughters.* London, 1774.

——. *Lectures on the Duties and Qualifications of a Physician*. London, 1772.

——. *Observations on the Duties and Offices of a Physician.* London, 1770.

Guerrini, Anita. *Experimenting with Humans and Animals: From Galen to Animal Rights.* Baltimore: Johns Hopkins University Press, 2003.

Haakonssen, Lisbeth. *Medicine and Morals in the Enlightenment: John Gregory, Thomas Percival, and Benjamin Rush.* Amsterdam: Rodopi, 1997.

Hall, Douglas. *In Miserable Slavery: Thomas Thistlewood in Jamaica, 1750–1786*. London: Macmillan, 1989.

Hamilton, Douglas. *Scotland, the Caribbean, and the Atlantic World, 1750–1820.* Manchester: Manchester University Press, 2005.

Handler, Jerome. "The History of Arrowroot and the Origin of Peasantries in the British West Indies." *Journal of Caribbean History* 2 (1971): 46–93.

——. "Slave Medicine and Obeah in Barbados, ca. 1650 to 1834." *New West Indies* 74 (2000): 57–90.

Handler, Jerome, and Kenneth Bilby. *Enacting Power: The Criminalization of Obeah in the An-*

——. *New Consolidated Act, 1788, … Being the Present Code Noir of That Island.* London, 1789.

Fusée-Aublet, Jean-Baptiste-Christophe. *Histoire des plantes de la Guiane françoise, rangées suivant la méthode sexuelle*. 4 vols. London, 1775.

Garraway, Doris. "Race, Reproduction and Family Romance in Moreau de Saint-Méry's *Description … de la partie française de l'isle Saint-Domingue*." *Eighteenth-Century Studies* 38 (2005): 227–46.

Garrigus, John. *Before Haiti: Race and Citizenship in French Saint-Domingue.* New York: Palgrave Macmillan, 2006.

——. "Opportunist or Patriot? Julien Raimond (1744–1801) and the Haitian Revolution." *Slavery and Abolition* 28, no. 1 (2007): 1–21.

——. "Redrawing the Color Line: Gender and the Social Construction of Race in Pre-Revolutionary Haiti." *Journal of Caribbean History* 30, nos. 1–2 (1996): 28–50.

Gaspar, David, and Darlene Hine, eds. *More Than Chattel: Black Women and Slavery in the Americas*. Bloomington: Indiana University Press, 1996.

Gauché, Joseph. "Des observations sur l'usage des eaux thermales de Boynes." *Mémoires du Cercle des Philadelphes* 1 (1788): 116–45.

Geggus, David. "The French Slave Trade: An Overview." *William and Mary Quarterly* 58 (2001): 119–38.

——. "Haitian Voodoo in the Eighteenth Century: Language, Culture, Resistance." *Jahrbuch für Geschichte von Staat, Wirtschaft, und Gesellschaft Lateinamerikas* 28 (1991): 21–51.

——. "The Slaves and Free People of Color of Cap Français." In *The Black Urban Atlantic in the Age of the Slave Trade*, edited by Jorge Cañizares-Esguerra, Matt Childs, and James Sidbury, 101–21. Philadelphia: University of Pennsylvania Press, 2013.

Gherini, Claire. "Rationalizing Disease: James Kilpatrick's Atlantic Struggles with Smallpox Inoculation." *Atlantic Studies: Global Currents* 7 (2010): 421–46.

Gillespie, Leonard. *Observations on the Diseases Which Prevailed on Board a Part of His Majesty's Squadron, on the Leeward Island Station.* London, 1800.

——. "Observations on the Putrid Ulcer. Communicated in a Letter to Samuel Foart Simmons, MD F.R.S." *London Medical Journal* 6 (1785): 373–400.

Gisborne, Thomas. *An Enquiry into the Duties of Men in the Higher and Middle Classes of Society in Great Britain*. London, 1794.

——. *An Enquiry into the Duties of the Female Sex.* London, 1797.

Gmelin, Johann Friedrich. *Allgemeine Geschichte der Gifte*. 3 vols. Leipzig, 1776.

Faden, Ruth, and Tom Beauchamp. *A History and Theory of Informed Consent.* Oxford: Oxford University Press, 1986〔ルース・R・フェイドン&トム・L・ビーチャム『インフォームド・コンセント——患者の選択』酒井忠昭・秦洋一訳、みすず書房、1994年〕.

Falconer, William. *Remarks on the Influence of Climate, Situation, Nature of the Country, Population, Nature of Food, and Way of Life on the Disposition and Temper, Manners and Behaviour, Intellects, Laws and Customs, Form of Government, and Religion.* London, 1781.

Fanelli, Daniele. "Negative Results Are Disappearing from Most Disciplines and Countries." *Scientometrics* 90 (2012): 891–904.

Fawcett, William. "William Wright, a Jamaican Botanist." *Journal of Botany* 60 (1922): 330–34.

Fett, Sharla. *Working Cures: Healing, Health, and Power on Southern Slave Plantations.* Chapel Hill: University of North Carolina Press, 2002.

Findlen, Paula, ed. *Early Modern Things: Objects and Their Histories, 1500–1800.* New York: Routledge, 2013.

Floyer, John. *Psychrolousia, Or, the History of Cold Bathing: Both Ancient and Modern.* London, 1715.

Foucault, Michel. *The Birth of the Clinic: An Archaeology of Medical Perception*. Trans. A. M. Sheridan Smith. New York: Pantheon Books, 1973〔ミシェル・フーコー『臨床医学の誕生』神谷美恵子訳、みすず書房、2022年（新装版）〕.

Frank, Johann Peter. *System einer vollständigen medicinischen Polizey*. 4 vols. Mannheim, 1780–90.

[Franklin, Benjamin]. *Report of Dr. Benjamin Franklin, and Other Commissioners, Charged by the King of France, with the Examination of the Animal Magnetism, as Now Practiced at Paris.* London, 1785.

Fredrickson, George. *Racism: A Short History.* Princeton, NJ: Princeton University Press, 2002〔ジョージ・M・フレドリクソン『人種主義の歴史』李孝徳訳、みすず書房、2018年（新装版）〕.

Freeman, Stephen. *The Ladies' Friend, and Family Physical Library.* London, 1788.

Freimuth, Vicki, Sandra Quinn, Stephen Thomas, Galen Cole, Eric Zook, and Ted Duncan. "African Americans' Views on Research and the Tuskegee Syphilis Study." *Social Science and Medicine* 52, no. 5 (2001): 797–808.

Freind, John. *Emmenologia*. Translated by Thomas Dale. London, 1729.

Fuller, Stephen. *The Act of Assembly of the Island of Jamaica.* London, 1788.

Studies 9 (2012): 185–207.

Delbourgo, James, and Nicolas Dew, eds. *Science and Empire in the Atlantic World*. New York: Routledge, 2008.

DeLoughrey, Elizabeth. "Globalizing the Routes of Breadfruit and Other Bounties." *Journal of Colonialism and Colonial History* 8, no. 3 (2007). DOI: 10.1353/ cch.2008.0003.

Descourtilz, Michel-Étienne. *Flore pittoresque et médicale des Antilles, ou Histoire naturelle des plantes usuelles des colonies françaises, anglaises, espagnoles et portugaises*. 8 vols. Paris, 1827–33.

——. *Voyage d'un naturaliste en Haiti, 1799–1803*. Edited by Jacques Boulenger. Paris: Plon, 1935.

Dickersin, Kay, and Yuan-I Min. "Publication Bias: The Problem That Won't Go Away." *Annals of the New York Academy of Sciences* 703 (1993): 135–48.

Diderot, Denis, and Jean Le Rond d'Alembert, eds. *Encyclopédie: ou, Dictionnaire raisonné des sciences, des arts et des métiers*. Paris, 1751–65〔ディドロ＆ダランベール編『百科全書——序論および代表項目』桑原武夫訳編、岩波文庫、1971年（抄訳）〕.

Dimsdale, Thomas. *The Present Method of Inoculating for the Small Pox*. London, 1779.

Dubois, Laurent. *A Colony of Citizens: Revolution and Slave Emancipation in the French Caribbean, 1787–1804*. Chapel Hill: University of North Carolina Press, 2004.

Duchemin de l'Étang, Julien-François, ed. *Gazette de médecine pour les colonies*. Le Cap, Saint-Domingue, 1778–79.

Dupré, Sven, and Christoph Lüthy, eds. *Silent Messengers: The Circulation of Material Objects of Knowledge in the Early Modern Low Countries*. Berlin: LIT, 2011.

Dyck, Erika, and Larry Stewart, eds. *The Uses of Humans in Experiment: Perspectives from the 17th to the 20th Century*. Leiden: Koninklijke Brill, 2016.

Edwards, Bryan. *The History, Civil and Commercial, of the British West Indies*. 5 vols. 1793. Reprint, London, 1819.

Emanuel, Ezekiel, Christine Grady, Robert Crouch, Reidar Lie, Franklin Miller, and David Wendler, eds. *The Oxford Textbook of Clinical Research Ethics*. New York: Oxford University Press, 2008.

Emerigon, Charles-Marie. "Sur la goutte." *Journal de médecine, chirurgie, pharmacie, etc.* 47 (1777): 424–41.

Engelen, Sigrun. "Die Einführung der Radix Ipecacuanha in Europa." MD diss., Institut für Geschichte der Medizin, Universität Düsseldorf, 1968.

St. Jago de la Vega, 1792.
——. *Dissertation on the Jamaica Bath Waters.* Kingston, 1784.
——. *The Medical Assistant; or Jamaica Practice of Physic: Designed Chiefly for the Use of Families and Plantations*. Kingston, 1801.
——. *The Medical Assistant; or Jamaica Practice of Physic: Designed Chiefly for the Use of Families and Plantations*. 2nd ed. St. Jago de la Vega, 1809.
——. *The Medical Assistant; or Jamaica Practice of Physic: Designed Chiefly for the Use of Families and Plantations*. 3rd ed. London, 1819.
——. *A Short Essay on Cold Bathing.* Saint Jago de la Vega, 1777.
Darnton, Robert. *Mesmerism and the End of the Enlightenment in France.* Cambridge, MA: Harvard University Press, 1968〔ロバート・ダーントン『パリのメスマー——大革命と動物磁気催眠術』稲生永訳、平凡社、1987年〕.
Davis, Audrey. *Medicine and Its Technology.* Westport, CT: Greenwood Press, 1981.
Davis, David Brion. "Constructing Race: A Reflection." *William and Mary Quarterly* 54 (1997): 7–18.
Davis, Natalie. "Physicians, Healers, and Their Remedies in Colonial Suriname." *Canadian Bulletin of Medical History* 33 (2016): 3–34.
——. *The Return of Martin Guerre*. Cambridge, MA: Harvard University Press, 1983〔ナタリー・Z・デーヴィス『帰ってきたマルタン・ゲール——16世紀フランスのにせ亭主騒動』成瀬駒男訳、平凡社ライブラリー、1993年〕.
Dazille, Jean-Barthélemy. *Observations générales sur les maladies des climats chauds*. Paris, 1785.
——. *Observations sur les maladies des nègres, leur causes, leurs traitemens et les moyens de les prévenir*. Paris, 1776.
——. *Observations sur les maladies des nègres, leur causes, leurs traitemens et les moyens de les prévenir*. 2 vols. 2nd ed. Paris, 1792.
——. *Observations sur le tétanos.* Paris, 1788.
Debien, Gabriel. *Les esclaves aux Antilles françaises, XVIIe–XVIIIe siècle*. Basse-Terre: Société d'histoire de la Guadeloupe, 1974.
——. *Plantation et esclaves à Saint-Domingue.* Dakar: Université de Dakar, 1962.
De Haen, Antoni. *Ratio Medendi.* Vienna, 1757.
Delbourgo, James. *A Most Amazing Scene of Wonders: Electricity and Enlightenment in Early America.* Cambridge, MA: Harvard University Press, 2006.
——. "The Newtonian Slave Body: Racial Enlightenment in the Atlantic World." *Atlantic*

Tropical Diseases, edited by Jeremy Farrar, Peter Hotez, Thomas Junhanss, Gagandeep Kang, David Lalloo, and Nicholas White, 1–8. London: Elsevier, 2014.

Cook, Harold. *Matters of Exchange: Commerce, Medicine, and Science in the Dutch Golden Age*. New Haven, CT: Yale University Press, 2007.

——. "Practical Medicine and the British Armed Forces after the 'Glorious Revolution.'" *Medical History* 34 (1990): 1–26.

Cooper, Thomas. *The Statutes at Large of South Carolina*. 10 vols. Columbia, 1838.

[Coste, J. F.] "An Account of Some Experiments with Opium in the Cure of the Venereal Disease." *London Medical Journal* 9 (1788): 7–27.

Craton, Michael. *Searching for the Invisible Man: Slaves and Plantation Life in Jamaica*. Cambridge, MA: Harvard University Press, 1978.

Craton, Michael, and James Walvin. *A Jamaican Plantation: The History of Worthy Park, 1670–1970*. Toronto: University of Toronto Press, 1970.

Cudjoe, Selwyn. *Beyond Boundaries: The Intellectual Tradition of Trinidad and Tobago in the Nineteenth Century*. Amherst: University of Massachusetts Press, 2003.

——. Introduction to *Free Mulatto*, by [Jean-Baptiste Philippe], edited by Selwyn Cudjoe. 1824. Reprint, Wellesley, MA: Calaloux, 1996.

Cullen, William. *A Treatise of the Materia Medica*. 2 vols. Edinburgh, 1789.

Cundall, Frank. "Jamaica in the Past and Present." *Journal of the Society of Arts* 44 (1896): 104–30.

Curran, Andrew. *The Anatomy of Blackness: Science and Slavery in an Age of Enlightenment*. Baltimore: Johns Hopkins University Press, 2011.

Currie, James. *Medical Reports, on the Effects of Water, Cold and Warm, as a Remedy in Fever and Other Diseases*. 2 vols. London, 1805.

Curtin, Philip. *Death by Migration: Europe's Encounter with the Tropical World in the Nineteenth Century*. Cambridge: Cambridge University Press, 1989.

——. *Disease and Empire: The Health of European Troops in the Conquest of Africa*. Cambridge: Cambridge University Press, 1998.

——. *The Image of Africa: British Ideas and Action, 1780–1850*. Madison: University of Wisconsin Press, 1964.

——. *The Rise and Fall of the Plantation Complex*. Cambridge: Cambridge University Press, 1990.

Dancer, Thomas. *Catalogue of Plants, Exotic and Indigenous, in the Botanical Garden, Jamaica*.

Carney, Judith, and Richard Rosomoff. *In the Shadow of Slavery: Africa's Botanical Legacy in the Atlantic World.* Berkeley: University of California Press, 2009.

Carrick, Paul. *Medical Ethics in the Ancient World.* Washington, DC: Georgetown University Press, 2001.

Casid, Jill. "'His Master's Obi': Machine Magic, Colonial Violence, and Transculturation." In *The Visual Culture Reader*, edited by Nicholas Mirzoeff, 2nd ed., 533–45. New York: Routledge, 2002.

Cassidy, F. G., and R. B. Le Page. *Dictionary of Jamaican English*. Cambridge: Cambridge University Press, 1980.

Cercle des Philadelphes. *Dissertation sur le papier, dans laquelle on a rassemblé tous les essais qui ont été examinés par le Cercle des Philadelphes.* Port-au-Prince, 1788.

——. "Extrait d'un prospectus & d'un programme du Cercle des Philadelphes du Cap-François." *Journal de médecine, chirurgie, pharmacie, etc.* 69 (1786): 182–86.

——. "Histoire et analyse des eaux thermales du Port-à-Piment." *Mémoires du Cercle des Philadelphes* 1 (1788): 70–71.

——. "Prix proposés par le Cercle des Philadelphes, à son assemblée publique du 20 juin 1786." *Journal de médecine, chirurgie, pharmacie, etc.* 69 (1786): 187–90.

——. *Tableau du Cercle des Philadelphes.* Cap-François, 1787.

Chang, Hasok. *Inventing Temperature: Measurement and Scientific Progress.* Oxford: Oxford University Press, 2004.

Chaplin, Joyce. "Natural Philosophy and Early Racial Idiom in North America: Comparing English and Indian Bodies." *William and Mary Quarterly* 54 (1997): 229–52.

——. "Race." In *The British Atlantic World, 1500–1800,* edited by David Armitage and Michael Braddick, 2nd ed., 173–90. Basingstoke: Palgrave Macmillan, 2009.

——. *Subject Matter: Technology, the Body, and Science on the Anglo-American Frontier, 1500–1676.* Cambridge, MA: Harvard University Press, 2001.

Chisholm, Colin. *An Essay on the Malignant Pestilential Fever*. 2 vols. London, 1801.

Code de la Martinique. Saint-Pierre, 1767.

Cody, Lisa. *Birthing the Nation: Sex, Science, and the Conception of Eighteenth-Century Britons.* Oxford: Oxford University Press, 2005.

[Collins, David]. *Practical Rules for the Management and Medical Treatment of Negro Slaves in the Sugar Colonies*. London, 1803.

Cook, Gordon. "History of Tropical Medicine, and Medicine in the Tropics." In *Manson's*

Breton, Raymond. *Dictionnaire caraïbe-français*. Auxerre, 1665.

Brieger, Gert. "Human Experimentation." In *Encyclopedia of Bioethics*, edited by Warren Reich. 5 vols. New York: Free Press, 1978.

Brockliss, Laurence, and Colin Jones. *The Medical World of Early Modern France*. Oxford: Clarendon Press, 1997.

Brodwin, Paul. *Medicine and Morality in Haiti: The Contest for Healing Power.* Cambridge: Cambridge University Press, 1996.

Brown, Christopher. *Moral Capital: Foundations of British Abolitionism.* Chapel Hill: University of North Carolina Press, 2012.

Brown, Vincent. *The Reaper's Garden: Death and Power in the World of Atlantic Slavery*. Cambridge, MA: Harvard University Press, 2008.

——. "Spiritual Terror and Sacred Authority in Jamaican Slave Society." *Slavery and Abolition* 24 (April 2003): 24–53.

Bull, J. P. "The Historical Development of Clinical Therapeutic Trials." *Journal of Chronic Diseases* 10 (1959): 218–48.

Bulpitt, Christopher. *Randomised Controlled Clinical Trials.* The Hague: Martinus Nijhoff, 1983.

Burnard, Trevor. *Mastery, Tyranny, and Desire: Thomas Thistlewood and His Slaves in the Anglo-Jamaican World.* Chapel Hill: University of North Carolina Press, 2004.

Bush, Barbara. *Slave Women in Caribbean Society, 1650–1832.* Bloomington: Indiana University Press, 1990.

Bynum, William. "Reflections on the History of Human Experimentation." In Spicker, Alon, de Vries, and Engelhardt, *The Use of Human Beings in Research*, 29–46.

Campbell, P. F. "Richard Ligon." *Journal of the Barbados Museum and Historical Journal* 37 (1985): 215–38.

Candlin, Kit. *The Last Frontier, 1795–1815*. New York: Palgrave Macmillan, 2012.

Cañizares-Esguerra, Jorge. *How to Write the History of the New World: Histories, Epistemologies, and Identities in the Eighteenth-Century Atlantic World.* Stanford, CA: Stanford University Press, 2001.

——. "New World, New Stars: Patriotic Astrology and the Invention of Indian and Creole Bodies in Colonial Spanish Americas, 1600–1659." *American Historical Review* 104 (1999): 33–68.

Capuron, Joseph. *Traité des maladies des enfants*. Paris, 1820.

Barrère, Pierre. *Dissertation sur la cause physique de la couleur des nègres. . . .* Paris, 1741.

[——]. *Essai sur l'histoire naturelle de la France Equinoxiale*. Paris, 1741.

Beauchamp, Tom. "Worthington Hooker on Ethics in Clinical Medicine." In Baker, Porter, and Porter, *Codification of Medical Morality*, 2:105–19.

Beckford, William. *Remarks upon the Situation of Negroes in Jamaica*. London, 1788.

Beckles, Hilary McD. *Centering Woman: Gender Discourses in Caribbean Slave Society.* Kingston: I. Randle, 1999.

Bell, Benjamin. *A Treatise on Gonorrhœa Virulenta and Lues Venerea*. 2 vols. Edinburgh, 1797.

Bernard, Claude. *An Introduction to the Study of Experimental Medicine*. 1865. Translated by Henry Greene 1865. Reprint, New York: Collier, 1961〔クロード・ベルナール『実験医学序説』三浦岱栄訳、岩波文庫、1970年〕.

Bertucci, Paola. "Shocking Subjects: Human Experiments and the Material Culture of Medical Electricity in Eighteenth-Century England." In Dyck Stewart, *The Uses of Humans in Experiment*, 111–38.

Black, Joseph. *The Correspondence of Joseph Black*. Edited by Robert Anderson and Jean Jones. 2 vols. Surrey: Ashgate, 2012.

Bloch, Marc. *Royal Touch: Sacred Monarchy and Scrofula in England and France.* London: Routledge, 1973〔マルク・ブロック『王の奇跡——王権の超自然的性格に関する研究／特にフランスとイギリスの場合』井上泰男・渡邊昌美訳、刀水書房、1998年〕.

Blumenbach, Johann Friedrich. *Beyträge zur Naturgeschichte.* Göttingen, 1811.

——. *On the Natural Varieties of Mankind*. Edited by Thomas Bendyshe. New York: Bergman, 1865.

Boaz, Danielle. "Instruments of Obeah: The Significance of Ritual Objects in the Jamaican Legal System, 1760 to the Present." In Ogundiran and Saunders, *Materialities of Ritual*, 143–58.

Boissier de la Croix de Sauvages, François. *Nosologia methodica sistens morborum classes*. 2 vols. 1763. Reprint, Amsterdam, 1768.

Bougerol, Christiane. *La médecine populaire à la Guadeloupe.* Paris: Karthala, 1983.

[Bourgeois, Nicolas-Louis]. *Voyages intéressans dans différentes colonies françaises, espagnoles, anglaises, etc.* London, 1788.

Boylston, Zabdiel. *An Historical Account of the Small-Pox Inoculated in New England upon All Sorts of Persons, Whites, Blacks, and of All Ages and Constitutions*. London, 1726.

Bradley, Richard. *The Country Housewife.* London, 1762.

Domingue. Cap-Français, 1791.

——. *Recherches, mémoires et observations sur les maladies épizootiques de Saint-Domingue, recueillis & publiés par le Cercle des Philadelphes du Cap-François.* Cap-François, 1788.

——. *Recherches sur la constitution des naturels du pays.* Cap-Français, 1786.

——. "Sur la conformation de la tête des Caraïbes & sur quelques usages bisarres attribués à des nations sauvages." *Observations et mémoires sur la physique, l'histoire naturelle et sur les arts et métiers* 34 (1789): 250–55.

Astruc, Jean. *Doutes sur l'inoculation de la petite vérole.* Paris, 1756.

Atkins, John. *The Navy Surgeon.* London, 1742.

Atwood, Thomas. *The History of the Island of Dominica.* London, 1791.

Aubert, Guillaume. "'The Blood of France': Race and Purity of Blood in the French Atlantic World." *William and Mary Quarterly* 61 (2004): 439–78.

Bajon, Bertrand. "Du Figuier de Cayenne." *Journal de médecine, chirurgie, pharmacie, etc.* 36 (1771): 241–47.

——. *Mémoires pour servir à l'histoire de Cayenne et de la Guiane françoise.* 2 vols. Paris, 1777–78.

——. "Observation sur une morsure de serpent, guérie par l'usage de l'alkali volatile." *Journal de médecine, chirurgie, pharmacie, etc.* 33 (1770): 146–48.

——. "Observations sur quelques bons remèdes contre les vers de l'isle de Cayenne." *Journal de médecine, chirurgie, pharmacie, etc.* 34 (1770): 60–74.

Baker, Robert. *Before Bioethics: A History of American Medical Ethics from the Colonial Period to the Bioethics Revolution.* New York: Oxford University Press, 2013.

——. "Deciphering Percival's Code." In Baker, Porter, and Porter, *Codification of Medical Morality*, 1:179–211.

Baker, Robert, and Laurence McCullough, eds. *The Cambridge World History of Medical Ethics.* Cambridge: Cambridge University Press, 2009.

Baker, Robert, Dorothy Porter, and Roy Porter, eds. *The Codification of Medical Morality.* 2 vols. Dordrecht: Kluwer, 1993.

Bancroft, Edward. *An Essay on the Natural History of Guiana, in South America*. London, 1769.

Banks, Kenneth. *Chasing Empire across the Sea: Communication and the State in the French Atlantic, 1713–1763.* Montreal: McGill-Queen's University Press, 2003.

Banton, Michael. *Racial Theories.* Cambridge: Cambridge University Press, 1998.

Barham, Henry. *Hortus Americanus.* Kingston, 1794.

参考文献

Adair, James Makittrick. *Unanswerable Arguments against the Abolition of the Slave Trade. With a Defence of the Proprietors of the British Sugar Colonies.* London, [1790].

Adams, Joseph. *Observations on Morbid Poisons*. 2nd ed. London, 1807.

Adelon, Nicolas Philibert et al. *Dictionnaire de médecine*. 21 vols. Paris: Béchet, 1821–28.

Albinus, Bernhard. *Dissertatio secunda de sede et caussa coloris Aethiopum et caeterorum hominum.* Amsterdam, 1737.

Alsan, Marcella, and Marianne Wanamaker. “Tuskegee and the Health of Black Men.” Working paper, National Bureau of Economic Research, June 2016.

Altman, Lawrence. *Who Goes First: The Story of Self-Experimentation in Medicine*. New York: Random House, 1986.

Amic, Jean-Marie-Esprit. “Lettre de M. Amic à M. de La Métherie sur les têtes des Caraïbes.” *Observations et mémoires sur la physique, l’histoire naturelle et sur les arts et métiers* 39 (1791): 132–36.

Andel, Tinde van. “The Reinvention of Household Medicine by Enslaved Africans in Suriname.” *Social History of Medicine* 29 (2015): 1–19.

Andel, Tinde van, Paul Maas, and James Dobreff. “Ethnobotanical Notes from Daniel Rolander’s *Diarium Surinamicum* (1754–1756): Are These Plants Still Used in Suriname Today?” *Taxon* 61 (2012): 852–63.

Annas, George, and Michael Grodin. *The Nazi Doctors and the Nuremberg Code: Human Rights in Human Experimentation.* Oxford: Oxford University Press, 1995.

Armitage, David, and Michael Braddick, eds. *The British Atlantic World, 1500–1800.* 2nd ed. Houndmills, Basingstoke, Hampshire: Palgrave Macmillan, 2009.

Arnold, David, ed. *Warm Climates and Western Medicine: The Emergence of Tropical Medicine, 1500–1900.* Amsterdam: Rodopi, 1996.

Arthaud, Charles. *Dissertation et observations sur le tétanos.* Cap-François, 1786.

——. *Mémoire sur l’inoculation de la petite vérole*. Cap-Français, 1774.

——. *Observations sur les lois concernant la médecine et la chirurgie dans la colonie de St.-*

and Surgical Journal, vol. 15 (1819): color insert between page 328 and 329. By courtesy of the Stanford Medical History Center.

図10　Image created from Jean-Baptiste Pouppé-Desportes's "Catalogue des plantes de S. Domingue, avec leurs noms tant François, Caraïbes que Latins, & leurs propriétiés & usages," in *Histoire des maladies de S. Domingue*, 3 vols. (Paris, 1770), 3:181–183; 186–187. By courtesy of the Biodiversity Heritage Library.

図11　From Jean-Baptiste-Christophe Fusée-Aublet, *Histoire des plantes de la Guiane françoise, rangées suivant la méthode sexuelle*, 4 vols. (London, 1775), vol. 4, plate 307. By courtesy of the Biodiversity Heritage Library.

図12　Copyright Erik Steiner.

図14　*Memoir of the Late William Wright, M.D.* (Edinburgh, 1828), frontispiece. By courtesy of the Biodiversity Heritage Library.

図15　Image courtesy of Cambridgeshire Archives, Tharp papers, doc. ref. R55/7/121/16.

図16　Lancet belonging to Jenner, probably used for vaccination, Science Museum Group Collection. © The Board of Trustees of the Science Museum〔原書の図版は the Wellcome Library 提供による〕

図17　*Saint-Domingue, ou Histoire de ses révolutions; contenant Le récit effroyable des divisions, des troubles, des ravages, des meurtres, des incendies, des dévastations et des massacres qui eurent lieu dans cette île, depuis 1789 jusqu'à la perte de la colonie* (Paris, 1820), facing title page. By courtesy of the John Carter Brown Library at Brown University.

図18　By courtesy of the Wellcome Library, London, L0010940.

図版クレジット

カバー　Agostino Brunias, 1728–1796, West Indian Man of Color, Directing Two Carib Women with a Child, ca. 1780. By courtesy of Yale Center for British Art, Paul Mellon Collection.

扉絵　Bois de fer. *Flore pittoresque et médicale des Antilles*, M. E. Descourtilz & J. Th. Descourtilz（Paris, Pichard, 1821–1829). By courtesy of the Biodiversity Heritage Library〔原書の図版は the LuEsther T. Mertz Library of The New York Botanical Garden 提供による〕.

本文図版

図1～3、13、19～22、付図
Copyright Londa Schiebinger and Erik Steiner.

図4　Ponce, Nicolas, *Recueil de vues des lieux principaux de la colonie Françoise de Saint-Domingue*（Paris, 1791）, 45-46. By courtesy of the John Carter Brown Library, Remember Haiti〔原書の図版は French Archives nationales d'outremer 提供による〕.

図5　*Description topographique, physique, civile, politique et historique de la partie française de l'isle Saint-Domingue*, 2 vols.（Philadelphia, 1797–1798), 1:71. By courtesy of the John Carter Brown Library, Remember Haiti〔原書の図版は the Biodiversity Heritage Library 提供による〕.

図6　Thermometer of the type described by James Currie, circa 1800. By courtesy of the Wellcome Library, London, L0012323.

図7　Colin Chisholm, *An Essay on the Malignant Pestilential Fever*, 2 vols.（London, 1801), 2:468. By courtesy of the Stanford Medical History Center.

図8　Colin Chisholm, *An Essay on the Malignant Pestilential Fever*, 2 vols.（London, 1801), 2:468–472.

図9　James Thomson, "Observations and Experiments on the Nature of the Morbid Poison called Yaws, with coloured Engraving of the Eruption," *The Edinburgh Medical*

タ

ナ

ハ

マ

ラ

病名・症状名索引

(*)は該当頁の原注番号を表す

植物・医薬関連索引

(*)は該当頁の原注番号を表す

ア

カ

サ

タ

ナ

103, 277(*03)
ラフォッス、J・F　Lafosse, J. F　61
ラムズデン、ジェシー　Ramsden, Jesse　179
リッター、ヨハン　Ritter, Johann　130–131, 284(*39)
リンド、ジェイムズ　Lind, James　21, 68, 174, 200, 296(*52)
リンネ、カール　Linnaeus, Carolus　49, 68, 236
ル・マッソン・ル・ゴルフ、マリー　Le Masson Le Golft, Marie　240
ルグール、フランソワ　Regourd, François　12, 39, 127, 236, 238
ルソー夫人　Madame Rousseau　83, 241–242
レーモン、ジュリアン　Raimond, Julien　208–209, 211
レーモン(先住民)　Raimond　101, 290(*49)
レニー、ロバート　Renny, Robert　25
レンプリアー、ウィリアム　Lempriere, William　56, 63, 225
ロゾモフ、リチャード　Rosomoff, Richard　38–39, 78–79, 103
ロバン、ジャン　Robin, Jean　99
ロランデル、ダニエル　Rolander, Daniel　37
ロング、エドワード　Long, Edward　213, 215, 273(*26), 274(*16), 276(*06)

ワ

ワシントン、ハリエット　Washington, Harriet　295(*61)

42, 65
ブルーメンバッハ、ヨハン　Blumenbach, Johann　49, 58, 298(*31)
ブルジョワ、ニコラ＝ルイ　Bourgeois, Nicolas-Louis　103, 139, 196, 207, 244, 274(*14), 283(*57), 290(*49)
プルション、ピエール　Pluchon, Pierre　39, 128
ブルトン、レーモン　Breton, Raymond　97, 100
フレイザー、トマス　Fraser, Thomas　46, 120
ブレイスウェイト、ジョン　Braithwaithe, John　214
ブロックリス、ローレンス　Brockliss, Laurence　42, 44, 269(*66), 303(*01)
ブロドウィン、ポール　Brodwin, Paul　78, 81
フンボルト、アレクサンダー・フォン　Humboldt, Alexander von　52, 252
ベイカー、ロバート　Baker, Robert　24, 39, 145, 282(*72)
ヘイガース、ジョン　Haygarth, John　32, 198–201
ペイレ、ジョゼフ　Peyré, Joseph　239
ベーレント、スティーヴ　Behrendt, Steve　265(*27)
ヘニー、トマス　Heney, Thomas　81–82, 164, 262
ベル、ベンジャミン　Bell, Benjamin　132
ベルナール、クロード　Bernard, Claude　43, 116, 185, 302(*05)
ベルニエ、フランソワ　Bernier, François　49
ボイルストン、ザブディール　Boylston, Zabdiel　75, 295(*61)
「ポポー医師(ドクター)」　"Papaw, Dr."　246–247, 255, 266(*15)
ホーム、フランシス　Home, Francis　20, 41, 43, 45, 112–114, 183–185, 288(*08)
ホールストン、トマス　Houlston, Thomas　177–178
ホワイト、チャールズ　White, Charles　52, 58

マ

マカンダル、フランソワ　Makandal, François　196, 204, 272(*29), 274(*14)
マクレラン、ジェイムズ、三世　McClellan, James, III　12, 39, 127, 236, 238
マッカロー、ローレンス　McCullough, Laurence　141
マッグルダン(医師)　Macgrudan　122, 166
マッツォリーニ、レナート　Mazzolini, Renato　57
マードック、リディア　Murdoch, Lydia　178
マルサス、トマス　Malthus, Thomas　128, 226, 285(*34)
マルピーギ、マルチェロ　Malpighi, Marcello　56, 58
マレ、ノエル＝ニコラ　Mallet, Noël-Nicolas　238–239
ミッチェル、ジョン　Mitchell, John　57, 75, 138, 265(*28), 283(*56), 298(*29)
メーレ、アンドレアス＝ホルガー　Maehle, Andreas-Holger　20
メスメル、フランツ　Mesmer, Franz　194–195, 198
モーズリー、ベンジャミン　Moseley, Benjamin　22, 48, 57, 90, 93, 167, 192, 202, 206, 220–221, 225, 257, 262–263, 276(*06), 292(*25)
モロー・ド・サン＝メリー、メデリック＝ルイ＝ゼリー　Moreau de Saint-Méry, Médéric-Louis-Élie　52–53, 195–196, 275(*13), 299(*24), 300(*20)
モンロー、アレクサンダー　Monro, Alexander　154
モンロー、ドナルド　Monro, Donald　30, 154–155, 157–159, 171, 173, 218, 235–236, 247, 281(*08)

ラ

ラ・コンダミーヌ、シャルル＝マリー・ド　La Condamine, Charles-Marie de　153–154
ライト、ウィリアム　Wright, William　29, 90, 93, 95, 97, 109, 120–121, 133–140, 142, 160, 165, 168, 172, 178, 188, 219, 235, 257, 260–263, 264(*35), 270(*60), 279(*46), 283(*56, *57), 284(*44), 290(*44), 291(*40), 292(*24), 306(*22)
ラッシュ、ベンジャミン　Rush, Benjamin　197–198, 240
ラバ、ジャン＝バティスト　Labat, Jean-Baptiste

ナ

「黒人医師(ニグロ・ドクター)」 "Negro Dr" 16, 28, 34, 77-78, 85, 87, 93, 102, 107, 244, 248, 263
ニコルソン、ジャン Nicolson, Jean 100
ヌフシャトー、フランソワ・ド Neufchâteau, François de 241
ネンバード、ジョン Nembhard, John 167

ハ

パーキンス、エリシャ Perkins, Elisha 32, 199-201, 273(*20)
パーシヴァル、トマス Percival, Thomas 113-115, 117, 141, 162, 197, 288(*10)
バジョン、ベルトラン Bajon, Bertrand 29, 37, 45-46, 83, 93, 101, 128, 130, 132. 138, 171, 182, 186, 196, 233, 235, 241-242, 248, 250-252, 254-257, 261, 263, 275(*13, *14), 290(*49)
ハチンソン、ウィリアム Hutchinson, William 191, 205, 214, 226
バディエ、バルテルミ・ド Badier, Barthélemy de 238
ハラー、アルブレヒト・フォン Haller, Albrecht von 131
バラム、ヘンリー Barham, Henry 164
ハリソン、マーク Harrison, Mark 39, 44, 64
バルボー、ジャン Barbot, Jean 103
バレール、ピエール Barrère, Pierre 57, 79, 138, 267(*04)
バンクロフト、エドワード Bancroft, Edward 90
ハンター、ジョン(1728-93) Hunter, John 21, 179, 258-259, 264(*35)
ハンター、ジョン(1754-1809) Hunter, John 45, 57
ハンドラー、ジェローム Handler, Jerome 191, 195, 205
ピネル、フィリップ Pinel, Philippe 182
ヒポクラテス Hippocrates 64, 81, 110, 119, 182, 287(*18)
ヒューズ、グリフィス、師 Hughes, Rev. Griffith 164
ヒューム、ジョン Hume, John 90, 95, 171, 291(*27)
ビュフォン、ジョルジュ＝ルイ・ルクレール、伯爵 Buffon, Georges-Louis Leclerc, comte de 49
ヒラリー、ウィリアム Hillary, William 163, 293(*21)
ビルビー、ケネス Bilby, Kenneth 191, 195, 205
ピンカード、ジョージ Pinckard, George 207
ファーレンハイト、ダニエル Fahrenheit, Daniel 65
ファルコナー、ウィリアム Falconer, William 68, 199-200, 296(*51)
ファン・アンデル、ティンデ van Andel, Tinde 37
ファン・スウィーテン、ゲラルド van Swieten, Gerard 65, 163, 259, 280(*28)
フィリップ、ジャン＝バティスト Philippe, Jean-Baptiste 209-211
プティ、アントワーヌ Petit, Antoine 236, 238
プペ＝デポルト、ジャン＝バティスト＝ルネ Pouppé-Desportes, Jean-Baptiste-René 46, 61, 79, 96-98, 100-101, 104-105, 137, 248, 262-263, 275(*13), 299(*24)
フゼ＝オブレ、ジャン＝バティスト＝クリストフ Fusée-Aublet, Jean-Baptiste-Christophe 100-101, 104, 248
フラー、スティーヴン Fuller, Stephen 213, 215, 276(*06)
ブラウン、ヴィンセント Brown, Vincent 203, 275(*07)
ブラウン、クリストファー Brown, Christopher 283(*66)
ブラウン、パトリック Browne, Patrick 164
ブラック、ジョゼフ Black, Joseph 85, 87, 96, 104, 142, 235
ブラン(サン＝ドマングの外科医長) Brun 182
フランクリン、ベンジャミン Franklin, Benjamin 240
プリチャード、ジェイムズ Prichard, James 58
ブールハーフェ、ヘルマン Boerhaave, Hermann

ゴシェ、ジョゼフ　Gauché, Joseph　242
ゴメス、パブロ　Gómez, Pablo　37

サ

サヴィット、トッド　Savitt, Todd　24–25, 144, 278(*62), 282(*74)
サットン、ダニエル　Sutton, Daniel　135
サットン、リチャード　Sutton, Richard　179–180
サットン、ロバート　Sutton, Robert　135
シェリダン、リチャード　Sheridan, Richard　26, 39, 297(*32), 300(*22)
ジェンナー、エドワード　Jenner, Edward　21, 153, 176–177
シスルウッド、トマス　Thistlewood, Thomas　95
シデナム、トマス　Sydenham, Thomas　135
シムズ、J・マリオン　Sims, J. Marion　144–146, 282(*70)
シャノン、リチャード　Shannon, Richard　80, 103
シュテルク、アントン・フォン　Störck, Anton von　130
ジョーンズ、コリン　Jones, Colin　42, 44, 269(*66), 303(*01)
ジョンソン、サミュエル　Johnson, Samuel　51
シリング、ゴットフリート　Schilling, Gottfried　280(*28)
ストリックランド、スチュアート　Strickland, Stuart　130
スピルズベリ、フランシス　Spilsbury, Francis　203
スプーナー、チャールズ　Spooner, Charles　195, 202, 205
スローン、ハンス　Sloane, Hans　80, 164
ゼメリング、ザムエル・トーマス・フォン　Sömmerring, Samuel Thomas von　61–62, 181
ソヴァージュ、フランソワ・ボワシエ・ドラクロワ・ド　Sauvages, François Bossier de la Croix de　88–89, 292(*21, *24)
ソンニーニ・ド・マノンクール、シャルル＝ニコラ＝シジスベール　Sonnini de Manoncour, Charles-Nicolas-Sigisbert　255–256, 275(*14)

タ

ダジール、ジャン＝バルテルミ　Dazille, Jean-Barthélemy　10, 31, 45, 62, 72, 124, 126, 128–129, 183, 186, 190, 196–197, 219 221–226, 228, 238–240, 261–263, 267(*05), 269(*66), 270(*65), 275(*13), 279(*46), 291(*29), 297(*37)
ダンサー、トマス　Dancer, Thomas　21, 92, 104, 139, 166–167, 185, 262, 269 (*72), 283(*57), 289(*53)
ディムズデール、トマス　Dimsdale, Thomas　110, 135, 156
チザム、コリン　Chisholm, Colin　26–27, 63, 65–74, 150, 179, 185, 235–236. 262
チザム、ジェイムズ　Chisholme, James　63, 212–213, 215, 276(*06)
チャップリン、ジョイス　Chaplin, Joyce　49–50, 301(*15)
デ・ハーエン、アントン　de Haen, Anton　65, 295(*56)
ディック(オービア使い)　Dick　193–194
デーヴィス、ナタリー・ゼーモン　Davis, Natalie Zemon　36, 294(*04), 304(*40)
デスクルティルズ、ミシェル＝エティエンヌ　Descourtilz, Michel-Étienne　100–101, 104, 275(*13)
デスメ、ジャン　Descemet, Jean　238
デルバーゴー、ジェイムズ　Delbourgo, James　12, 265(*28)
ド・ラ・プランシュ、ローラン＝シャルル　de la Planche, Laurent-Charles　238
トムソン、ジェイムズ　Thomson, James　16, 26–27, 29–31, 54, 58–63, 65, 72, 74–75, 84, 91–92, 104, 106, 111, 121, 124, 126–127, 132, 135, 150–153, 160–174, 182,186, 191–192, 198, 212, 215–216, 236, 256–262, 264 (*31), 271 (*47), 279 (*41, *48), 284 (*42), 286 (*27), 294 (*07), 297(*32), 298(*31), 300(*22)
トラファム、トマス　Trapham, Thomas　89
トレーラー、ウルリヒ　Tröhler, Ulrich　20

人名索引

（＊）は該当頁の原注番号を表す

ア

アダムズ、ジョゼフ　Adams, Joseph　166–167, 257, 259, 264(＊36)
アデア、ジェイムズ　Adair, James　126, 173–174, 194, 205, 207, 212, 219, 228–230, 268(＊81), 271(＊47), 274(＊16)
アミ、ジャン＝マリー＝エスプリ　Amic, Jean-Marie-Esprit　248, 250, 260
アルトー、シャルル　Arthaud, Charles　206, 209, 240–241, 248, 250, 262, 275(＊13)
アルビー、アントワーヌ＝レーモン＝ジャン＝グアルベール＝ガブリエル・ド・サルティーヌ、伯爵　Alby, Antoine-Raymond-Jean-Gualbert-Gabriel de Sartine, comte d'　129
アルビヌス、ベルンハルト　Albinus, Bernhard　57, 60
アレクサンダー、アレクサンダー・J　Alexander, Alexander, J.　15–16, 27–28, 34, 77–78, 85–88, 93–97, 101, 103–107, 142, 150, 162,168,175, 235, 244–246, 250, 257
アンダーソン、アダム　Anderson, Adam　212
アンダーソン、アレクサンダー　Anderson, Alexander　90
イリヤール・ドーベルトゥイユ、ミシェル＝ルネ　Hilliard d'Auberteuil, Michel-René　227
ウィザリング、ウィリアム　Withering, William　114–115
ヴィック・ダジール、フェリックス　Vicq d'Azyr, Félix　42
ヴィナウ、ロルフ　Winau, Rolf　21
ウィリアムズ、フランシス　Williams, Francis　210–211
ウィリアムソン、ジョン　Williamson, John　46, 55, 63, 80, 85, 120, 122–124, 127, 170, 176–177, 193–194, 202, 207, 216–220, 262
ウィンターボトム、トマス　Winterbottom, Thomas　89, 96, 102, 166, 171, 279(＊38)
ウォーカー、ジェイムズ　Walker, James　80
ウォーナー、ジョン　Warner, John　144
エドワーズ、ブライアン　Edwards, Bryan　168, 276(＊06), 279(＊38), 299(＊24)
オベール、ギヨーム　Aubert, Guillaume　50–51

カ

カーティン、フィリップ　Curtin, Philip　18, 39
カーニー、ジュディス　Carney, Judith　38–39, 78–79, 103
カニサレス＝エスゲーラ、ホルヘ　Cañizares-Esguerra, Jorge　50, 265(＊28)
カービー、トマス　Kerby, Thomas　229–230
カプクア（奴隷）　Capcua　83–84
カリー、ジェイムズ　Currie, James　63–64, 67, 139–140, 178–180
カルデナス、ファン・デ　Cárdenas, Juan de　50
カンペル、ペトルス　Camper, Petrus　60–61, 181
ギズボーン、トマス　Gisborne, Thomas　113, 288(＊08)
ギレスピー、レナード　Gillespie, Leonard　28, 122, 150–151, 174–176, 236
クレイトン、マイケル　Craton, Michael　161
グレゴリー、ジェイムズ　Gregory, James　42–43, 61, 113, 117–118, 140–142, 204, 273(＊19), 283(＊61), 288(＊10)
グレゴリー、ジョン　Gregory, John　28, 113, 141, 150, 197, 282(＊01), 288(＊08)
グレンジャー、ジェイムズ　Grainger, James　55, 73–74, 80, 124, 165, 257, 263, 286(＊27)
クワイヤー、ジョン　Quier, John　30–31, 36, 60, 62, 84, 106, 121, 126, 134,149, 151–163, 165–167, 171–174, 181, 183–185, 188, 212, 216, 218, 227, 236, 257, 259–260, 262–263, 264(＊34), 270(＊59), 280(＊22), 281(＊08, ＊15), 300(＊22), 306(＊27)
クワッシ、グラマン　Quassi, Graman　255, 265(＊27)
ケニー、スティーヴン　Kenny, Stephen　144
ゲール、マルタン　Guerre, Martin　36

［訳者解題］

新大陸の奴隷制について——「作られた黒人性」と自由の相対化——

並河葉子

西インド諸島および両アメリカ大陸で展開した奴隷制の特色は、「肌の色」に基づく「人種」奴隷制であるところにあるとされる。一八世紀は、それが明確になっていく時期であることを本書は西洋における科学や医学の発展プロセスと重ねて論じている。

一七世紀、イギリスやフランスが西インド諸島植民地を開発し始めてしばらくはヨーロッパから来た白人の年期奉公人が主たる労働力とされていたが、ほどなくしてアフリカから黒人が奴隷として移送されてきた。期限付きかそうではないかの違いはあっても、労働の現場においてはともに「不自由な」労働力であり、当初は彼らの生活や労働環境に違いがあったわけではない。両者の法的な位置づけの違いも曖昧であった。というのも、アメリカ進出以前から奴隷制が存在したイベリア半島のスペイン、ポルトガルと異なり、本国には奴隷制度が存在しなかったイギリスやフランスの場合、西インド諸島の植民地で使役されるようになった奴隷化されたアフリカ人に関する法的な身分規定がなかったからである。いずれの植民地においても一七世紀末ごろから徐々に法的な整備が進められ、フランスでは仏領植民地全体に適用される「黒人法典」が一六八五年に制定され、英領では、ほぼ同じ時期からバルバドスやジャマイカなどそれぞれの植民地ごとに法が制定されていった。一八世紀を通じてこのような法律は改訂が重ねられ、その過程でアフリカ系の人々は、奴隷化されている場合も解放されて自由人となっている場合も、ヨーロッパ人との間の区別が次第に明確になっていった。アフリカ系の人々の社会的な活動にも、植民地化された当初はなかった制約が加えられるようになっていった。本書で述べられている医師などの専門職からの排除も、このような流れに沿ったものである。

「人種奴隷制」の社会において、「人種」の境界線は普遍的かつ客観的なものというより、時代や地域によって変化した。英仏の植民地当局は、肌の色によって社会的、法的な立場を区別するためにも、混血を避けようと腐心していたことがうかがわれる。一八世紀のカリブ海地域では、「白人性」あるいは「黒人性」の境界をめぐる攻防がそこかしこで展開された。たとえば、「黒人法典」は、制定時点では、奴隷との間に子供をもうけた奴隷主は母親となった女性奴隷と正式に結婚するものと規定していた。これによって奴隷であった母親と子供は解放され、自由人となったが、一八世紀中に、奴隷の解放ははるかに条件が厳しくなり、一七八八年には仏領において異人種間の結婚が法的に禁止された。英領の場合、たとえばジャマイカでは一七三一年、奴隷から解放された人々の権利を制限する法律が制定されたのをきっかけに非白人の権利の制限が強化されていった。それでも、白人男性が女性奴隷との間に子供をもうけたり、子供やその母親である女性を解放することは続いていた。奴隷が解放される可能性はわずかであったが、女性の場合のほうが男性よりも高かったこともわかっている。女性側の意思に反して妊娠に至る例も多く、女性奴隷の間では望まぬ妊娠に対応するためにオウコチョウなどが中絶薬として使われていたことをシービンガー教授は前著、『植物と帝国』の中で論じている。

奴隷貿易のデータ解析によれば、アフリカからアメリカ側に奴隷として移送されたのは六割程度が男性で、常に女性よりも多かった。[1] ところが、アメリカ側の人々の遺伝子解析からは、現在、当該地域に居住している人々は、アフリカ系の女性の遺伝子のほうが、アフリカ系男性の遺伝子よりも継承されている割合が圧倒的に高いことが明らかになっている。つまり、多くのアフリカ系の男性が子孫を残すことなくこの世を去ったのに対し、農園主や農園の監督であったヨーロッパ系の男性は奴隷である女性たちとの間に子供をもうけ、子供たちは奴隷である母親の身分を継承することになった。[2] これを象徴するのが、アメリカ第三代大統領、トマス・ジェファーソン（一七四三―一八二六）の子供たちをめぐる物語である。

〈1〉――https://www.slavevoyages.org/voyage/database〔二〇二四年七月二二日確認〕

トマス・ジェファーソンは妻、マーサとの間に六人の子供がいたが、マーサは結婚後一〇年で亡くなった。残されたジェファーソンは、所有する奴隷であるサリー（一七七三－一八三五）との間にさらに六人の子供をもうけたといわれている。サリーは妻マーサの奴隷であるが、マーサとサリーの父親はいずれもジョン・ワイルスという白人男性であり、実は二人は異母姉妹であった。娘マーサの母であるマーサ（ややこしいが母娘が同名である）はジョン・ワイルスの妻であり、サリーの母ベティ（エリザベス）はジョン・ワイルスが所有する奴隷であった。父親であるジョン亡き後、サリーの所有権は娘でトマス・ジェファーソンの妻となったマーサに引き継がれ、妻亡き後はトマス・ジェファーソンが所有者となっていたのである。ところで、サリーの母ベティの父も白人であったとされており、サリーは血統的には四分の三が白人だった。

トマス・ジェファーソンは駐仏大使としてパリに赴任していたが、一七八七年、一四歳のサリーもトマス・ジェファーソンの娘に付き添って渡仏した。当時のパリにはイギリスのロンドンと並んで自由な黒人がおよそ一〇〇〇人居住していた。サリーは奴隷制が存在しないヨーロッパ社会において「自由」を直接体験したのである。トマス・ジェファーソンの帰任に際してサリーはパリに残ることを望んでいたと伝えられているが、結局はサリーも帰国することになった。帰国したサリーは、その後少なくとも六人の子供を産んだ。子供の父親が誰なのかをめぐって長らく論争が続いていたが、二〇一八年六月、トマス・ジェファーソン財団はトマス・ジェファーソンが父親であったとの声明を発表した。それでも、サリーと同じく彼女の子供たちは「白人」ではなく、非白人の奴隷であったことに変わりはない。子供たちは、アフリカ系の血統を引いていたとはいえ、それはわずかに八分の一、容姿は白人と変わらなかったとされているにもかかわらず。

六人の子供のうち、娘のハリエットと息子ビバリーは奴隷身分のまま農園を出て、二度と戻ることはなかった。ハリエットが農園を去るにあたって、ジェファーソンは資金面を援助した。彼女は生まれ故郷から遠く離れた場所で白人と結婚し、白人として生きたといわれている。農園に残った二人の息子、ユーストンとマディソンはジェファーソンの死後解放されて自由人となった。(3)

「黒人」と「白人」という言葉にすると、両者の間に外見上も明らかな違いがあるように思われがちである。しかし、ジェファーソンの家族のように、外見上ほぼ白人でありながら、黒人奴隷として父親に所有され続ける事例も珍しくなかった。サリー・ヘミングス自身やその子供たちのように、非白人であり、奴隷化された人々が、所有者側と血縁でつながる場合は少なくなかったのである。また、当時の社会では、非白人の女性奴隷が白人男性の子供を産み、奴隷身分を継承させる例は当然視されていた一方、白人女性が黒人男性の子供を身ごもることは想定されていなかった。植民地世界においては肌の色とともにセクシュアリティ、ジェンダーの間にも明確な分断線が存在したのである。

母親が女性奴隷の場合、正式に結婚していないために子供の父親が記録に残されていないことが非常に多いが、先述した通り、近年進められているこの地域の人々の遺伝子解析が示すのは、サリー・ヘミングスは何もアメリカ合衆国南部の特殊な例ではなかったということである。所有者であるヨーロッパ系男性との間に子供をもうけた女性奴隷は、自分だけでなく子供たちも優遇されることが多く、時には解放されることもあった。もっとも、解放されるというのは奴隷に対して所有者が保障していた衣食住の提供が断たれることを意味しており、資産も技能も持たない多くの奴隷が果たしてそれを望んでいたのかはわからない。本書でも何度も述べられている通り、奴隷はある意味で「保護された」存在であった。「不自由な労働力」である奴隷たちは、不自由さと引き換えに一定の保護を受けていたこと、奴隷身分からの解放が必ずしも彼らの生活や労働環境の向上には結びつかなかったことを実証する研究も相次いでおり、近年の研究では、「自由」を相対化する見方が強くなっている。

一八世紀、肌の色の違いが「自由」であるか「不自由」であるかを決める決定的な要因となる社会が確立されていった。つまり、「黒人性」という概念は、歴史的構築物なのである。一九世紀中に奴隷制は世界中から順次姿を消していった。

〈2〉――Micheletti, Steven J., Kasia Bryc, Samantha G. Ancona Esselmann, William A. Freyman, Meghan E. Moreno G. David Poznik, Anjali J. Shastri, et al., "Genetic Consequences of the Transatlantic Slave Trade in the Americas". *The American Journal of Human Genetics* 107, no.2（August 2020）: 265–77.

〈3〉――Kerrison, Catherine. *Jefferson's Daughters : Three Sisters, White and Black, in a Young America*. Ballantine Books, 2018.

それでも人種によって人々を区別する社会は終わっていない。人種差別の問題は二一世紀にいたるまで解消されることなくアメリカ社会をはじめ世界に分断をもたらし続けているという意味で、奴隷制社会の負の遺産はいまだに存在している。解放されて自由になった元奴隷たちの不安定な生は、二一世紀を生きる労働者たちの厳しい生活環境にもつながる。一八世紀の奴隷制社会とヨーロッパ、アフリカの関係を「医学の知」の往還から描くシービンガー教授の見事な手腕が、過去と現在が断絶してはいないことを鮮やかに示している。

［訳者解題］

「秘密」の植物が照らす歴史の闇

鶴田想人

暗闇のなかでマッチをすって火をつけても、ほんの小さな空間しか照らし出さない。
それは巨大な闇がわれわれを取り巻いていることを明かしてくれるのである。〈1〉

本書は科学史家ロンダ・シービンガーの五冊目の単著にして、二〇二四年現在最新の著書である。前作『植物と帝国』では、近世カリブ海地域の奴隷たちに中絶薬として使われたものの、ヨーロッパにはその知識が伝わらなかったオウコチョウ（黄胡蝶）という植物の物語が語られた。奴隷にされたアフリカ人やアメリカ先住民の女性が、子供を産んで自らと同じ苦しみを味わわせるよりはと、この植物を中絶に用いたことがヨーロッパ人によって記録されている。しかしその美しい花がすぐにヨーロッパ中の植物園で愛でられるようになったのに対し、その種子はヨーロッパの医師たちによって中絶薬として使われることはなかったという。

本書『奴隷たちの秘密の薬』で描かれるのも、このオウコチョウと同じくカリブ海地域で用いられたさまざまな植物の話である。熱帯病に悩まされたヨーロッパ人は、彼らの植民地で奴隷たちが行った治療法をあの手この手で知ろうとした。

〈1〉——エドガール・モラン『知識・無知・ミステリー』杉村昌昭訳、法政大学出版局、二〇二三年、一九三頁。

というのも奴隷たちは、現地の病気や薬草に精通していたにもかかわらず、そうした知識をしばしば「秘密」にしたからだ。それらの「秘密」はヨーロッパ人の駆け引きや策略によって――たとえば金銭や自由と引き換えに――暴かれることもあった。だが、そうして明かされた「秘密」の背後には、明かされずに終わった――それゆえ今日では知り得なくなった――植物の知識がどれほどあったことだろうか。あるフランスの哲学者が言ったように、マッチの光はそのわずかな光によって、私たちがいかに巨大な暗闇に包まれているのかをかえって明らかにする。本書は歴史の暗闇に灯されたマッチの光のような知識の痕跡をたどることで、大西洋をめぐる広大な「知の循環」をありありと浮かび上がらせるのだ。

アフリカやヨーロッパから大西洋を渡ってきた人や植物や知識がカリブ海の島々で混ざり合い、現地の流行病に効く新しい治療薬となって実を結んだように、本書もまた科学史や医学史、奴隷制、植民地主義、医療倫理など、さまざまな分野や主題の合流点において書かれている。本解題では特にシービンガーが専門とする科学史の領域において、本書がどのような流れの中に位置するのかを見ておきたい。

科学史研究において長らく支配的だったのは、ヨーロッパの近代科学こそ唯一の科学であり、その恩恵が非ヨーロッパ地域にも流れ込んで、それらの地域を「文明化」（あるいは近代化）していったという想定であった。この想定において、科学はヨーロッパ人によってヨーロッパにおいてのみ作られ、その他の地域は単にそのためにモノや情報を提供するにすぎないとみなされていた。このようなヨーロッパ中心的な見方を批判し相対化していったのが、二〇世紀の終わりに徐々に形作られていった「科学と帝国」という研究領域であった[2]。この潮流によると、ヨーロッパ科学の普及はヨーロッパ帝国主義の拡大と軌を一にしており、両者を切り離すことはできない。近代科学とは、「帝国」の周辺に存在するさまざまなモノや情報が――しばしば植民地化の暴力を通して――中心へと集められ、そこで整理され、意味づけられ、科学的な知へと変換される一連のプロセスなのだ。その過程が完了し、知識が生み出される場所――もっぱらロンドンやパリなど、ヨーロッパの大都市――を、科学人類学者のブルーノ・ラトゥールは「計算の中心」と名付けた[3]。

『植物と帝国』がこの「科学と帝国」の流れを汲むものであることは、そのタイトルからも明らかだろう。この本ではさまざまな有用植物が、「帝国の代理人」たる植物学者によっていかに収集され、ヨーロッパという「計算の中心」へと運ばれたのかが描かれた――ただし、オウコチョウを除いて。ここでシービンガーは「科学と帝国」に加え、「無知学《アグノトロジー》」というもう一つの科学史の視点を取り入れている。無知学とは、シービンガーがロバート・プロクターとともに提唱した、知識の不在や消滅（すなわち無知の形成）のメカニズムを探ろうとする研究プログラムである[4]。『植物と帝国』は、帝国の中心でヨーロッパ人男性によって担われた科学が作り出さなかった知識、すなわち「作られた無知」に着目することで、科学のヒストリオグラフィー（歴史記述）に新たな局面を切り拓いたのであった。

しかし、『植物と帝国』の眼差しはいまだヨーロッパ中心的であったことも否めない。そこで問題とされたのは、中絶薬の知識がカリブ海地域から消滅したことではなく、それがヨーロッパ医学に取り入れられなかったことであったからだ。一方で『奴隷たちの秘密の薬』では、植民地での知識の生産と消滅に焦点が当てられる。本書がユニークなのは、通常は帝国の周辺に位置するとみなされるカリブ海の西インド諸島もまた、「計算の中心」として機能したということを示そうとする点である。こうした発想は、カピル・ラジら、近年の「科学と帝国」研究を牽引するインド――大英帝国の旧植民地――の科学史家の仕事を踏まえたものであると思われる。ラジは、非ヨーロッパ地域の人々が単にヨーロッパ人の科学の対象＝客体であったのではなく、科学知を「共同構築」する能動的なアクター（行為者）でもあったという見方を提示した[5]。そして近代科学誕生の地を、ヨーロッパから世界の「周辺」諸地域へと「再配置《リロケート》」したのである。

しかし本書は、ヨーロッパ人と植民地の人々が単に科学知を「共同構築」したのみならず、無知をも「共同構築」した

〈2〉――この潮流については、塚原東吾による以下のレビューを参照のこと。「科学と帝国主義の拓く地平」『現代思想』二九巻一〇号、二〇〇一年、一五六～一七五頁；「展望：「科学と帝国主義」研究のフロンティア、ネットワーク・ハイブリッド・連続性などの諸コンセプトについてのノート」『科学史研究』五三巻二七一号、二〇一四年、一八一～一九二頁。

〈3〉――ブルーノ・ラトゥール『科学が作られているとき――人類学的考察』川崎勝・高田紀代志訳、産業図書、一九九九年。

〈4〉――無知学については筆者も寄稿した『現代思想』二〇二三年六月号の特集「無知学／アグノトロジーとは何か」を参照のこと。

ことに光を当てている点で、やはりユニークであると言える。終章においてシービンガーは、カリブ海地域の奴隷と先住民の知識が大西洋をめぐる「知の循環」の中でいかにして失われることになったのかを、五つの観点から分析している。いわく、①アメリカ先住民の絶滅、②アフリカ人の奴隷化、③アフリカ人とアメリカ先住民の秘密主義、④ヨーロッパ人の先入観、そして⑤それら三者のあいだの言語の不協和（言葉が通じないこと）である。

ここでは③の秘密主義に着目しておこう。前述の通り、カリブ海地域の奴隷たちは、彼らの医療や植物の知識をしばしばヨーロッパ人に対して「秘密」にした。そのためそれらの知識はヨーロッパ医学、ひいては現代の医療に活かされることなく終わったのであり、場合によってはそのまま――その知識を持つ集団の消滅などにより――永久に消えていったものも少なくなかったと思われる。

しかし、それは嘆くべきことなのだろうか。（本書でも論じられる）近代科学の内包する「公益性」の理念――その知識があればもっと多くの人が救われた、とする功利主義的な発想――からすると、それは惜しむべき損失ということになるだろう。しかし、アフリカ人奴隷やアメリカ先住民は、この「秘密」を武器に、ヨーロッパ人に対して抵抗し、交渉し、渡り合ったのだ。つまり、この「秘密」の知識という一点において、奴隷たちはヨーロッパ人に劣らない立場、そして能動性を獲得し発揮したのであり、ここには人類の知の増大という全体論的な視点とは別の、もっと大事な何かがあるとは言えないだろうか。

そのように考えると、本書のタイトルにもある「秘密」という語を、単に（ヨーロッパの側に立って）「隠されたもの」、「まだ発見されていないもの」と捉えるだけでは不充分であることがわかる。この「秘密」はむしろ、ヨーロッパ人による「発見」に抗った現地の人々の抵抗の痕跡なのであり、彼らがヨーロッパ人にとって単に従順な情報提供者《インフォーマント》ではなかったことを示唆する貴重な「史料」でもあるのだ。

植民地の人々にとっては身近でありふれたものでありながら、今となってはヨーロッパ人の「科学」をもってしても、その調剤法《レシピ》を知ることのできないさまざまな治療薬が、カリブ海の島々で生まれては消えていった。本書はさまざまな知見や史料を駆使して、そのごく一部をようやく掬いとったに過ぎないのかもしれない。

なかでも、現地で「鉄の木」と呼ばれた植物をめぐる第二章の分析は、本書の白眉と言ってよいだろう。黒人奴隷が使用したために「黒人薬物学《ニグロ》」の一部とみなされたこの植物は、シービンガーによってアメリカ大陸原産のロビニア・パナココ（巻頭口絵を参照）であることが突きとめられる。しかもそれは、フランス人農園主を通してアメリカ先住民からアフリカ人奴隷へと伝わり、さらにそれをイギリス人農園主が書き留めた可能性の高いものであった。こうして歴史家シービンガーは、「鉄の木」をめぐる知識の伝播をたどることで、自らもその循環の一部となったのだとも言える。しかし一方で、「鉄の木」とともにイチゴ腫（本書で焦点が当てられる感染症の一つ）の治療に用いられたとされる「王の木」と呼ばれた植物については、依然として何の手がかりも得られない。本書にその痕跡すら示されない「秘密」の植物は、まだまだあったことだろう。

しかし、そうした「秘密」の植物こそ、初期近代の大西洋世界における、出自も身分も言語も異なるさまざまな人々の探究や抵抗、そして駆け引きを生み出した――そして彼らを結びつけた――ものであり、また現代において本書の探究を駆動したものでもあったのだ。もはや知る術《すべ》もない数々の「秘密」の植物の一つ一つが、オウコチョウや「鉄の木」と同じような物語を持っていなかったと、どうして言えるだろうか。本書によってまた私たちも、こうした「秘密」の探究へと――つまり新たな「知（と無知）の循環」の一部へと――すでに巻き込まれているのである。

〈5〉――カピル・ラジ『近代科学のリロケーション――南アジアとヨーロッパにおける知の循環と構築』水谷智・水井万里子・大澤広晃訳、名古屋大学出版会、二〇一六年。

訳者あとがき

小川眞里子

ここにロンダ・シービンガー教授（以下、ロンダ）の五冊目の単著である*Secret Cures of Slaves*の邦訳をお届けする運びになったことを心から嬉しく思うとともに、ありがたく思います。該博な知識をもつ原著者のすべての著作の邦訳を手掛けることは、一九世紀のイギリスを中心とする生物学史や医学史分野で仕事をしてきた私には手に余る仕事です。その都度、よき共訳者、よき編集者の協力を得てここまで来ることができ、感謝するばかりです。

本書の原著は二〇一七年の出版で、ロンダの前著『植物と帝国』の延長線上に位置づけられますが、[1] 前著に比して多くのフランス語の人名、見たこともない熱帯／亜熱帯の植物や病気、それに全体を通して奴隷制に関連する記述が多く、邦訳は無理と端から諦めていました。加えて二〇二二年九月にロンダの最初の著作である『科学史から消された女性たち』の改訂新版を、旧版から三〇年ぶりに出版して、翻訳の切りのない作業は身体に堪《こた》えることを改めて実感し、その本の存在すら頭の隅に追いやっていました。それに、ロンダといえば、今やジェンダード・イノベーションの旗手として、世界を舞台に大活躍です。COVID-19の大流行の時には、さすがに軒並みバーチャル講演となっていましたが、近年は学期が終われば再び世界の至る所に出かけて講演を行っています。

私が所属する東海ジェンダー研究所は二〇二二年九月に創立二五周年を祝す記念事業の一環として、ロンダをお招きすることになりました。同年四月にジェンダード・イノベーション研究所を創立されたお茶の水女子大学と、彼女の招聘に要する旅費を折半するということで、久々の対面のイベントを楽しみにしていました。しかし、日本政府の厳しく煩瑣な入国手続きに阻まれて結局は来日が叶わず、ロンダのリモートによる基調講演とミニシンポジウムを抱き合わせにして開催することになりました。講演後のシンポジウムは、ご参加の皆様にジェンダード・イノベーションを一層親しく感じていただけるようにと考え、『植物と帝国』の共訳者である早稲田大学の弓削尚子さんと当時まだ博士課程の学生でアグノトロジーの研究に邁進しつつあった鶴田想人さんのお二人をお招きして、思想や倫理の領域から、また日本独自のトイレの消音装置（音姫）の事例から易しくおもしろくジェンダード・イノベーションの解説をしていただきました[2]。

会場には東京をはじめ他府県からの研究者も集い、オンラインと合わせて一四〇名ほどの参加を得て講演会は盛況のうちに終了しました。その会場に神戸から参加されたのが本書の共訳者のお一人である並河葉子さんでした。会場で初めてお目にかかった並河さんは、長年ロンダの大ファンであることを明かし、*Secret Cures of Slaves* の翻訳をぜひ一緒に出してほしいと申し出られました。先に述べたように自分には無理としり込みしていましたので、こんな形で熱烈なロンダのファンからの申し出を受けるとは夢にも思いませんでした。幸いシンポジウムに登壇していただいた鶴田想人さんは、植物にもフランス語にも精通し、アグノトロジー研究者ということで、お願いして加わっていただき、三人で翻訳に取り組むことになりました。お二人が下訳を用意するということで、奴隷制を専門とする並河さんが本書の三章、四章、五章を、それ以外のところを鶴田さんが担当し、それぞれの得意分野に力を注いでいただくことになりました。

本書の豊かな内容については共訳者のお二人が素晴らしい解題を寄せてくださっていますので、そちらもご参照いただければと思います。原著者のロンダはジェンダード・イノベーションを始めてからというもの、超多忙な生活を強いられてきているに違いありませんが、こうした手堅い歴史研究に寄せる情熱も堅持していて、感服するばかりです。

さてCOVID-19を経験した今日の私たちには、ワクチンはいっそう馴染み深いものになりました。そのワクチンは、

〈1〉――ロンダ・シービンガー『植物と帝国』小川眞里子・弓削尚子訳、工作舎、二〇〇七年。

〈2〉――シンポジウムでの講演に関連して寄稿いただいた論文は『ジェンダー研究』第二五号、二〇二三年に掲載。
https://libra.or.jp/wp/wp-content/uploads/2023/09/gstudy25.pdf（二〇二四年六月三〇日閲覧）

冷凍状態でアメリカから空輸されて到来しました。接種とは、ワクチンを注射することと思っておられる若い方もいらっしゃるかもしれません。二人の共訳者もお若く、種痘の経験がないとのことでした。種痘を運ぶ困難さは、吉村昭『雪の花』にみごとに描かれています。幕末のころ、幼児への種痘の植え継ぎによって、京都から福井藩へ種痘を運んだ笠原良策《かさはらりょうさく》の話です。そこまで苦労して運んだ種痘も、それを定着させるのは容易ならざることで、先人たちの血のにじむ努力の上に今日があることを、具体的に教えてくれる珠玉の短編です〈3〉。

さて、昭和二三年生まれの私の『母子手帳』には、さまざまな配給物資の記録とともに、二四年七月二二日と二七年七月四日の日付で、「痘そう済」と「BCG」のゴム印が押してあります。今日では世界に共通する予防接種政策の基本方針として「ワクチンで予防できる疾患（VPD）はワクチンで予防する」ことが世界保健機構（WHO）で打ち出され、VPDの予防は世界の子供の権利とされています。日本の子供も学齢期になるまでに平均して二五回ほどの予防接種を間隔に配慮して受けています。従って、こうした医療が一切ない世界を想像することは、とても困難なことでしょう。

WHOによって一九八〇年に発せられた天然痘の撲滅宣言は、一八世紀末にイギリスのエドワード・ジェンナーによって試行され普及することになった牛痘接種による天然痘の確実な予防措置に端を発する、人類初の感染症予防の偉業です。天然痘に関してジェンナー以前においては世界の様々な国や地域で、実際に天然痘に罹患した人の膿疱や痂皮《かひ》を接種することによって（人痘接種）、天然痘の罹患を予防することが広く行われました。しかし、これは一つ間違うと天然痘そのものに罹患してしまうきわめて危険なものでした。翻訳に当たっては、ジェンナー以前においては、基本的に人痘接種variolationの世界であってinoculationは接種とし、種痘vaccinationはジェンナー以降の牛痘接種を意味するものとして、ジェンナー以前の状況と以降の事柄とを区別しました。

こうしたさまざまな医学的恩恵の下にある私たちは、ともすれば本書のような伝染病の世界を遠い昔のことだけのように思いがちですが、アジアやアフリカやラテンアメリカに病気は厳然と存在しています。ただ私たちの想像力の欠如が、それらの存在を見えにくくさせているだけなのです。「顧みられない熱帯病」（NTDs：Neglected Tropical Diseases）と言われる所以です。

現在ＮＴＤｓには主要なものとして二一疾患が挙げられていますが、当初は一七疾患が挙げられていました。なかでも土壌伝染性の寄生虫感染症は脅威で、患者は少なく見積もっても二〇億人を下回ることはないでしょう。それらの地域が植民地であったときには、先進国は宗主国として一定の責任を自覚していたのかもしれませんが、独立したからといって知らぬ存ぜぬではすみません。今日では互いに独立した隣人として援助の手が差し伸べられねばならないでしょう。

本書にたびたび登場するイチゴ腫も実は当初からの一七のＮＴＤｓの一つですが、そのほかの熱帯病と異なり、全世界における推定有病者数は今日なお「調べられていない」と記載されています。[4] 克服への途は、いまだはるか先のことのようです。地球の温暖化が急速に進むなか、熱帯病はその感染地域を拡大しつつあります。けっして他人事ではなく、感染予防は世界的に取り組むべき問題であるに違いありません。しかし、暗いニュースだけでなく、二〇一五年のノーベル生理学・医学賞を受賞した大村智博士が新種の土壌微生物から開発した抗生物質は、ＮＴＤｓの一つであるオンコセルカ症(河川盲目症)に感染して失明の危機にあった二億人もの人々を救いました。今後もこうした創薬による病気の克服は、先進国に大いに期待されるところですが、その他にも開発途上にある国々へのもっと地道な支援は絶対に必要です。

ひょんなことでご縁を戴くことになった名古屋大学大学院医学研究科国際保健医療学教授の青山温子先生は、そうした開発途上国での地道な医療支援に尽力してこられました。先生が執筆された『開発と健康』には、先生が実際に訪問された開発途上の国や地域が、巻末の「関連世界地図」上で一覧できますが、その地域の広がりに驚かされます。[5] 苦しむ病人に寄り添い「すべての人に健康を」という揺るぎない信念をもって、先生はスラム街のただ中にも足を運んでおられます。とりわけ女性たちにより大きくのしかかる困難を世界各地でつぶさに見てきておられ、前掲書の副題は「ジェンダーの視

〈3〉――吉村昭『雪の花』新潮文庫、一九八八年。
〈4〉――ピーター・J・ホッテズ『顧みられない熱帯病――グローバルヘルスへの挑戦』北潔監訳、東京大学出版会、二〇一五年、七頁 表1.3。
〈5〉――青山温子・原ひろ子・喜多悦子『開発と健康――ジェンダーの視点から』有斐閣、二〇〇一年。

点から」と記されています。そうしたご経験から、科学（医学）とジェンダーの問題が少しでも前進することを願われる先生は、実働には程遠い、いわば書斎のジェンダー研究者の私にも、温かいご配慮をくださり励ましてくださいます。青山温子先生、そして先生ご退職後に後任となられた八谷寛先生のお名前を記して、お二人に対する敬意と謝意とを表したいと思います。

いまや科学とジェンダーのエキスパートとして知られるロンダですが、本書においては、ジェンダーの視点よりは倫理的問題のほうに深くコミットしているようです。ただし、一八世紀のヨーロッパや植民地における治験が男性被験者だけでなく、女性が被験者となった例も多く明らかにされており、二一世紀になって開拓されたジェンダード・イノベーションの観点が、初歩的な形にしても実践されていることに驚きます。白人男性基準になってしまった医療を、今こそ改めなければなりません。

翻訳に際し、疑問点についてご教示くださった先生方に、ここにお名前を記して感謝申し上げます。静電気を特に区別することなく電気で一括りすることについて、明快にご説明くださった東京大学名誉教授の橋本毅彦先生、固定アルカリ等に関して、当時の化学史上の解釈を詳しく教えてくださった愛知県立大学名誉教授の大野誠先生にお礼を申し上げます。また、共訳者の並河葉子さんを介し、「黒人インド貨」についてご教示を賜った国立民俗博物館准教授の鈴木英明先生、武蔵大学教授の平野千果子先生、千葉大学教授の大峰真理先生にお礼を申し上げます。

これまでお世話になった工作舎の十川治江さんを引き継ぎ、今回の翻訳の編集に当たってくださったのは後進の李栄恵さんです。実に熱心な勉強家で、私たち訳者一同はいろいろとご教示いただき、助けられました。表紙を飾ることになった絵を探してきてくださったのも李さんです。おそらく有色自由人と思われる黒人と、労働するアメリカ先住民の女性や子供が一枚の絵の中に描かれた作品で、西インド諸島で活躍したイタリア出身の画家アゴスティーノ・ブルニアスの絵（一七八〇年頃）を、私たちも一目で気に入りました。本当にありがとうございました。十川さんからも、多くの翻訳本を編集してこられたご経験から惜しみないサポートをいただきありがたく思っています。

本書刊行後の二〇二四年一一月にロンダは、東北大学と東京大学のお招きで来日します。とりわけ中心となって招聘にご尽力くださいました東北大学副学長の大隅典子先生には心より感謝申し上げます。主要テーマはジェンダード・イノベーションですが、多くの方々の参加を得て盛会となることでしょう。これを機に本書をはじめ彼女の著作がさらに広く読まれることを祈っています。

二〇二四年七月

著者紹介

ロンダ・シービンガー　Londa Schiebinger

スタンフォード大学歴史学科ジョン・L・ハインズ科学史教授。「科学、保健・医学、工学、環境学分野におけるジェンダード・イノベーション」プロジェクト創始者。科学史および科学にジェンダーの視点からメスを入れ、「普遍的かつ公正な科学」幻想を打ち砕いてきた。「科学と技術におけるジェンダー」研究の国際的な先駆者であり、国連、欧州議会、多くの研究助成機関で講演活動を展開。ハーヴァード大学で博士号を取得（1984）。アメリカ芸術科学アカデミー会員。アレキサンダー・フンボルト財団からフンボルト賞を受賞（1999–2000：歴史部門で全米初の女性受賞者）、米国のグッゲンハイム・フェローシップなど栄誉ある賞を多数受賞。スペインのバレンシア大学（2018）、スウェーデンのルンド大学（2017）、ベルギーのブリュッセル自由大学（2013）から名誉博士号を授与されている。初の単著『科学史から消された女性たち』に次ぐ二作目『女性を弄ぶ博物学』で国際科学社会学会・第2回フレック賞受賞。三作目『ジェンダーは科学を変える!?』では理工系分野の女性研究者をいかに育成するかを論じ、四作目『植物と帝国』では文化的・社会的文脈で抹殺されてきた知識の研究（アグノトロジー）の重要性を説き、三つの国際的な賞を受賞。ロバート・プロクター氏との共著で*Agnotology*（Stanford University Press, 2008）がある。*Women and Gender in Science and Technology*（Routledge, 2014）の四巻本を編纂し、過去およそ四〇年間にわたる「科学・技術における女性とジェンダー」に関連する論文や著作のアンソロジーを出版。

近年では性差に配慮した革新「ジェンダード・イノベーション」を提唱し、欧州委員会や米国衛生研究所と協力してプロジェクトを展開。日本でも二〇二一年四月、お茶の水女子大学に「ジェンダード・イノベーション研究所」が設立された。ジェンダード・イノベーション関連に、*Gendered Innovations: How Gender Analysis Contributes to Research*（European Commission, 2013）、*Gendered Innovations 2: How Inclusive Analysis Contributes to Research and Innovation*（European Commission, 2020）がある。

訳者紹介

小川眞里子　*Mariko Ogawa*

三重大学名誉教授（科学史・科学論）。（公財）東海ジェンダー研究所理事。博士〔学術〕（東京大学 二〇一二年）。著書『フェミニズムと科学／技術』（岩波書店 二〇〇一年）、『甦るダーウィン』（岩波書店 二〇〇三年）、『病原菌と国家』（名古屋大学出版会 二〇一六年）。共編著『女性研究者支援の国際比較』（明石書店 二〇二一年）、『ジェンダード・イノベーションの可能性』（明石書店 二〇二四年）。共著『環境危機と現代文明』（朝倉書店 一九九六年、新装版二〇〇八年）、『科学技術と社会』（東京大学出版会 二〇二〇年）、『科学と倫理』（中央公論新社 二〇二一年）など。共訳書にシービンガーの主要著作四冊はじめ、ボウラー『環境科学の歴史』Ⅰ・Ⅱ（朝倉書店 二〇〇二年）など。『病原菌と国家』で日本科学史学会学術賞。令和四年度男女共同参画社会づくり功労者内閣総理大臣表彰など。

鶴田想人　*Soto Tsuruta*

大阪大学社会技術共創研究センター特任研究員。東京大学大学院総合文化研究科（科学史・科学哲学研究室）博士課程単位取得退学。修士（学術）。専門は科学史・科学論。日本学術振興会特別研究員（DC1）を経て現職。論考「無知学（アグノトロジー）の現在」（『現代思想』二〇二三年六月号）、「植物の名を正す」（『ユリイカ』二〇二一年四月号）など。共編著『ジェンダード・イノベーションの可能性』（明石書店 二〇二四年）、『無知学への招待』（明石書店 近刊）、翻訳にプロクター「無知学」（『思想』二〇二三年九月号）など。

並河葉子　*Yoko Namikawa*

神戸市外国語大学外国語学部教授。大阪大学大学院文学研究科博士後期課程中退、修士（文学）。専攻 イギリス帝国史、ジェンダー史。主要論文に共著「奴隷貿易・奴隷制廃止と「自由」」（『国民国家と帝国』岩波講座世界史 六巻 岩波書店 二〇二三年）、「反奴隷制運動の情報ネットワークとメディア戦略」（『情報の世界史』第六巻 ミネルヴァ書房 二〇一八年）。共訳書にレヴァイン『イギリス帝国史――移民・ジェンダー・植民地へのまなざしから――』（昭和堂 二〇二一年）、共同監訳にシェリダン、シールズ編『イギリス宗教史』（法政大学出版会 二〇一四年）。

奴隷たちの秘密の薬——18世紀大西洋世界の医療と無知学——

発行日——二〇二四年九月二〇日
著者——ロンダ・シービンガー
訳者——小川眞里子＋鶴田想人＋並河葉子
編集——李栄恵＋十川治江
エディトリアル・デザイン——佐藤ちひろ
印刷・製本——シナノ印刷株式会社
発行者——岡田澄江
発行——工作舎　editorial corporation for human becoming
〒169-0072　東京都新宿区大久保2-4-12　新宿ラムダックスビル12F
phone：03-5155-8940　fax：03-5155-8941
URL：www.kousakusha.co.jp
e-mail：saturn@kousakusha.co.jp
ISBN978-4-87502-568-9

ジェンダーの歴史をひもとく◉工作舎の本

植物と帝国

◆ロンダ・シービンガー ◆小川眞里子＋弓削尚子＝訳

18世紀重商主義のもと、植民地でも本国でも女は多産であることが望まれていた。中絶薬となる植物を通じて、新大陸とヨーロッパの歴史状況とジェンダー・ポリティクスを読み解く。

●Ａ５判上製●４００頁●定価 本体３８００円＋税

女性を弄ぶ博物学

◆ロンダ・シービンガー ◆小川眞里子＋財部香枝＝訳

リンネが命名した「哺乳類（字義どおりには乳房類）」という分類名には、女性を妻・母のジェンダーに限定していく裏面もあった。18世紀の博物学者の虚妄を暴く。

●Ａ５判上製●２８０頁●定価 本体３２００円＋税

ジェンダーは科学を変える!?

◆ロンダ・シービンガー ◆小川眞里子＋東川佐枝美＋外山浩明＝訳

科学は公正中立か？ 教育の機会はジェンダー・フリーか？ 科学のフィールドから女性が排除される社会的・文化的背景を徹底的に洗いだし、ジェンダーの視点から新しい科学の可能性を探る。

●四六判上製●３０８頁●定価 本体２６００円＋税

科学史から消された女性たち 改訂新版

◆ロンダ・シービンガー ◆小川眞里子＋藤岡伸子＋家田貴子＝訳

アカデミーから排除されながらも、後世に残る仕事を残した才気あふれる女性科学者たちに光を当て、科学の価値中立神話をジェンダーの視点から突き崩した記念碑的書。

●Ａ５判上製●４１６頁●定価 本体３８００円＋税

女性を捏造した男たち

◆C・E・ラセット ◆上野直子＝訳

「女性は肉体的、精神的にも男性に劣る」。19世紀末の英国科学界、知識人たちが築いた理論は、現代に至るまで影響を及ぼした。豊富な実例によって、この女性への偏見を打ち破った意欲作。

●Ａ５判上製●３１２頁●定価 本体３２００円＋税

ゾンビと資本主義

◆遠藤 徹

19世紀のハイチに「生ける死者」として現れ、ホラー映画の主役となったゾンビ。資本主義や社会問題と結びついたゾンビ表象を、現代思想の手法で読み解く。

●四六判上製●３５６頁●定価 本体２５００円＋税